FRAGMENTS D'OPHTHALMOLOGIE

CLINIQUE

DE

L'HOSPICE DES QUINZE-VINGTS.

COMPTE RENDU ANALYTIQUE

DES MALADIES OBSERVÉES ET DES OPÉRATIONS PRATIQUÉES PENDANT LES ANNÉES 1875, 1876 ET 1877

PAR

LE Dr FIEUZAL,

MÉDECIN EN CHEF DE L'HOSPICE,
MEMBRE DE LA SOCIÉTÉ D'ANTHROPOLOGIE,
MEMBRE DE LA SOCIÉTÉ DE MÉDECINE PUBLIQUE,
MEMBRE CORRESPONDANT DE LA SOCIÉTÉ MÉDICO-CHIRURGICALE DE LIÉGE.
VICE-PRÉSIDENT DE LA SOCIÉTÉ MÉDICALE DE L'ÉLYSÉE.

Avec figures intercalées dans le texte

PARIS
V. ADRIEN DELAHAYE ET Cie, LIBRAIRES-ÉDITEURS,
PLACE DE L'ÉCOLE DE MÉDECINE.

1879

FRAGMENTS D'OPHTHALMOLOGIE

CLINIQUE

OPHTHALMOLOGIQUE

DE

L'HOSPICE DES QUINZE-VINGTS.

Consultations gratuites pour les maladies des yeux, tous les jours à une heure, à la Clinique de l'hospice des Quinze-Vingts, 143, rue Saint-Antoine, Hôtel Sully.

Opérations les Lundi, Mercredi et Vendredi. — Exercices ophthalmoscopiques et réfraction les Mardi, Jeudi et Samedi.

COMPTE RENDU DE 1874

chez Delahaye, Editeur, place de l'Ecole de Médecine.

PARIS. — IMP. V. GOUPY ET JOURDAN, 71, RUE DE RENNES.

FRAGMENTS
D'OPHTHALMOLOGIE

CLINIQUE
DE
L'HOSPICE DES QUINZE-VINGTS.

COMPTE RENDU ANALYTIQUE

DES MALADIES OBSERVÉES ET DES OPÉRATIONS PRATIQUÉES PENDANT LES ANNÉES 1875, 1876 ET 1877

PAR

LE Dr FIEUZAL,

MÉDECIN EN CHEF DE L'HOSPICE,
MEMBRE DE LA SOCIÉTÉ D'ANTHROPOLOGIE,
MEMBRE DE LA SOCIÉTÉ DE MÉDECINE PUBLIQUE,
MEMBRE CORRESPONDANT DE LA SOCIÉTÉ MÉDICO-CHIRURGICALE DE LIÉGE,
VICE-PRÉSIDENT DE LA SOCIÉTÉ MÉDICALE DE L'ÉLYSÉE.

Avec figures intercalées dans le texte.

PARIS
V. ADRIEN DELAHAYE ET Cie, LIBRAIRE-ÉDITEUR,
PLACE DE L'ÉCOLE DE MÉDECINE.
1879

AVANT-PROPOS

Des circonstances indépendantes de notre volonté, et des raisons qu'il est inutile de faire connaître, nous ont empêché de publier ce compte rendu à la fin de chaque année, ainsi que nous nous l'étions proposé, et que nous l'avions annoncé en faisant paraître le premier de 1874.

Nous espérons pouvoir à l'avenir réaliser ce dessein et pour nous mettre au courant, nous réunissons aujourd'hui dans un travail d'ensemble, les trois années qui se sont écoulées depuis notre dernière publication. Ce retard involontaire nous permettra d'embrasser un bien plus grand nombre de maladies et de malades, et donnera à nos chiffres statistiques, une plus grande portée pratique.

L'usage n'est pas, parmi les oculistes, de faire des comptes rendus aussi détaillés que nous avons jugé utile de faire le nôtre ; tous ceux qui en font, les font beaucoup plus sommaires et semblent avoir surtout pour but de faire connaître le nombre des opérations qui se font dans telle ou telle clinique et celui des malades qui la fréquentent ; nous continuerons cependant, comme dans notre précédent compte rendu, à faire connaître, non-seulement le nombre des maladies et celui des opérations faites dans l'année, en indiquant les succès et les insuccès qui les accompagnent, mais nous y ajouterons des développements ayant trait à l'observation clinique des maladies, aux particularités diverses qu'elles ont pu nous offrir pendant le traitement, de façon à tirer le meilleur profit de cette observation, et à nous rendre utile à ceux de nos confrères qui, n'ayant pas le loisir de suivre régulièrement une clinique spéciale, n'en ont pas moins le désir de connaître ce qui s'y passe, afin de pouvoir en tirer parti à l'occasion, et en faire profiter leurs malades.

Les cliniques doivent, en effet, servir à la diffusion et à la vulgarisation des connaissances spéciales que les cours dogmatiques sont impuissants à répandre; elles donnent à celui qui les dirige, l'occasion de se livrer, à propos d'affections isolées ou groupées d'avance avec intention, à des entretiens familiers sur les signes propres à les faire reconnaître; c'est ainsi que nous avons l'habitude de profiter de la présence de personnes atteintes de la même maladie, ou de maladies pouvant être confondues entre elles, pour apprendre à les diagnostiquer et pour mettre en lumière les caractères qui leur sont propres, lorsqu'elles sont arrivées à telle ou telle époque de leur évolution.

Nous sommes assuré que cette méthode est bonne en soi, et préférable aux exposés plus ou moins arides de pathologie pour lesquels nous ne nous sentons pas la moindre prédilection. A notre avis, en effet, la pathologie pas plus que l'anatomie ne sauraient être apprises à un cours, tandis qu'au contraire, les espèces même nombreuses d'une maladie qu'on a sous les yeux, ses caractères cliniques, peuvent toujours être montrés avec profit, à des élèves qui les oublieront d'autant moins, qu'on ne leur indiquera que les plus saillants, et qu'on aura pris la peine d'indiquer aussi le traitement et autant que possible la raison de ce traitement.

C'est là la véritable clinique inséparable bien entendu de la thérapeutique.

L'expérience que donne à tout homme de bon sens et d'étude, l'observation d'un nombre très-considérable de malades, ne doit pas être perdue, et elle le serait jusqu'à un certain point s'il n'en faisait profiter que ses malades. C'est pourquoi nous avons résolu, dès le commencement, de faire de nos comptes rendus, un reflet fidèle de ce qui se passe journellement à notre clinique, et c'est ce qui nous a fait donner à nos relevés statistiques, une forme qui les éloigne des publications qui se font communément sous le même titre.

Nous suivrons du reste le plan que nous avons adopté dans le précédent compte rendu, et nous diviserons notre travail en deux parties : la première comprendra l'énumération et la classification méthodique des maladies observées à la Clinique, et la deuxième, les opérations qui y ont été pratiquées.

Chacune de ces parties renfermera des développements qui n'ont pu trouver place dans le compte rendu précédent, et nous nous réservons, dans ceux qui suivront, de combler les lacunes, à mesure des circonstances offertes par le nombre, la nature et la variété des maladies observées chaque année.

Le nombre des malades a été :

Pour l'année 1875, de 2,733 ;
Pour l'année 1876, de 3,178 ;
Pour l'année 1877, de 3,589.

Cela fait ensemble 9,500 malades, sur lesquels portera notre travail et parmi lesquels nous avons eu à opérer :

Dacryocystites. 192
Larmoiements. 239

Pour l'énumération des autres opérations (voir p. 300).

Nous avons cru devoir, en raison de la transformation récente de l'unité de mesure en optique, donner en quelques lignes, l'explication de cette transformation et faire connaître l'équivalence des anciens et des nouveaux numéros de verres de lunettes (voir p. 294).

Enfin, nous donnons ci-après, une courte notice sur l'hospice des Quinze-Vingts, dans laquelle nos confrères trouveront des renseignements que la plupart d'entre eux ne possèdent pas, bien qu'ils soient pour eux très-utiles à connaître.

BUT ET DESTINATION DE L'HOSPICE DES QUINZE-VINGTS.— CONDITIONS D'ADMISSION.— AVANTAGES DONT JOUISSENT LES AVEUGLES INTERNES ET EXTERNES.

L'Hospice des Quinze-Vingts a pour but de secourir des Aveugles français, adultes et indigents, de l'un et l'autre sexe.

Les Pensionnaires secourus se divisent en :

Pensionnaires *internes* et Pensionnaires *externes*.

Les pensions externes sont divisées en trois classes :

1° Pension annuelle et viagère de 100 fr.;
2° id. de 150 fr.;
3° id. de 200 fr.

Les nominations, soit dans une des classes de secours annuels, soit dans l'Hospice, sont faites *par M. le Ministre de l'intérieur, à qui doivent être adressées directement toutes les demandes.*

Pour être admis à recevoir les secours annuels, il faut :

1° Être Français;
2° Être âgé de 21 ans au moins;
3° Justifier d'une cécité complète et incurable;
4° Être dans un état d'indigence dûment constaté.

A cet effet, la demande d'admission sera accompagnée des pièces suivantes :

1° Extrait de naissance;

2° Certificat de cécité complète et incurable, délivré par un Docteur en médecine désigné par le Préfet ou Sous-Préfet du domicile du pétitionnaire;

3° Certificat d'indigence délivré par le Maire de la commune, et dûment légalisé.

Nota.— Vu l'indigence de l'Aveugle, les deux dernières pièces peuvent être délivrées sur papier libre.— Les Aveugles qui résident à Paris doivent fournir un certificat de cécité complète et incurable délivré par l'un de MM. les Médecins attachés à l'Hospice des Quinze-Vingts; à cet effet, ils peuvent se présenter à la visite qui a lieu dans la salle de consultation de l'Établissement, rue de Charenton, n° 28, tous les jours à midi et demi, ou à la Clinique à l'Hôtel Sully, 143, rue Saint-Antoine, tous les jours à une heure et demie.

Les secours attribués aux Pensionnaires externes sont payés :

Pour les Aveugles résidant à Paris, à la Caisse de l'Hospice;

Pour ceux qui résident en Province, à la Caisse du Percepteur de la circonscription.

Pour être admis à l'Hospice des Quinze-Vingts en qualité d'interne, il faut :

1° Avoir fait successivement partie des deux classes de Pensionnaires externes à 100 et 150 fr., et être, au moment de la demande, dans la classe des Pensionnaires externes à 200 fr.;

2° Être âgé de 40 ans au moins.

Le conjoint et les enfants d'un aveugle interne peuvent demeurer avec lui dans l'Hospice.

Toutefois, les enfants du sexe masculin sont obligés d'en sortir à l'âge de 15 ans, et les filles à celui de 21 ans.

Tout aveugle admis à l'internat reçoit par jour :

1° 1 fr. 40 cent.;

2° 625 grammes de pain.

Les femmes d'Aveugles reçoivent un secours de 0 fr. 30 c. par jour à tout âge;

Les maris d'Aveugles ne reçoivent ce secours qu'à l'âge de 60 ans;

Chaque enfant, âgé de moins de 14 ans, reçoit un secours de 15 cent. par jour;

A partir de 14 ans, les enfants sont mis en apprentissage par les soins de l'Administration.

En cas de maladie, l'Aveugle et son conjoint sont admis à l'Infirmerie de l'Hospice et une retenue est faite sur leur allocation journalière.

Tout Aveugle pensionnaire admis à venir résider à l'Hospice des Quinze-Vingts doit apporter avec lui *tout son mobilier (meubles, linge, etc.) ou l'argent indispensable pour se le procurer*.

I. MALADIES DES VOIES LACRYMALES.

Dacryo-cystites.

L'inflammation chronique du sac lacrymal est extrêmement fréquente et s'observe à tout âge; la première enfance n'en est pas exempte, car nous avons plusieurs observations d'enfants âgés d'un mois ou six semaines, dont la région du sac, sans être le siége de rougeur ni de chaleur, donnait lieu par la pression à la sortie par les points lacrymaux d'un liquide épais muco-purulent, caractéristique de la dacryo-cystite; l'influence héréditaire, dans ces cas, sans être constante, est du moins fréquente, et c'est par le vice scrofuleux ou syphilitique qu'elle se traduit.

Celui-ci porte son action sur le squelette des voies lacrymales qui devient le siége d'une carie sous l'influence de laquelle les os propres du nez, l'ethmoïde, l'unguis, le maxillaire supérieur, ne tardent pas à s'altérer, et même à devenir le siége d'un travail de résorption à la suite duquel la racine du nez ne se trouvant plus soutenue par des parois qui se sont aplaties et déjetées de côté, se laisse affaisser elle-même, de façon à donner à la face un cachet si caractéristique.

Quant au canal lacrymo-nasal, avons-nous besoin de dire qu'au milieu de tous ces désordres, il devient anfractueux, que sa direction n'est plus indiquée par le sillon naso-labial, sa ligne de repère ordinaire, et qu'enfin une sonde introduite dans son intérieur n'en peut plus parcourir qu'une partie plus ou moins étendue sans venir se butter, tantôt sur une lame osseuse placée de champ, et tantôt sans se jeter par l'antre d'Highmore en plein sinus maxillaire.

Souvent en effet, c'est là que viennent s'accumuler les produits de sécrétion qui affligent les malheureux atteints pour la plupart d'un insurmontable ozène symptomatique de la syphilose ou de la scrofulose nasale.

La dacryo-cystite chronique (c'est sa forme la plus habituelle) s'accompagne souvent de tumeur et de fistule lacrymales, mais dans un nombre très-considérable de cas elle ne se décèle que par une hypersécrétion qui gêne les malades et les porte à tenir presque constamment un mouchoir dans le coin de l'œil, pour en essuyer les larmes qui refluent sur le globe. Cette pression fait vider le sac lacrymal de son contenu muco-purulent, tantôt par les points lacrymaux tantôt par les fosses nasales. Dans quelques cas assez fréquents il n'y a que du larmoiement et la tumeur ne se vide pas par la pression même la plus forte (mucocèle).

Que la dacryo-cystite soit aiguë ou chronique, qu'il y ait tumeur lacrymale avec gonflement extrême de la région du sac ou qu'il n'y en ait pas, qu'il y ait fistule lacrymale établie ou non, un seul traitement doit être institué : c'est le débridement du conduit lacrymo-nasal et toujours en opérant par le point supérieur.

La dacryo-cystite ne guérit pas quand on incise le conduit lacrymal par le point inférieur. Nous avons de très-nombreux exemples de personnes, des femmes surtout, car soit coquetterie, soit fréquence réellement plus grande, nous avons toujours beaucoup plus de femmes que d'hommes atteints d'affections de voies lacrymales; ainsi sur trente personnes en moyenne qui viennent se faire sonder tous les deux jours à la clinique, il y a bien vingt-quatre femmes; nous avons, disons-nous, de fréquents exemples de malades atteints de dacryo-cystite qui ont été sondés pendant de longs mois par le point inférieur, sans aucun résultat, et qui, après le débridement du sac et la section du tendon réfléchi de l'orbiculaire, guérissaient rapidement, ou tout au moins se sentaient soulagés après quelques cathétérismes.

On doit donc réserver le débridement du point inférieur pour les cas où on a à combattre le larmoiement simple et nous nous trouvons très-bien de faire ce débridement le moins étendu possible, car nous avons remarqué que les incisions qui occupent quatre ou cinq millimètres d'étendue, outre qu'elles ne donnent jamais de bons résultats, sont beaucoup plus disgracieuses ; il faut faire avec le couteau de Weber une incision du point inférieur étendue de deux ou trois millimètres au maximum et dirigée directement en arrière.

Quant au point supérieur, depuis qu'il nous est arrivé d'avoir un couteau de Weber, cassé dans les anfractuosités d'un canal nasal, chez une femme atteinte de dacryo-cystite chronique, avec carie des os du nez, et bien que ce ne soit pas là une complication sérieuse, nous n'incisons plus dans ces cas que le conduit lacrymal avec le petit couteau boutonné de Weber, et, dès que le conduit est fendu dans toute sa hauteur, nous prenons le couteau de Stilling pour pénétrer à travers le sac lacrymal dans le canal nasal et achever le débridement, que le couteau de Weber est trop mince pour pouvoir mener à bonne fin dans les cas auxquels nous faisons allusion.

On rencontre, en effet, des épaississements du sac lacrymal dans certains mucocèles, que le couteau de Weber ne traverserait pas toujours sans se briser, et surtout des rétrécissements et des anfractuosités du canal osseux à travers lesquels le couteau de Stilling peut manœuvrer aisément et sans exposer au moindre danger.

La méthode que Stilling a appliquée à la cure des affections du conduit lacrymo-nasal dans sa portion osseuse, mérite d'être répandue, car elle est d'un très-grand secours.

Nous ne nous bornons pas pour notre compte à faire la stricturotomie, et nous recommandons de la faire suivre toujours du cathétérisme ordinaire ou mieux encore de l'application des sondes à crochet qu'on laissera en place pendant vingt-quatre ou quarante-huit heures; on est, par ce moyen, assuré d'empêcher l'oblitération du conduit lacrymo-nasal, et on évite ainsi de recommencer une opération qui, si elle est sans danger, n'est pas du moins sans provoquer de vives douleurs, et pour laquelle même on devra recourir à l'usage du chloroforme chez les enfants et chez les personnes impressionnables.

Tel est le seul traitement local que nous avons l'habitude d'appliquer à la cure des dacryo-cystites même les plus rebelles, et grâce auquel, pouvons-nous dire, beaucoup guérissent en quelques semaines, tandis qu'un grand nombre demandent un traitement beaucoup plus long et que d'autres enfin, il faut le reconnaître, si elles ne guérissent pas complétement, sont du moins très-notablement améliorées et peuvent l'être encore par des injections astringentes dans le canal lacrymo-nasal. Nous sommes peu partisan des injections substitutives comme procédé général, et nous en réservons l'emploi pour les dacryo-cystites avec énorme dilatation du sac et fistule persistante malgré les moyens mis en usage.

Nous rejetons absolument, à titre de moyen curatif, les injections par les voies lacrymales sans débridement préalable, et nous ne croyons pas que ce traitement suranné ait jamais guéri un larmoiement et encore moins une tumeur ou une fistule lacrymales; que penserait-on d'un chirurgien qui appliquerait à une fistule rectale un traitement par injections sans débrider préalablement les tissus malades et empêcher les liquides de filtrer à travers la fistule? Nous sommes surpris, en vérité, non qu'il y ait des malades qui se laissent injecter pendant des mois et des années, mais qu'il se rencontre des chirurgiens assez complaisants pour se livrer régulièrement à cette petite opération qui n'est pas toujours inoffensive; bien plus, nous avons la conviction que l'ingénieux chirurgien piémontais lui-même, Anel, l'inventeur de la seringue, n'hésiterait pas à substituer à sa propre méthode la méthode physiologique moderne.

Quant à l'oblitération du sac, nous en rejetons au même titre la tentative et nous préférerions, dans un cas de larmoiement rebelle, recourir à l'extirpation de la glande lacrymale.

Nous croyons devoir repousser également l'ouverture des abcès du sac, dans le cas de dacryo-cystite aiguë, par la peau, au niveau de l'orifice orbitaire du canal nasal. Ce n'est que dans les cas tout à fait exceptionnels, de gonflement extrême des tissus et d'amincissement de la peau soulevée par le pus au niveau de la région du sac, que nous conseillerions d'ouvrir par la peau pour permettre le dégonflement, et attendre que le point lacrymal supérieur soit devenu accessible. Qu'arrive-t-il, en effet, si on se borne, comme le font beaucoup de médecins, à l'ouverture cutanée? L'abcès se vide mal, se reproduit, donne souvent lieu à l'élimination de fragments d'os nécrosés et, à la suite de ces abcès, il se forme une oblitération des conduits lacrymaux, au niveau du lac lacrymal et une cicatrice adhérente indélébile (Observ. 1). D'autres fois cette incision à travers la peau peut se transformer en un ulcère de très-mauvais aspect, comme on en observe chez les scrofuleux (Observ. 2). Enfin si l'abcès s'ouvre de lui-même, le pus peut s'infiltrer à travers les tissus, et donner lieu à la formation d'une vaste perte de substance à fond sordide et grisâtre recouvert de croûtes à travers lesquelles suintent le pus, le mucopus, les larmes, et la fistule lacrymale se trouve constituée (Observ. 3).

Dans tous les cas, le larmoiement succède à ces inflammations du conduit lacrymo-nasal, et avec lui les complications qu'il entraîne à sa suite, telles que blépharite, conjonctivite, ulcères de la cornée, pustules conjonctivales, ectropion, iritis et même irido-choroïdites pouvant aboutir finalement à la phthisie de l'œil; enfin, chose sur laquelle on ne saurait trop insister, l'insuccès des opérations de la cataracte, dans la plupart des cas, n'a pas d'autre cause, qu'une obstruction des voies lacrymales méconnue, et qui peut être conjuré par le débridement du point lacrymal et quelques cathétérismes.

Si, au contraire, on pratique le débridement par le conduit supérieur, le gonflement phlegmoneux et quelquefois érysipélateux avec phlyctènes de la région du sac, ne tarde pas à disparaître, l'induration persiste tout au plus quelques jours et les fistules, s'il en existe, ne mettent pas plus de temps à se fermer ; il n'y a que le catarrhe du sac et le larmoiement qui persistent plus longtemps; encore peut-on avancer avec assurance que, par le débridement du conduit supérieur, cette incommodité est réduite à son minimum, quand, comme cela arrive quelquefois, la guérison ne vient pas couronner les efforts du chirurgien.

OBSERVATION 1. — *Blépharite ciliaire rebelle, et conjonctivite à répétition.— Larmoiement.— Oblitération des deux conduits lacrymaux consécutive à un abcès du sac remontant à l'enfance et ouvert par la peau. — Cicatrice adhérente.*

L'enfant F...., 6 ans, né de parents bien portants et sans stigmates scrofuleux, on peut même ajouter sans prédominance lymphatique, a été atteint dans l'extrême enfance d'une tumeur lacrymale et d'un abcès du sac qui fut ouvert par la peau et se vida mal. La mère dit que le médecin l'a ouvert plusieurs fois et que la suppuration persista très-longtemps, elle parle même d'élimination d'esquilles qui seraient passées longtemps après par l'ouverture cutanée, et qui finalement ont amené la cicatrice adhérente visible au niveau de la région du sac. L'œil de cet enfant est toujours larmoyant, ses paupières collées ensemble et la conjonctive est le siége d'une sécrétion qu'aucun collyre n'a jamais pu tarir.

La pression sur la région du sac ne fait rien sortir par les points lacrymaux qui sont tous deux bien en place et ouverts.

Nous proposons pour guérir cet enfant le débridement des conduits lacrymaux et du sac lacrymal et la stricturotomie du canal nasal.

L'opération est acceptée, l'enfant endormi par le chloroforme et notre prévision réalisée, car nous trouvons une oblitération complète du conduit lacrymal supérieur et de l'inférieur. Le couteau de Stilling pénètre cependant à travers le canal nasal, dont on sent les parois osseuses dépouvues de périoste. Aussitôt le couteau retiré, j'introduis une petite sonde à crochet que je laisse à demeure pendant quarante-huit heures, et que l'enfant se laisse retirer et remettre avec la plus grande facilité et sans douleur.

A partir du quatrième cathétérisme et sans qu'on ait appliqué d'autre traitement, la blépharite et la conjonctivite sont à peu près passées ; c'est à peine si quelques cils sont collés le matin, et l'œil ne ressemble plus à ce qu'il était ; au bout de trois semaines tout est fini.

OBSERVATION 2. — *Fistule lacrymale avec ulcération très-étendue de la région du sac des deux côtés, carie des os ; scrofulide.*

L'enfant H...., 10 ans, attributs scrofuleux, carie du rocher (surdité), cicatrices au cou ; taies des deux cornées, dacryocystite double avec fistules établies et croûtes occupant une étendue de trois centimètres carrés de chaque côté.

Incision du conduit supérieur des deux côtés, après avoir endormi l'enfant avec du chloroforme. Usure des os propres du nez et de l'ethmoïde, le couteau se heurte contre des anfractuosités inégales et arrive tout aussi aisément dans le sinus maxillaire et dans le méat inférieur.

La sonde est introduite pour maintenir ouvert le conduit lacrymal et de la teinture d'iode est appliquée sur la surface de l'ulcère ; en même temps un traitement général est institué, ayant pour base l'huile de foie de morue à très-haute dose, quatre à six cuillerées à bouche par jour et du sirop d'iodure de fer, etc. La fistule du côté droit se referme en quelques semaines et la réparation de l'ulcère se fait aussi d'une manière visible ; du côté gauche, les choses marchent moins rapidement, mais cependant on peut noter une amélioration notable et une quasi guérison au bout de sept à huit mois.

Observation 3. — *Fistule lacrymale remontant à plusieurs années.— Croûte occupant toute la région sous-orbitaire, avec ulcération grisâtre d'une étendue de trois centimètres carrés et décollement des tissus dans toute la région de la fosse canine et malaire.*

La femme D..., âgée de 60 ans, est sujette à du larmoiement depuis beaucoup d'années et a eu des abcès de la région du sac qui n'ont jamais été traités. L'ulcère à bords presque taillés à pic et à fond grisâtre, qu'elle porte à la région naso-orbitaire gauche, est tout à fait repoussant et présente un aspect peu rassurant au premier abord.

Incision du conduit supérieur et cathétérisme, cataplasme de fécule soir et matin sur l'ulcère. Au bout de trois sondages, la fistule était fermée et l'ulcère changeait visiblement d'aspect. Sa profondeur se comblait, et la surface recouverte de croûtes diminuait de la périphérie vers le centre, si bien qu'au bout de quinze jours, il ne restait qu'une croûte insignifiante au niveau de la fistule; la guérison était complète en trois semaines.

Les exemples de guérison rapide de ces fistules, même lorsqu'elles remontent à vingt années, sont fréquents à notre clinique et nous n'en citerons pas d'autres pour ne pas nous répéter. Nous terminerons puisqu'il faut savoir se borner par une observation dont la relation nous paraît pleine d'intérêt.

Observation 4. — *Dacryo-cystite ancienne avec fistule du conduit lacrymal.— Irido-choroïdite et cataracte consécutives.*

M. S...., 53 ans, se plaint de l'œil gauche depuis très-longtemps. Il a commencé par avoir du larmoiement et ne porte pas de traces d'ouverture d'abcès à la peau de la région du sac.

Il s'est fait soigner dans une clinique de la ville, par des injections avec la seringue d'Anel qui le faisaient souffrir, dit-il, mais qu'il a cependant continuées régulièrement pendant dix-huit mois; le larmoiement allait toujours son train pendant ce temps et n'a pas empêché et, selon nous, a même provoqué l'apparition d'une kérato-iritis qui a amené des synéchies postérieures multiples. A partir de ce moment, ce pauvre malade a été presque constamment en proie à des douleurs violentes (poussées d'irido-choroïdite glaucomateuse), et finalement une cataracte s'est formée.

Lorsqu'il s'est présenté à notre consultation, ses douleurs étaient extrêmes et n'étaient calmées ni par le sulfate de quinine ni par les applications locales calmantes. En l'examinant et portant notre attention sur la région du sac, nous avons découvert l'existence d'une dacryo-cystite qui se traduisait par la sortie de muco-pus, non par les points lacrymaux, mais bien par deux ou trois petits orifices placés sur le trajet du conduit lacrymal supérieur à quatre millimètres du point supérieur.

Nous avons proposé de faire le débridement du conduit lacrymo-nasal, et comme le malade était très-épuisé par les douleurs violentes qui ne l'avaient pas quitté depuis trois semaines, nous l'avons endormi par le chloroforme. L'incision du conduit supérieur a été pratiquée avec le couteau de Weber qui n'a pu arriver dans le sac lacrymal, sa pointe se trouvant arrêtée sur une surface résistante et élastique, comme cela arrive souvent lorsqu'on a affaire à une tumeur enkystée ou même dans les dacryo-cystites anciennes avec épaississement considérable des parois du sac.

Le couteau de Stilling, plus résistant et tranchant par sa pointe arrondie, est alors introduit et, dès que la paroi épaissie du sac se trouve incisée, il s'écoule un flot de sang qui part avec un jet saccadé comme si on venait d'ouvrir une tumeur anévrysmale; en même temps le couteau est introduit dans le canal nasal, dont on sent les parois entièrement dénudées, et après avoir fait la stricturotomie méthodique, il est aussitôt retiré et la compression, avec des linges trempés d'eau froide, est exercée au niveau du grand angle pour arrêter l'épanchement qui s'est déjà produit sous la peau et dans le tissu cellulaire de toute la paupière inférieure.

Il arrive très-souvent, dans les anciennes dacryo-cystites, de rencontrer un développement de vaisseaux qui donne la raison de cette hémorrhagie, parfois très-abondante, mais jamais inquiétante et exposant à une suffusion sanguine momentanée qui est plus ou moins longue à disparaître.

Le malade s'est très-bien trouvé de cette stricturotomie, les phénomènes inflammatoires, dont le globe était le siége depuis longtemps, se sont rapidemment amendés; mais l'ouverture du conduit lacrymal n'a pas tardé à se refermer et la petite fistulette du conduit lacrymal est restée seule perméable et c'est encore par elle que reflue, sous la pression, le muco-pus du sac lacrymal, de sorte que, malgré l'incision du conduit lacrymal supérieur et la stricturotomie de la portion osseuse du conduit lacrymo-nasal, l'oblitération du conduit s'est reproduite par cicatrisation dans l'espace de quelques jours. La pression, exercée au niveau de la région du sac, fait refluer le pus par les deux ou trois orifices déjà mentionnés et je suis obligé de renouveler la même opération à l'aide du couteau de Stilling; mais, cette fois, l'incision ne porte que sur le conduit lacrymal et sur la partie supérieure du sac; enfin pour éviter l'oblitération, j'introduis aussitôt, après avoir étanché le sang, une sonde à crochet que je laisse à demeure pendant quarante-huit heures et que je replace après un ou deux jours d'intervalle.

Ces petites sondes, en argent malléable, sont d'un très-grand secours et modifient avantageusement la surface du conduit lacrymo-nasal, elles sont supportées très-facilement, même par de très-jeunes enfants, et se mettent et se retirent très-aisément. Ajoutons qu'elles gênent fort peu le malade et qu'elles sont beaucoup moins disgracieuses que le clou de Scarpa avec lequel, du reste, elle n'ont pas la moindre analogie, puisqu'elles sont introduites par le conduit lacrymo-nasal et que leur calibre, inférieur à celui de ce conduit, permet le long de cette sonde l'écoulement des larmes à mesure de leur sécrétion. La présence de cette sonde, pendant vingt-quatre ou quarante-huit heures et renouvelée une quinzaine de fois, nous a semblé de nature à modifier la circulation du conduit lacrymo-nasal, et nous le croyons susceptible de réduire la formation des bourgeons charnus qui se développent au niveau du sac et finalement d'activer la guérison de cet état complexe décrit sous le nom de dacryo-cystite et doublé si souvent d'une lésion osseuse.

J'ai vu très-souvent l'incision du conduit lacrymal se refermer au bout de quelque temps et obliger à une nouvelle incision, tandis que, grâce à l'introduction de la sonde à crochet, le conduit lacrymal a beau se refermer, la cicatrisation s'arrête au niveau du lac lacrymal et l'orifice, resté béant, permet la filtration constante des larmes, ce qui est le but à obtenir.

Cette tendance à la cicatrisation s'observe surtout dans les dacryo-cystites de date ancienne, c'est-à-dire accompagnées de vascularisation.

Pour en revenir à notre malade, nous dirons que son état s'améliorait de jour en jour et, au bout de trois semaines, il n'y avait plus de sécrétion appréciable. L'œil était redevenu blanc et tous les phénomènes inflammatoires avaient disparu.

Il va sans dire qu'il conservait son irido-choroïdite et sa cataracte, mais il se trouvait dans d'excellentes conditions pour subir l'opération, à la première apparition des douleurs.

En regard du nombre des maladies relevées, nous mettrons le tant pour cent calculé d'après la totalité des malades inscrits qui est, du 1er janvier 1875 jusqu'au 1er janvier 1878, de 9,500.

Les affections des voies lacrymales y figurent pour le chiffre de 445, soit 0,04.

Ces 445 affections des voies lacrymales se décomposent elles-mêmes en 206 dacryo-cystites et 239 larmoiements.

Parmi les dacryo-cystites nous trouvons mentionnés comme complications :

L'irido-choroïdite glaucomateuse, 2 fois ;

L'iritis avec ulcères et taies anciennes de la cornée, 12 fois ;

La carie des os propres du nez, 30 fois ;

La fistule lacrymale, 13 fois ;

La tumeur lacrymale, 12 fois ;

La tumeur consécutive à l'érysipèle, 3 fois.

La mucocèle, 7 fois;

L'inflammation aiguë du sac, 3 fois;

La dacryorrhée seule, 1 fois;

La dacryo-adénite, 1 fois;

Enfin l'épiphora, 5 fois;

Le reste comprend les cas de dacryo-cystites simples, 117 fois.

Les 239 cas de larmoiement comprennent :

Larmoiement simple, 112 fois;

Larmoiement avec atrésie des points lacrymaux, 15 fois;

Larmoiement avec oblitération, 1 fois;

Larmoiement avec éversion, 18 fois;

Larmoiement avec ectropion, 35 fois;

Larmoiement avec enroulement de la paupière inférieure, 2 fois;

Larmoiement avec catarrhe conjonctival, blépharite, ulcère ou abcès de la cornée, eczéma des paupières et autres complications guéries par le débridement du point inférieur et le cathétérisme, 46 fois.

Nous devons ajouter à cet ensemble un cas de tumeur du conduit lacrymal inférieur, occasionné par un amas de leptothrix, que nous avons observé chez une femme de la campagne et qui était sujette au larmoiement depuis longtemps déjà.

Cette femme, comme beaucoup de personnes qui ne sont pas toujours de la campagne, avait l'habitude de se mouiller les yeux le matin avec les doigts chargés de salive. C'est là une déplorable coutume, car on ne sait pas assez que les détritus alimentaires restés dans les interstices dentaires lorsqu'on ne nettoie pas la bouche à la fin du repas du soir, deviennent quelques heures après le point de départ d'une véritable fermentation qui donne lieu sur place à la formation en abondance de champignons du genre leptothrix dont la salive se charge et que les doigts déposent sur le bord palpébral. Ces petits organismes sont entraînés à travers le point lacrymal, dans le conduit lacrymal, et s'établissent dans le lac pour se multiplier et devenir le point de départ d'une véritable colonie formant une tumeur qui n'est pas la tumeur lacrymale et qui guérit facilement dès que la section du conduit a permis d'évacuer cet amas de matières calcaires, analogue au tartre dentaire, quoique plus friable, et dans lequel le microscope décèle la présence des pinceaux caractéristiques de ces champignons.

Nous ne terminerons pas ce qui a trait au larmoiement et à la dacryo-cystite sans rappeler la fréquence des ulcères de la cornée comme complication d'une affection que la plupart des malades et des médecins sont portés à regarder comme insignifiante et plutôt désagréable que dangereuse. Nous ne partageons nullement cette manière de voir et nous ne saurions trop insister pour conseiller d'instituer au plus tôt, contre le larmoiement et la dacryocystite, le traitement dont nous avons parlé. On verra par la suite, dans ce compte rendu, combien d'ulcères de la cornée à forme grave et se compliquant rapidement d'hypopion, ne reconnaissent pas d'autre cause. Si on se borne, dans ces cas, à la paracentèse et au traitement des ulcères simples, on ne tarde pas à voir la cornée se sphacéler et faire place à un leucome plus ou moins vaste, qu'un traitement approprié aurait certainement pu éviter.

Quelques personnes, il est vrai, conservent, pendant de longues années, du larmoiement et même de la dacryocystite chronique ou de la dacryorrhée, sans éprouver d'autre inconvénient que celui d'avoir à s'essuyer constamment le coin de l'œil, mais outre que ce désagrément est loin d'être insignifiant en lui-même, ces personnes sont toujours menacées de voir surgir une complication qui nécessitera le débridement; on ne voit pas, en conséquence, pourquoi cette petite opération ne serait pas faite au début, c'est-à-dire avant la dilatation morbide du sac lacrymal, puisqu'elle est inévitable et qu'en somme elle n'expose à aucun danger. Mais le mot opération fait souvent plus peur que la chose, et il ne faut pas être surpris de voir des malades se sauver à ce mot, quand on peut voir si souvent des médecins partager là-dessus le sentiment d'un grand nombre de malades ; cependant, mieux que personne, ils devraient savoir que le rétrécissement du canal nasal peut fort bien ne se manifester que par des picotements continuels ou par une sensation désagréable de cuisson pendant le travail, bien longtemps avant de se traduire pas du larmoiement ou de la dacryo-cystite et si, dans ce cas, on ne peut être débarrassé de ces sensations pénibles que par le cathétérisme, à plus forte raison lorsque le larmoiement et la dacryo-cystite sont déjà établis.

II. MALADIES DES PAUPIÈRES.

Les *blépharites* observées s'élèvent au chiffre de 287, soit 0,03, et se décomposent de la manière suivante :

Blépharite ciliaire simple, 57.
Blépharite ulcéreuse, 83.
Blépharite eczémateuse, 31.
Blépharite pithyriasique, 5.
Blépharite morbilleuse, 9.
Blépharite liée à un vice de réfraction, 22.
Blépharite liée au larmoiement, 80.

Nous avons, dans le compte rendu de l'année 1874, indiqué le traitement applicable à ces diverses variétés d'inflammation du bord libre des paupières (1). Nous n'y reviendrons pas dans celui-ci et nous nous bornerons à attirer l'attention sur la fréquence des vices de réfraction, hypermétropie ou myopie, et sur la différence dans la réfraction de chacun des yeux pris séparément (anisométropie), comme cause occasionnelle d'une blépharite qui ne guérit définitivement qu'à la condition de corriger le vice de réfraction.

La diathèse herpétique est aussi une cause fréquente qu'il faut savoir combattre par un traitement approprié, si on veut mettre fin à ces blépharites, rebelles jusque-là aux divers moyens mis en usage. C'est le plus souvent à la faveur de la longue durée de cette forme de blépharite, que les bords des paupières s'épaississent, s'indurent, se

(1) *Clinique ophthalmologique des Quinze-Vingts*. Paris, Delahaye, 1876.

recouvrent de croûtes et s'ulcèrent au point d'amener la disparition des cils, ainsi que des glandes chargées de les nourrir. Le bord palpébral lui-même finit par s'user, il se déforme, se renverse en dehors, de façon que les larmes ne sont plus conduites vers les points lacrymaux, et les malades, dont les yeux sont entourés d'une bordure rouge dépourvue de cils et constamment baignée de larmes, présentent un aspect véritablement hideux et contre lequel on ne peut plus rien tenter de bien efficace, à cause même de la disparition du sol ciliaire.

C'est donc à la conservation des cils et, par conséquent, à la guérison de la blépharite ulcéreuse que doivent tendre tous les efforts du médecin.

Malheureusement les malades s'adressent trop souvent aux marchands de pommades ou d'eaux qui se rencontrent en abondance dans toutes les grandes villes, et bien souvent le mal est irréparable quand ils se décident à consulter un oculiste. Encore voyons-nous bien souvent les mêmes malades qui, par leur sottise, ont compromis leur vision, puisqu'ils sont en même temps très-souvent atteints de leucomes, refuser obstinément et d'avance toute opération dans la crainte que celle-ci leur fasse perdre les yeux.

Un traitement général est ici indispensable et doit de bonne heure être institué.

Les *chalazions* inscrits sont au nombre de 142, soit 0,015. Nous en avons extirpé 95 et ouvert seulement quelques-uns par la conjonctive, avec cautérisation à l'aide du crayon effilé et neutralisation immédiate. Quand on emploie ce procédé, il faut faire la neutralisation avec beaucoup de soin pour éviter de produire une cautérisation secondaire de la cornée, ainsi que cela arrive lorsqu'on ne tient pas la paupière très-exactement renversée et qu'on ne neutralise pas très-scrupuleusement.

Le chalazion se rencontre fréquemment avec les vices de réfraction, et à cause de l'incertitude qui règne sur la nature de ces petites tumeurs, nous avons fait l'examen histologique d'un certain nombre de chalazions parfaitement énuclés sans ouverture de leur poche, et nous nous sommes assuré qu'ils renferment, lorsqu'ils ne sont pas ramollis, des cellules embryonnaires à noyaux quelquefois très-gros qu'on serait, dans certains cas, fort embarrassé pour différencier des mêmes cellules appartenant à un sarcome.

Nous avons pu nous assurer que l'enveloppe fibreuse de la tumeur énucléée se continue sans interruption avec le tarse dont on reconnaît la structure à ses cellules cartilagineuses, et l'intérieur de la poche est rempli de granulations qui nous paraissent dériver des acini, de quelques glandes de Meibomius dont les conduits se sont oblitérés, et aux dépens desquels a dû se faire le développement de la tumeur essentiellement composée de tissu fibreux et de granulations.

Nous avons l'intention de publier à part les résultats des examens histologiques des diverses pièces pathologiques dont nous avons commencé à faire l'étude microscopique, mais nous sommes obligé de différer ce travail dont les matériaux ne sont pas encore suffisamment préparés, et dont nous ferons, plus tard, l'objet d'une publication spéciale.

Il nous suffira de dire que la dissection du chalazion doit être préférée dans l'immense majorité des cas à l'incision suivie de cautérisation.

Nous avons relevé 98 cas d'*orgeolet*, soit 0,01;

1 cas de *lipome* de la région sous-palpébrale de la dimension d'une noisette, extirpé;

24 cas de *kystes sébacés* ouverts par le bistouri, soit 0,0025;

9 cas d'*abcès des paupières*, 0,001.

Dont quelques-uns assez difficiles à distinguer d'un dacryo-cystite, à cause du siége même qu'ils affectaient (grand angle de l'œil).

Autrefois, et il n'y a pas longtemps encore, on désignait ces abcès sous le nom d'*anchilops*, tandis qu'on donnait le nom d'*ægilops* à l'abcès de l'angle externe.

Tous ces abcès ont été ouverts par le bistouri de J.-L. Petit, dirigé parallèlement au bord palpébral et ont guéri très-rapidement.

4 cas d'*œdème-chronique*; 10 cas de *brûlure*, et 10 de *plaie des paupières*.

L'un de ces œdèmes a été observé sur un enfant atteint de carie des os propres du nez; un autre est survenu à la suite d'une piqûre de moustique; les brûlures n'ont rien présenté de particulier, et, quant aux plaies, c'est à peine si quelques-unes méritent d'être rapportées. Une d'entre elles a été observée sur un enfant, B...., âgé de 13 ans, n° 10779, qui fut mordu par un chien, et qui se présenta à notre clinique avec une plaie de la paupière inférieure droite et de l'angle interne de l'œil gauche. Cette plaie contuse, qui avait assez mauvaise apparence, ne tarda pas à se guérir sans complications, avec les pansements à l'eau froide. Une autre plaie de la région palpébrale inférieure et malaire, compliquée d'hypohéma, a guéri également très-vite.

Enfin, la plus intéressante concerne un jeune homme de 15 ans, qui venait, lorsque nous l'avons vu, de recevoir, sur la paupière supérieure, une lame de verre. Celle-ci, en se détachant d'un vasistas situé à un mètre au-dessus de la tête de l'enfant, avait traversé de part en part la paupière supérieure et était venue faire une perforation de cinq millimètres sur la cornée et la sclérotique au voisinage du cercle ciliaire.

La section des tissus était très-nette, et c'est à peine si nous nous sommes occupé de cette lésion de la paupière qui était insignifiante, comparée au traumatisme du globe de l'œil; cependant elle guérit très-facilement en quelques jours, sans déterminer d'abcès et laissant après elle une cicatrice presque linéaire.

62 cas de *corps étranger* ayant pénétré sous la paupière supérieure : 0,0065.

Il arrive souvent que ces corps étrangers ne sont pas soupçonnés et que les traitements avec des purgatifs et des collyres sont employés consciencieusement pendant plusieurs jours, quelquefois pendant plusieurs semaines, jusqu'à ce qu'un médecin plus avisé retourne la paupière et trouve implanté, dans la conjonctive palpébrale, un morceau de charbon où une poussière qui s'enlève avec le bout de l'ongle sans que le malade s'en aperçoive et qui était la seule cause du tourment qu'il endurait depuis longtemps.

14 cas de *cancroïde des paupières :* 0,0015, parmi lesquels un occupait les deux paupières ; l'ulcération avait déjà détruit le grand angle de l'œil, peau et conjonctive, et ne laissait aucun espoir de conserver le globe de l'œil. Tous les autres occupaient la paupière inférieure. Les uns étaient ulcérés depuis longtemps déjà, donnant issue à un pus sanieux, les autres sous forme de tumeur indurée, recouverte d'une croûte grisâtre et de dimension variable d'un pois à un haricot.

Nous avons, sans enthousiasme et nous devons le dire sans succès, donné à l'intérieur le chlorate de potasse à la dose de 2 gr. par jour ; nous l'avons même concurremment employé en topique, à l'aide de compresses imbibées d'une solution saturée du sel de Berthollet sans en tirer le moindre avantage, par contre, nous avons retiré quelques avantages incontestables de l'emploi de l'hyposulfite de soude que nous avons administré à l'intérieur à la dose de 2 gr. et à l'extérieur en compresses trempées dans un solution à 5 gr. pour 100. Nous ne voulons pas dire que nous devions attribuer à ce traitement des guérisons, mais toutes les fois que nous l'avons employé, nous avons vu sous son influence l'ulcération se modifier avantageusement et la réparation se faire en partie.

Ce pansement n'est nullement douloureux et il est à coup sûr antiseptique.

Nous avons traité par l'acide acétique monohydraté, un certain nombre des épithéliomas qui se sont présentés. Tous les trois ou quatre jours, un bâton de verre, effilé à la lampe, était trempé dans l'acide et enfoncé à la base de la tumeur, de façon à entourer celle-ci par des piqûres concentriques. Cinq ou six piqûres chaque fois, assez douloureuses et donnant lieu à une légère hémorrhagie ne nous ont pas paru amener la guérison, et nous avons abandonné ce mode de traitement depuis plus de deux ans.

Dès qu'on voit un épithélioma ou cancroïde s'ulcérer et s'étendre, il faut en proposer la destruction par les caustiques ou le galvano-cautère, ou l'extirpation avec le bistouri. Mais il ne faut pas confondre avec le cancroïde des excroissances verruqueuses qui peuvent persister plus de quinze ans sans s'ulcérer, ainsi que nous en voyons trés-fréquemment des exemples.

Il faut savoir reconnaître le cancroïde non ulcéré, alors qu'il ne se manifeste encore que sous forme de nodosités de couleur rougeâtre, de façon à en faire la destruction avant qu'il ait gagné la conjonctive, car il est évident que plus on aura laissé le mal prendre d'extension, plus on aura de difficulté à combler la perte de substance que son extirpation nécessitera.

Nous avons dans un cas, qui remonte déjà à plus de dix-huit mois, ainsi que nous en rapportons ci-dessous l'observation, enlevé un cancroïde avec le bistouri et comblé immédiatement la perte de substance par une autoplastie. Le résultat en a été très-satisfaisant, et nous n'avons pas encore observé de récidive.

Observation 5. — *Madame R...., 66 ans, n° 9160. — Cancroïde de la paupière inférieure droite, remontant à deux ans, occupant l'angle externe, ayant le volume d'une grosse aveline et ulcéré déjà du côté de la muqueuse.*

L'extirpation a été faite après avoir circonscrit la tumeur

avec le bistouri de façon à enlever le tissu sain en même temps que la production morbide. Immédiatement après avoir étanché le sang, j'ai emprunté un lambeau de peau à la région temporale, et j'ai comblé la perte de substance que je venais de faire en fixant par cinq sutures la peau rapportée.

Pansement ouaté après l'opération qui ne fut suivie d'aucun phénomène inflammatoire; le quatrième jour, j'enlevai les sutures et le huitième jour, la femme quittait notre clinique avec une cicatrice linéaire et sans renversement de la paupière bien que j'eusse dû en intéresser près de moitié dans l'excision.

J'ai revu la femme depuis, elle allait très-bien et était très-satisfaite du résultat. J'ai fait aussi l'examen histologique de la tumeur, et j'ai constaté la présence de cellules embryonnaires en même temps que de très-nombreux globes épidermiques indiquant une mauvaise espèce de cancroïde.

Les auteurs conseillent de détruire ces tumeurs par les caustiques plutôt que par le bistouri; nous ne croyons pas, quant à nous, à la supériorité des caustiques, et cette observation démontre que le bistouri n'expose pas toujours à des récidives et qu'il est tout au moins aussi intelligent que la pâte de Vienne ou de Canquoin; enfin la réparation immédiate pouvant réussir dans certains cas, il nous semble que celle-ci doit être tentée toutes les fois qu'elle est possible; dans le cas actuel, il s'agissait d'un papillome ulcéré, et cependant grâce à l'extirpation d'une bordure de tissu sain, nous avons pu réparer une perte de substance de douze à quatorze millimètres carrés et cette autoplastie a aussi bien réussi que s'il s'était agi d'un ectropion cicatriciel.

Nous avons, dans une autre circonstance, cautérisé avec une aiguille qui nous sert à détruire les cils mal implantés, une ulcération du milieu de la paupière inférieure à laquelle, en raison de son apparence, nous avions, sans résultat, opposé un traitement antisyphilitique intus et extra pendant six semaines. En voici du reste l'observation.

Observation 6. — Il s'agit d'une femme de 35 ans qui portait sur le milieu du bord interne de la paupière inférieure gauche, et s'étendant à partir de ce bord sur la conjonctive palpébrale, une ulcération de quatre millimètres carrés, non taillée à pic, mais reposant sur un fond induré grisâtre et surélevé, donnant lieu à une suppuration sanieuse, d'assez mauvais aspect. De temps en temps une croûte se formait qui était bientôt remplacée par une nouvelle. Pendant plus de quatre mois, l'ulcération est restée sans amélioration comme aussi sans aggravation notables, et comme nous l'avions soumise à divers traitements et notamment à un traitement spécifique sans en obtenir d'effet, nous l'avons un jour cautérisée par une aiguille de platine rougie à blanc par une pile au bichromate de potasse : à partir de cette cautérisation, qui fut très-douloureuse, mais très-rapide, l'ulcération changea de nature et après une deuxième, la cicatrisation ne tarda pas à être définitive. La guérison s'est maintenue depuis deux ans.

Les ulcérations syphilitiques s'observent assez souvent aux paupières ou au front pour que, même malgré les énergiques dénégations des malades, on doive dans les cas douteux instituer un traitement antisyphilitique et pour ainsi dire, comme pour servir de pierre de touche.

Les femmes avouent rarement qu'elles ont contracté une affection syphilitique, mais il est presque toujours possible de leur faire reconnaître qu'elles ont eu des signes irréfragables de la syphilis tels que roséole, papules, angines, croûtes dans les cheveux, fausse couche, etc., qu'elles attribuent, quelquefois avec sincérité, à un *lait tourné* ou à une *révolution* qu'elles ont éprouvée à l'occasion d'un mouvement insurrectionnel par exemple, d'un incendie, ou de toute autre catastrophe qui leur *a retourné les sangs*.

L'étiologie des maladies syphilitiques, plus peut-être que celles des autres maladies, est entourée d'une très-grande obscurité; quelques malades en effet qui n'ont eu de la syphilis que la peur se croient infectés à jamais de ce virus, alors qu'ils n'ont eu qu'un écoulement blennorrhagique ou plusieurs chancres non infectants et jamais suivis d'accidents consécutifs, tandis que d'autres ne se sont pas même aperçus qu'ils avaient un chancre infectant, et affirment n'avoir jamais rien eu quand ils sont en pleine efflorescence syphilitique, à plus forte raison quand ils ne viennent consulter que pour des accidents viscéraux ; d'autres enfin et en grand nombre ne veulent pas avouer qu'ils ont eu la syphilis, de telle sorte que soit crainte, soit ignorance réelle ou simulée de la part du malade, le médecin se trouve exposé à se tromper, s'il ne soumet pas à un contrôle sévère les affirmations de son malade; aussi, à notre avis, ne doit-il chercher par ses interrogations qu'à éclaircir un point de diagnostic en ne tenant que fort peu de compte de l'aveu ou du désaveu de la personne qu'il interroge. Ce qui lui importe, c'est de s'entourer des garanties les plus sérieuses pour asseoir son diagnostic et lorsqu'il l'a bien établi, il ne doit pas se laisser émouvoir par les dires des malades qui soutiennent n'avoir jamais rien eu, *pas un bouton surtout,* alors même qu'ils portent des traces évidentes d'une syphilis ancienne. Il ne doit pas non plus chercher avec trop d'insistance à faire avouer la vérité ; en agissant de la sorte, il évitera d'être entraîné dans des questions de contagion d'une origine souvent fort discutable et qui, en tout cas, n'intéressent que médiocrement le médecin, et il remplira sa mission qui est surtout de chercher à guérir en instituant le traitement auquel il aura jugé utile de recourir.

Telle est du moins la conduite que nous avons adoptée dans les circonstances fort nombreuses où nous avons eu à donner des soins à des syphilitiques. Ceux-ci, dans certains cas, n'auraient pas demandé mieux que de nous entendre accuser leur conjoint de leur avoir donné la syphilis quelquefois comme cadeau de noces et par des voies plus ou moins avouables, afin de faire de notre affirmation, la base d'une demande en séparation ou d'une action civile.

OBSERVATION 7.—*Syphilide ulcéreuse des régions palpébrales, naso-orbitaire et frontale droites et préauriculaire gauche. — Six mois après, ulcère phagédénique de la paupière gauche. — Guérison.*

Madame B...., n° 11580, 43 ans, se présente à la clinique pour des gommes ulcérées de la région frontale immédiatement au-dessus de la racine du nez, et de la région naso-orbitaire du côté droit. Elle porte sur la région préauriculaire du côté gauche des ulcères en voie de réparation et des cicatrices blanches légèrement déprimées, stigmate irrécusable d'une affection de même nature que celle qu'elle porte au front.

Les paupières supérieure et inférieure droites, présentent au niveau du grand angle de l'œil, et sur leur bord, des ulcérations grisâtres à bords taillés à pic, s'étendant sur la face cutanée en dedans des conduits lacrymaux, sur la peau du nez, celles de la paupière inférieure, comprennent le point lacrymal, une partie de la muqueuse et la face cutanée du quart interne de cette paupière et donnent lieu à une sécrétion sanieuse abondante.

Cette malade reconnaît avoir eu la syphilis à l'âge de 27 ans, elle a été soignée pendant un mois seulement à cette époque, et est restée pendant 8 ans sans voir survenir d'accident.

Elle raconte qu'elle a eu une enfance assez maladive, mais ne porte pas de traces d'abcès scrofuleux.

Elle dit qu'elle a eu 8 ans après des plaques muqueuses aux parties, un bubon suppuré et des flueurs blanches, accidents pour lesquels elle est entrée à Saint-Lazare, où elle a contracté la fièvre typhoïde. A la suite de cette fièvre elle a eu un gros *bouton* dans le cuir chevelu qui a beaucoup suppuré, dit-elle; 5 ans après ont commencé à venir les *boutons* de la région préauriculaire et ceux du front, pour lesquels elle est en traitement depuis plus de six mois à Saint-Louis et au bureau de bienfaisance sans trouver d'amélioration à son état; aujourd'hui elle vient à notre clinique, parce qu'elle a peur pour son œil.

Son état général est cachectique; l'état local ne laisse pas que d'être inquiétant, car une partie de la paupière a déjà été détruite et l'ancienneté de la maladie peut faire craindre que le traitement ait moins de prise dans un cas où la rapidité d'action est un élément indispensable de la guérison.

Un traitement anti-syphilitique est institué, et des onctions mercurielles pratiquées sur les ulcérations.

Une amélioration appréciable survient au bout de quelques jours de l'administration du sirop de Gibert. La sécrétion commence à se modifier dans sa quantité et dans sa qualité, et au bout de trois semaines, la réparation des tissus se fait d'une manière notable, si bien que moins de deux mois après, la cicatrisation est complète, les régions naso-orbitaire et frontale présentent des cicatrices blanches, un peu enfoncées ou plutôt simplement maculées, absolument identiques à celles de la région préauriculaire du côté gauche. L'angle interne des paupières est cicatrisé avec oblitération du point lacrymal inférieur et déformation du bord de la paupière inférieure dans le point correspondant au siége des ulcérations, c'est-à-dire dans son quart interne.

Sous l'influence unique des préparations mercurielles, la santé générale s'est visiblement relevée, et en même temps que l'état local s'améliorait, la santé redevenait florissante.

Malgré ce succès si rapide, nous avons cru prudent de faire continuer l'usage des préparations mercurielles ; des pilules de sublimé (2 centigr. par jour au repas) ont été continuées, après la guérison complète sans que la salivation se soit montrée pendant plus de trois mois qu'a duré le traitement.

Au bout de ce temps, la paupière supérieure gauche qui n'avait rien eu jusque-là est devenue le siége d'une ulcération qui a débuté par le bord interne, au niveau du conduit lacrymal et qui s'est étendue malgré le traitement local et général, sur la surface à la fois cutanée et conjonctivale de la paupière sans toucher à l'inférieure. Puis tout à coup cette ulcération est devenue horriblement douloureuse, et s'est mise à ronger, c'est le seul mot qu'on puisse employer, toute l'épaisseur de la paupière, peau, tissu musculaire, cartilage et muqueuse, si bien que, dans l'espace de quelques jours, le bord ciliaire a été détruit dans les deux tiers de son étendue.

Une suppuration sanieuse abondante s'écoule de cette surface sur laquelle on peut reconnaître échelonnées à divers degrés d'usure, les couches qui constituent l'épaisseur de la paupière. Rien ne saurait rendre l'aspect hideux de cette terrible affection, la peau est ulcérée, depuis la région sous-orbitaire à 1 centimètre de la limite interne du sourcil, jusqu'à 1 centimètre de la commissure externe; il reste du bord de la paupière, encore environ 8 ou 10 millimètres qui possèdent leurs cils, quant à ce qui reste du bord, il est déchiqueté en forme de crête de coq, et le sol ciliaire y fait entièrement défaut. La paupière est remplacée par une surface grisâtre irrégulièrement découpée, à travers les profondes encoches de laquelle on distingue sa cornée parfaitement saine d'ailleurs, ce qui, pour le dire en passant, suffit à rassurer absolument la malade sur l'issue de son mal. En fermant l'autre œil, elle voit parfaitement de celui-là, de sorte qu'elle ne se tourmente véritablement que des douleurs atroces qu'elle endure. Nous sommes loin de partager sa confiance ; toutefois avant de recourir à un moyen héroïque pour arrêter la marche de plus en plus envahissante de ce phagédénisme, nous avons recours ainsi que le conseille Mackensie, en cas pareil, à l'administration du calomel uni à l'extrait thébaïque, et nous prescrivons la potion suivante :

Calomel.	0.50
Extrait thébaïque.	0.20
Potion gommeuse.	200 gr.

à prendre par cuillerées à bouche matin et soir.

En même temps nous appliquons sur la surface ulcérée, à l'aide d'un pinceau à aquarelle, de la pommade à l'iodoforme dont l'odeur est masquée par l'essence de roses. Nous devons dire que l'application de cette pommade n'est nullement douloureuse. Dès le second jour, il y a une amélioration dans la sécrétion et dans la douleur surtout qui était intolérable, dès que la plaie était exposée à l'air ; celle-ci devient même insignifiante au bout de quarante-huit heures et nulle au bout de quatre jours ; enfin, le phagédénisme est complétement arrêté dès le second jour.

Au septième jour, la réparation de l'ulcère commence à se faire au niveau de la périphérie qui se recouvre déjà de cellules épidermiques ; le changement de coloration et de sécrétion est notable d'un jour à l'autre, et cependant la femme n'a pas de salivation, ni de gonflement des gencives encore moins d'ulcérations mercurielles.

Elle prend trois cuillerées à bouche de la potion pendant quelques jours sans amener autre chose qu'une saveur métallique, puis elle recommence à deux cuillerées par jour ; au bout de quinze jours, elle commence son quatrième flacon, l'ulcération est réduite à un demi-centimètre carré, tout le reste est réparé et enfin au bout de 21 jours tout est fini ; la cicatrisation est complète et bientôt l'apparence de la paupière devient identique à celle du front et de la paupière droite. Le point lacrymal resté indemne, survit à ce désastre qui réclamera peut-être plus tard une anaplastie. Le tissu cicatriciel y forme comme un épicanthus ou repli cutané qui se porte du grand angle de l'œil en passant comme une bride au-dessus du conduit et du point lacrymal, vers le tissu cicatriciel qui constitue la paupière atteinte de coloboma horizontal. Il reste cependant assez d'orbiculaire pour que l'occlusion soit possible à volonté.

Nous avons cru devoir citer tout au long cette observation, non seulement parce qu'elle relate de la guérison de la pire des formes des ulcères syphilitiques, par un traitement mercuriel, puisque quelques chirurgiens ne craignent pas d'en blâmer formellement l'emploi, mais aussi et surtout pour montrer que certaines personnes très-rares, nous devons en convenir, arrivent très-difficilement à ressentir les effets nuisibles de l'absorption de ce poison métallique, tout en en éprouvant les effets curatifs, tandis que d'autres ne peuvent supporter *une seule* friction d'onguent napolitain sans provoquer une stomatite ulcéreuse avec tous ses inconvénients. La raison de ces différences, doit selon toute apparence être rapportée à la rapidité ou au retard avec lesquels se fait l'élimination de ces poisons, d'après l'état d'intégrité ou d'altération des organes auxquels est dévolu le rôle de cette élimination ; selon en effet que celle-ci s'opère vite ou lentement, on obtient les effets toxiques ou les effets curatifs des médicaments.

En constatant l'effet rapide et incontestable de la médication, nous regrettons d'avoir employé concurremment la pommade d'iodoforme et le calomel, car nous sommes embarrassé pour attribuer la guérison soit au topique seul, soit au modificateur antiplastique, fondant, ou si on veut plus humblement, spécifique, que nous avons mis en usage. Mais le cas était urgent et ne comportait pas la moindre temporisation, il fallait au contraire faire flèche de tout bois, sous peine de voir disparaître entièrement le voile palpébral dont la surface diminuait de jour en jour d'une manière effrayante à la façon de la *peau de chagrin* dont parle dans une de ses créations, le plus illustre de nos romanciers philosophes.

Certes la guérison, qu'elle soit ou non définitive, a été rapide et mérite d'être signalée à l'attention des médecins, mais nous voudrions tirer de cette observation encore un enseignement, car elle sert d'étai à notre opinion qui nous fait affirmer que les accidents secondo-tertiaires arrivent presque toujours chez les malades qui, pendant la période de l'accident initial, ont été soumis à un traitement insuffisant, c'est-à-dire pendant quelques semaines ou quelques mois. C'est en agissant ainsi, qu'on laisse la vérole prendre domicile dans l'intimité des tissus, d'où on ne la déloge pas toujours facilement et où elle risque au grand détriment de celui qui en est atteint de n'être pas reconnue, lorsque elle se manifestera quinze ou vingt ans plus tard par des accidents viscéraux à type irrégulier.

Le nombre est considérable des malades que nous avons déjà vus atteints d'affections syphilitiques tardives telles que paralysies oculaires, névrites optiques, névro et chorio rétinite, tumeur de la base du crâne faisant naître des phénomènes de compression pouvant devenir rapidement mortels. Nous en dirons autant des cas de sclérose de parties diverses de l'axe cérébro-spinal donnant lieu à des attaques apoplectiformes, à des attaques d'aphasie, ou encore de paralysie sensitive et motrice, et tant d'autres que nous ne pouvons citer ici et qui mériteraient d'être réunis dans un travail d'ensemble, tous reconnaissant pour cause une syphilis soignée d'une manière insuffisante à sa période initiale.

Nous ne croyons pas qu'il y ait de pratique plus néfaste

que celle qui consiste, sur la constatation d'un chancre induré, à prescrire le proto-iodure ou le bichlorure ou telle autre préparation de mercure à laquelle on fait succéder pendant quelques semaines l'administration de l'iodure de potassium, et à faire cesser tout traitement au bout de six semaines ou deux mois lorsqu'il n'y a pas, ou qu'il n'y a plus de manifestations de la syphilis secondaire.

De très-illustres praticiens n'emploient cependant pas d'autre manière de faire, et nous en connaissons qui, après avoir donné le mercure pendant deux mois, donnent l'iodure de potassium pendant le même temps et disent aux malades qu'ils peuvent se considérer comme guéris parce qu'ils non plus de manifestations syphilitiques ; or de deux choses l'une, ou le malade avait la vérole, et il ne peut être guéri en si peu de temps ou tout au moins il doit être prévenu qu'il a à exercer sur lui la plus scrupuleuse surveillance, et reprendre le traitement de temps en temps ; ou bien il n'avait pas la vérole, et le traitement qu'il a suivi était absolument inutile.

Si nous ajoutons que l'induration la mieux caractérisée n'est pas toujours suivie d'infection générale, nous aurons il nous semble, démontré combien cette pratique est peu justifiable, aussi ne saurions nous trop nous élever contre cette manière de traiter la syphilis et nous sommes convaincu que c'est à cette pratique que sont dus la plupart des accidents graves et tardifs qui surprennent les malades, et auxquels, malheureusement, on ne pense à opposer le traitement approprié que lorsque des lésions déjà irrémédiables se sont produites.

La manière de faire que nous employons et que nous recommandons est entièrement différente ; elle est basée sur l'observation d'un nombre assez grand de malades pour mériter qu'on lui accorde quelque confiance, de plus, et ceci a bien son prix, elle nous a toujours réussi, ainsi que nous en rapportons maints exemples dans la suite de ce travail.

Au chancre induré nous n'opposons généralement pas de traitement interne, quand nous pouvons bien entendu surveiller le malade qui en est porteur ; dans tous les cas, nous le prévenons de l'invasion probable et plus ou moins prochaine des accidents secondaires qui seront pour lui la preuve irréfragable d'une intoxication générale ; ce n'est qu'à l'apparition de la roséole ou de la plus légère papule, que nous instituons le traitement banal par les préparations mercurielles, sous les diverses formes les plus facilement supportées, faisant suspendre de temps en temps selon l'intensité des manifestations cutanées ou muqueuses ; plus tard, c'est-à-dire après cinq ou six mois, quelquefois plus, nous avons recours au sirop de Gibert, qui nous a toujours paru avoir une action très-efficace sur les accidents de transition entre les secondaires et les tertiaires, enfin ce n'est qu'après deux ou trois mois d'usage plus ou moins interrompu de cette préparation, que nous avons recours à l'iodure de potassium, dont l'administration doit être longtemps continuée, abandonnée et reprise ; de telle sorte que ce n'est pas deux ou trois mois, que doit durer pour nous le traitement, mais deux ans et quelquefois plus, avec des rémissions de plusieurs mois selon l'intensité des manifestations morbides.

La syphilis, comme toutes les maladies virulentes, est semblable à elle-même dans sa manifestation initiale, mais très-différente suivant le terrain sur lequel elle tombe. Combien n'avons-nous pas vu de chancres infectants suivis d'accidents secondaires légers, guérir pour ainsi dire sans traitement avec des toniques, tandis que d'autres, malgrél et raitement le mieux combiné, donnent lieu à d'incessantes poussées, et semblent ne devoir guérir que pour faire place à des manifestations d'un autre diathèse, scrofuleuse ou herpétique, dont le malade est affligé.

A côté de ces exemples vraiment calamiteux, tout observateur scrupuleux n'a-t-il pas vu des chancres indurés épuiser pour ainsi dire sur place le virus inoculé, et ne jamais donner lieu à des accidents graves, tandis que l'immense majorité est suivie d'accidents dont les préparations mercurielles et iodurées sagement administrées, amènent une guérison tellement radicale, que les sujets infectés sont en état de reprendre la syphilis dans un temps donné ainsi qu'en font foi, les faits aujourd'hui incontestables de récidive confirmée.

C'est cette inégalité dans l'élaboration du virus syphilitique, par les organismes qui en sont atteints, qui donne la raison de la guérison de la syphilis, par tant de moyens divers ; mais nous aimons à croire qu'à moins de motifs très-sérieux, basés exclusivement sur l'intolérance absolue des préparations mercurielles, les plus bouillants détracteurs du traitement de la vérole par le mercure, ne refuseraient pas d'y recourir dans les accidents tardifs auxquels nous faisons allusion et contre lesquels le mercure et l'iodure de potassium ont une action héroïque comme nous en rapporterons des exemples à l'occasion des névrites optiques par compression cérébrale. Nous voudrions bien savoir dans tous les cas comment ils se comporteraient en présence d'accidents aussi sérieux.

Nous terminerons cette digression en disant qu'à notre avis le traitement prétendu sans mercure des accidents secondaires, ou ce qui revient au même, le traitement insuffisamment prolongé par le mercure et l'iodure ne servent qu'à masquer et à retarder, pour un temps, les accidents d'absorption sans les empêcher, et sont la véritable cause efficiente de la manifestation des accidents tardifs, et qu'on ne guérit une vérole confirmée qu'avec le secours des préparations mixtes parmi lesquelles le bi-iodure ioduré sous la forme de sirop de Gibert ou toute autre, occupe le premier rang, attendu qu'il peut être prescrit sans que le malade se doute de ce qu'il renferme.

Nous avons, dans des cas de la dernière gravité, obtenu des succès inespérés de l'emploi de cette préparation que nous faisons souvent prendre concurremment avec l'iodure de potassium. (Voir *passim*, *Névrites optiques*.)

Nous avons relevé 15 cas de *trichiasis*, 16 de *distichiasis* et un de *madarosis*, tous consécutifs à des ophthalmies granuleuses cautérisées avec le nitrate d'argent ou le sulfate de cuivre, sans les précautions dont doit être entouré l'emploi de ces agents.

Ces cautérisations, en amenant une rétraction cicatricielle, sont certainement beaucoup plus nuisibles que la maladie elle-même ; elles produisent les déformations du bord palpébral et la direction vicieuse des cils qui y sont implantés (1).

Parmi ces 31 cas de trichiasis ou de distichiasis, nous avons traité ceux qui n'étaient constitués que par deux, trois ou quatre cils rapprochés ou éloignés, par la cautérisation ignée, à l'aide d'une fine aiguille de platine rougie à blanc par la pile de Trouvé (condensateur électrique) et portée dans le follicule pileux lui-même pour le détruire. Ce procédé très-simple, imité de celui de Snellen, est surtout applicable aux rangées supplémentaires.

Mais toutes les fois qu'il y a un plus grand nombre de cils, dans les trichiasis limités à un quart de la paupière, par exemple, nous avons eu recours à la transplantation du sol ciliaire, que nous faisons de la manière suivante et que nous désignerons sous la rubrique de procédé en ≷. La branche inférieure du < porte les cils vicieusement implantés, et doit être détachée du sommet à la base, en rasant le cartilage tarse ; cela fait, on taille un second > ainsi que l'indique la lettre ≷, et on fait entrecroiser les

(1) *Clinique des Quinze-Vingts*, 1876, p. 25.

deux lambeaux détachés qu'on fixe avec quatre ou cinq points de suture fine. Le sol ciliaire se trouve ainsi transplanté et les cils au lieu de venir frotter contre la cornée sont éloignés du bord ciliaire de deux à trois millimètres ; c'est plus qu'il n'en faut pour que la cornée qui jusque-là était recouverte d'un pannus plus ou moins charnu, et d'ulcérations rebelles à tous les moyens, s'éclaircisse rapidement, et chose importante, les douleurs cessent aussitôt et les malades se déclarent très-satisfaits.

Nous avons traité avec succès tous les trichiasis partiels par ce procédé très-simple. Quant aux trichiasis plus étendus, nous avons opéré avec succès, les uns par le procédé de de Græfe, et d'autres par celui de Gaillard, et de Pagentecher.

Il est bon de se servir de la pince hémostatique de Snellen pour opérer sans être gêné par le sang, puis avec un couteau bien tranchant, on fait sans grandes difficultés ces opérations qui, étant fort douloureuses, nécessitent la plupart du temps l'emploi du chloroforme. Nous proscrivons l'usage si fréquent cependant de l'arrachement des cils vicieusement implantés, par la raison que cet arrachement n'empêche pas ceux-ci de repousser, et offre l'inconvénient sérieux de rendre cette opération très-fréquente et de plus en plus difficile, car les cils finissant par devenir incolores se dérobent à la pince, se cassent, et n'en continuent pas moins à être pour les malades un sujet permanent de souffrance. De plus ils irritent la cornée et réclament un traitement plus rationnel.

La transplantation du sol ciliaire est certainement, toutes les fois qu'elle est possible, préférable à tous les autres procédés.

Lagophthalmos, 4 cas.— Lagophthalmos ou lagophthalmie est une désignation qui nous paraît basée sur une erreur d'observation, car les lièvres ne dorment pas les yeux ouverts, ainsi que le croyait le premier qui forma le mot lagophthalmie (œil de lièvre), pour l'appliquer aux cas dans lesquels les paupières ne peuvent se rapprocher au point de faire une occlusion complète du globe de l'œil.

Qu'il y ait une paralysie de l'orbiculaire ou une cicatrice intéressant l'une ou l'autre des paupières, de façon à empêcher le rapprochement intime de ces voiles membraneux et on aura le lagophthalmos, c'est-à-dire une difformité qui n'est pas seulement fort désagréable à voir, mais qui expose l'œil, qui en est atteint, à des troubles de nutrition pouvant amener des lésions organiques de la cornée.

Ces lésions sont surtout graves, et on peut dire inévitables, lorsqu'en même temps, une paralysie de la cinquième paire enlève à la cornée sa sensibilité, car alors les corps étrangers peuvent être projetés sur cette membrane sans faire naître chez le malade le besoin de s'en débarrasser, et une perforation de la cornée peut être rapidement la conséquence de ce défaut de protection, mais surtout de cette paralysie sensitive.

Nous avons relevé quatre cas de lagophthalmos, dont un consécutif à une cicatrice de la paupière inférieure adhérente à l'os malaire et résultant d'une carie de l'orbite. Les trois autres étaient occasionnés par la paralysie de l'orbiculaire des paupières ; de ces trois derniers l'un est un enfant scrofuleux, atteint de carie du rocher, et dont le nerf facial a été en partie détruit dans son trajet à travers l'aqueduc de Fallope, ainsi que cela s'observe le plus souvent dans les hémiplégies faciales qui ne reconnaissent pas une cause cérébrale, mais intra-osseuse ; le second a été observé sur un homme qui a reçu un coup de pied de cheval au niveau de la région mastoïdienne et dont nous rapportons ci-dessous l'observation. Dans ce cas, le nerf de la septième paire a été détruit à sa sortie du trou stylo-mastoïdien, de sorte que le malade ne peut fermer son œil gauche, ni siffler ou souffler une bougie; de plus, son œil, constamment irrité par la poussière et l'air extérieur, est devenu douloureux et la cornée est le siége d'une ulcération pour laquelle il est venu consulter.

OBSERVATION 8.—M. D.... a eu la tête serrée entre une pierre et le brancard de sa voiture, l'effort portant de la région mastoïdienne gauche à la région fronto-pariétale droite ; de plus il a reçu un coup de pied de cheval sur la région mastoïdienne gauche, et est atteint de paralysie faciale du côté correspondant; il porte une large cicatrice dans les deux régions qui ont été contuses et ne peut fermer son œil. La paupière inférieure est entièrement renversée, et tout le côté gauche de la face présente l'aspect caractéristique des paralysies faciales. Le larmoiement est continuel, et son œil, devenu douloureux depuis quelques semaines, présente une desquamation épithéliale de la cornée.

Pour remédier aux inconvénients du lagophthalmos, la tarsoraphie est pratiquée à l'aide de fils métalliques, et, sous l'influence seule de cette obturation des paupières, la cornée ne tarde pas à se réparer ; après avoir enlevé les fils, il reste, dans l'intervalle qui les sépare, un pont à travers lequel l'opéré continue à voir ; bien que cet aspect ne soit pas des plus gracieux, il se trouve très-satisfait du résultat qui, cependant, au point de vue cosmétique, laisse encore à désirer.

Dans le cas actuel le muscle orbiculaire était entièrement atrophié et il eût été absolument inutile de chercher à réveiller sa contractilité ; il n'en est pas de même lorsque la paralysie est récente, et nous avons plusieurs fois, dans ces cas, employé avec succès les courants continus.

Le troisième cas porte sur un enfant venu au monde avec une paralysie faciale du côté droit et qui a succombé au bout de deux mois, sans qu'on ait pu malheureusement en faire l'autopsie qui eût pourtant été si instructive.

OBSERVATION 9.—L'enfant G...., âgé d'un mois, qui nous est adressé par notre excellent ami le Dr Baldy, est venu au monde sans l'assistance de médecin ni de sage-femme, et est resté exposé entre les jambes de sa mère pendant plus d'une heure, attendant qu'on fît la section du cordon. C'était au mois de juillet 1877 et la fenêtre était largement ouverte.

Lorsqu'on voulut donner à téter à l'enfant, on s'aperçut qu'il ne pouvait pas fermer la bouche sur le bout du mamelon, de façon à faire l'aspiration énergique qui doit amener le lait de la glande dans la bouche, de sorte qu'on fut obligé de le nourrir à la cuillère ou de lui faire couler le lait entre les lèvres.

Sa santé dépérissait de jour en jour, et il avait l'aspect caractéristique que donne, à ceux qui en sont atteints, la paralysie faciale.

Toute la moitié droite de la face, flasque et pendante, paraissant un tiers plus allongée que la moitié gauche, ridée et ratatinée par la contraction des muscles qui, en remontant la joue et le front de ce côté, exagèrent encore la dimension de la moitié droite ; l'œil gauche fermé, l'œil droit ouvert et montrant le globe convulsé en haut, tel est en quelques mots l'expression atténuée de la physionomie de l'enfant qu'on nous présente et qui ressemble à ces figures de caoutchouc qu'on peut déformer à volonté.

L'enfant ne peut fermer que la moitié de la bouche, et malgré les ingurgitations du lait que lui donne sa nourrice, l'enfant n'en continue pas moins à s'athrépsier, et le pronostic porté est des plus graves.

La paralysie du facial est-elle de cause centrale ou de cause périphérique ? Il est très-difficile de se prononcer, car il est impossible d'explorer l'état de l'hypoglosse pas plus du reste que des autres nerfs voisins du facial, et dont il y aurait lésion concomitante, dans le cas de tumeur située à l'origine du facial ; d'un autre côté, l'exposition à l'air pendant plus d'une heure peut avoir donné lieu à une paralysie périphérique ; mais, même dans cette hypothèse, le pronostic doit être grave.

L'électricité à courants continus est appliquée de l'apophyse mastoïde à la région faciale, et principalement sur le muscle buccinateur dont il est surtout important de réveiller la contractilité ; l'enfant paraît s'en trouver bien pendant les premiers jours, mais il ne peut cependant pas arriver à faire une occlusion suffisante pour teter tout seul.

D'après les explorations auxquelles nous nous livrons, il ne paraît pas y avoir de différence dans la sensibilité de la peau ni de la muqueuse buccale ou nasale d'un côté à l'autre.

L'enfant, dès que les réophores sont appliqués et bien qu'il n'y ait que quatre éléments, pousse des cris plaintifs. Finalement, après avoir eu quelques vomissements et de la diarrhée, il meurt au bout de deux mois, dans un état d'émaciation extrême.

Nous regrettons de n'avoir pu vérifier s'il y avait tumeur au niveau du bulbe, mais l'enfant a plutôt présenté les signes de l'athrepsie que ceux d'une méningite basilaire. Du reste la paralysie faciale à cet âge est bien suffisante pour amener la mort par insuffisance d'alimentation.

Ptosis, 5 cas.— Après les cas d'impossibilité de fermer les yeux, nous passerons à l'état dans lequel on ne peut les ouvrir, en laissant de côté les paralysies de la troisième paire, dont nous parlerons au chapitre des paralysies. Nous ne nous occupons ici que du ptosis consécutif, à des granulations palpébrales, ou de celui qui est congénital ou enfin de celui qu'on observe quelquefois à la suite de maladies graves.

Les personnes qui sont atteintes de ptosis ont une physionomie toute particulière, elles sont forcées de renverser la tête fortement en arrière pour pouvoir se servir de leurs yeux ; cette attitude, outre qu'elle est très-disgracieuse, ne tarde pas à devenir des plus pénibles et réclame une intervention chirurgicale, lorsque les autres moyens ont échoué. Parmi ces moyens, nous avons employé, dans deux cas avec succès, l'électricité sous forme de courants continus chez deux jeunes filles qui, à la suite d'ophthalmie granuleuse, avaient une paupière supérieure trop alourdie pour que le releveur put la faire mouvoir à volonté.

Dans deux autres cas, nous avons, chez deux jeunes filles encore, fait une excision d'un lambeau elliptique de peau en ménageant les fibres déjà affaiblies de l'orbiculaire, et réussi à contre-balancer, à peu près complétement, l'effet produit par la chute de la paupière.

Dans un cinquième cas, une enfant âgée de 11 ans, à la suite d'une rougeole grave, avait eu un double ptosis qui avait disparu par l'usage des toniques et des frictions stimulantes, pour se reproduire au bout de cinq mois sans cause, cesser encore après l'emploi des mêmes moyens et réapparaître six mois après. Lorsque nous avons revu l'enfant, elle ne pouvait se servir de ses yeux sans renverser fortement la tête en arrière, aussi lui avons-nous fait porter des petites pinces en manière de serrefines, permettant, par un léger pli de la peau, l'ouverture de l'œil d'une manière suffisante pour éviter l'attitude vicieuse occasionnée par le ptosis. C'est là un bon moyen de remédier à ces ptosis fonctionnels, en attendant la guérison qui ne manque pas de survenir par l'usage d'une médication tonique générale.

Lorsque la chute de la paupière est définitive, il n'y a plus qu'à en raccourcir la hauteur, en enlevant un lambeau de peau qui permette aux muscles sourcilier et frontal de venir en aide au releveur paralysé ou même de le remplacer.

La plupart des cas d'exemption du service militaire, basée sur un ptosis congénital double, peuvent par cette opération simple être évités, et il y a lieu d'éveiller à ce sujet l'attention des conseils de révision, car il nous est arrivé d'opérer et de guérir un jeune homme qui a voulu attendre, pour se faire opérer, d'avoir fait valoir son cas de réforme.

Symblépharon, 6 cas, soit une proportion de 0,0006. — Nous avons avons relevé six cas de *symblépharon postérieur complet*; quatre d'entre eux ont été observés sur des hommes, et ne portent que sur un œil, ils sont consécutifs à des brûlures déjà anciennes, dont deux par de la chaux vive, une par du vitriol et une par de l'étain fondu.

Les paupières sont le siége de cicatrices et adhèrent au globe de l'œil dans toute la hauteur; l'œil est fixé et ne peut faire de mouvements associés sans qu'il se produise des douleurs; le peu qui reste de cornée est entièrement cutisé.

Un de ces malades se plaignant que cette difformité l'empêchait de se placer, et voulant en être débarrassé, nous avons détaché les paupières de leur adhérence au globe en rasant la sclérotique, et après avoir mis à nu le globe de l'œil, nous avons appliqué une coquille que nous retirions une fois par jour au début, et puis une fois tous les deux jours; le malade l'a très-facilement supportée pendant trois semaines, la retirant et la replaçant lui-même au bout de quelques jours. Les surfaces, ainsi séparées, ont été le siége de bourgeons charnus et d'une sécrétion assez abondante. Il aurait fallu essayer de greffer sur cette surface bourgeonnante, de la conjonctive de lapin ou même de l'épiderme, mais le malade ayant cassé l'œil artificiel que nous lui avions donné, ne s'est plus remontré à la Clinique et nous l'avons perdu de vue.

Les deux autres cas portent l'un sur une femme, et l'autre sur un homme, âgés l'un et l'autre de plus de 60 ans; ils ne reconnaissent pas d'origine traumatique et ne succèdent ni à une ophthalmie granuleuse ni à une ophthalmie ordinaire, à marche chronique, ni enfin à une diphthérie de la conjonctive.

La dégénérescence de la conjonctive qui porte successivement sur les deux yeux et qui est décrite par Travers sous le nom: *Cutisation de la conjonctive*, par Schmidt sous le nom de *Xérophthalmos*, et par von Ammon sous le nom *symblépharon postérieur*, nous semble dans ces deux cas devoir être rapportée à une maladie cutanée qui siégerait sur la muqueuse conjonctivale, comme on voit quelquefois le psoriasis, par exemple, envahir la muqueuse de la langue et rester longtemps méconnu, à cause même de la différence de caractère que le siége de l'affection lui imprime.

Serait-ce donc un psoriasis, serait-ce un pemphigus siégeant sur la conjonctive, qui en donnant lieu à la sécheresse du globe, à l'oblitération des conduits lacrymaux, finirait par amener, dans les cas dont nous parlons, le symblépharon postérieur?

La question nous paraît d'autant plus difficile à trancher, que nous n'avons malheureusement pas pu voir les malades au début de leur affection; nous ne les avons vus que dans un état avancé qui ne permet pas d'attribuer à cette manière de voir l'autorité qu'elle pourrait avoir, si elle était basée sur l'observation des phases initiales de cette terrible affection.

On comprend en effet, si cette opinion était fondée, combien il serait important d'en tenir compte au début de la maladie, afin d'éviter, par un traitement intempestif, d'irriter la conjonctive malade et de chercher à restreindre, sinon à arrêter tout à fait ce travail dégénératif, qui aboutit à la cutisation de la conjonctive et à la disparition progressive et complète de cette membrane, depuis le bord palpébral jusqu'au cul-de-sac, et de celui-ci, par une marche toujours concentrique jusqu'au centre même de la cornée; cette dernière, de la sorte, se trouve envahie et successivement recouverte par la conjonctive dégénérée, jusqu'à ce que les deux paupières fassent corps avec le globe, ne laissant plus à celui-ci qu'une perception quantitative de la lumière; tout cela, sans qu'aucun traitement local ait réussi jusqu'ici à enrayer le mal, mais bien au contraire à l'exaspérer.

C'est bien plutôt, on le comprend, un traitement dirigé contre la diathèse arthritique ou herpétique, qui nous paraît devoir être mis en usage, dans le but de rendre inutile une prothèse chirurgicale entourée, dans ces cas si malheureux, de si grandes difficultés et d'ailleurs si souvent inefficace.

Il est bien certain pour nous que le traitement local, par les caustiques ou les astringents, ne fait qu'empirer un mal qui, réduit à lui-même, mettrait un temps bien plus long pour parcourir les diverses phases de son dévelloppement.

Nous avons vu dans notre pratique médicale, déjà longue, plusieurs cas de psoriasis de la langue, irrités et exaspérés par un traitement local, céder à l'emploi des modificateurs généraux s'adressant à la diathèse ; il en est de même lorsque le vice herpétique siége sur le bord des paupières et qu'il donne lieu à ces blépharites persistantes et rebelles à tous les traitements locaux, et qui cèdent à merveille au traitement général.

Les exemples sont fréquents de maladies cutanées affectant les diverses membranes de l'appareil visuel et revêtant des caractères divers selon le siége qu'elles occupent, mais à moins d'avoir longtemps fréquenté les hôpitaux spéciaux qui, comme Saint-Louis, renferment de si nombreuses manifestations cutanées, le médecin se trouve surpris en présence d'affections de même nature siégeant sur les muqueuses, car celles-ci impriment, par la différence même de leur texture, des caractères différents à des manifestations pourtant identiques de la même diathèse.

Les pustules de la conjonctive et de la cornée ne reconnaissent bien souvent pas d'autre cause que le vice herpétique, qui se manifestera plus tard par du pithyriasis, de l'eczéma ou du psoriasis. L'herpès lui-même ne siége-t-il pas souvent sur la cornée sous forme d'abcès multiples ? Nous l'avons vu quelquefois former une véritable couronne sur le limbe de la cornée, s'accompagner de photophobie très-intense et de douleur très-persistante, exaspéré par le traitement local le plus rationnel, durer plusieurs mois malgré l'usage des collyres d'atropine, d'ésérine, malgré le sulfate de quinine, les fomentatations chaudes et calmantes, et céder uniquement à un traitement dirigé contre l'herpétisme dont le malade était atteint.

C'est qu'en effet les diathèses impriment aux manifestations locales un caractère que, seule, une pratique longue et scrupuleuse permet de reconnaître; et s'il fallait une preuve de la nécessité que l'oculiste doit toujours être doublé d'un médecin, elle nous serait amplement fournie par ces quelques considérations.

Cela dit, nous donnons les deux observations dont l'une est suivie de la tentative de greffe conjonctivale, tandis que l'autre a été abandonnée à elle-même et traitée par une médication générale, la cornée n'étant encore qu'effleurée dans sa partie supérieure.

Observation 10. — *O. d. ankyloblépharon complet, avec symblépharon postérieur.— O. g. Ankyloblépharon incomplet, compliqué de symblépharon postérieur ne laissant plus trace de conjonctive.*

Madame P..., 66 ans, est amenée à la Clinique au mois de mai 1875. Elle ne voit plus pour se conduire : son œil droit est perdu depuis plusieurs années déjà et l'œil gauche ne conserve plus qu'une très-minime partie de la cornée, vers son centre, qui ne soit recouverte par la conjonctive cutisée. Depuis dix-huit mois, elle est soumise dans une clinique de la ville à des cautérisations régulières et journalières, sous l'influence desquelles les paupières se sont raccornies de jour en jour, si bien que la conjonctive a été transformée en tissu de cicatrice.

Cette pauvre femme espère qu'on peut empêcher son œil gauche de suivre le sort de l'œil droit, et elle est prête à tout subir si on lui donne le moindre espoir.

Dans d'aussi déplorables conditions, une seule chose paraît devoir être tentée, bien qu'elle ait peu de chance de succès, à cause de l'étendue considérable de la lésion, c'est la greffe conjonctivale. Mais cette transplantation ne peut être faite en une séance; il faut la faire en trois fois et encore les lambeaux rapportés courront-ils des chances nombreuses de ne pas prendre.

La patiente est résolue à subir ces opérations sans recourir au chloroforme. Un lapin est placé sur une table à côté du fauteuil d'opérations, et je procède à la dissection de la paupière inférieure que je détache du globe oculaire en laissant environ 2 millimètres de muqueuse cutisée adhérer au limbe cornéen dans le but de permettre d'appliquer des sutures fines sur cette partie, et d'y fixer intimement le lambeau de muqueuse empruntée au lapin.

La fente palpébrale, continuée jusqu'au canthus externe à travers le tissu cicatriciel, présente une longueur de 3 centimètres, tandis qu'avant l'incision, elle avait à peine 1 centimètre et ne correspondait qu'au centre de la cornée, tout le reste étant adhérent en haut comme en bas, en dedans comme en dehors.

La séparation du tissu de la paupière d'avec le globe donne beaucoup de sang, et pendant qu'on l'étanche, un grand lambeau de conjonctive du lapin est enlevé avec les plus minutieuses précautions. Ce temps de l'opération est des plus délicats, surtout si le lapin n'est pas chloroformé, aussi est-il préférable de recourir toujours à l'anesthésie pour le pratiquer; de plus il importe de ne pas confondre la face épithéliale avec la face profonde du lambeau enlevé, ce qui, à raison de la grande tendance qu'il a à l'enroulement, n'est pas toujours aisé.

Le lambeau de conjonctive aussitôt enlevé est appliqué sur la surface avivée. Il a 3 centimètres de long sur 1 et demi de large, et est fixé d'abord par le canthus externe et à l'aide de sutures portées par des aiguilles en hameçon avec des fils de *soie non enroulée*. Quatre sutures fixent le lambeau d'abord au globe oculaire ; cinq autres sont placées sur le bord avivé de la paupière inférieure, enfin pour assurer le contact, une suture est placée dans le cul-de-sac rapporté, à la manière de Snellen, et ressort par la peau de la région sous-orbitaire, après quoi un pansement ouaté a été appliqué.

L'opération a duré une heure ; j'ai dit que la patiente très-courageuse avait refusé le chloroforme.

Le sang qui, malgré mes précautions, s'était accumulé sous la muqueuse rapportée, s'est écoulé par la pression du pansement ouaté, s'est fait jour par l'angle interne et a continué encore le lendemain à s'écouler exclusivement par ce point.

Le 20 mai, il n'y a pas de gonflement des tissus et la greffe paraît devoir prendre.

Le 25, peu de sécrétion ; le lambeau interne, qui n'avait pas été fixé dans sa totalité, commence à se mortifier. La muqueuse greffée a pris un aspect blanchâtre. J'enlève les fils de Snellen.

Le 26, diminution de la sécrétion ; les paupières qui se tuméfiaient ont repris leur aspect normal ; le cul-de-sac est rosé et recouvert de la nouvelle membrane ; arrachement de quelques cils qui se dirigeaient vers la cornée pendant l'occlusion.

Le 29, le cul-de-sac est formé directement au-dessous de la cornée, dans une étendue de 2 centimètres en dehors ; il semble y avoir un pont entre la conjonctive bulbaire et la conjonctive palpébrale.

Le 6 juin, la conjonctive transplantée ayant parfaitement pris, et permettant des mouvements considérables du globe, j'ai incisé l'angle palpébral externe dans une étendue d'un centimètre, j'ai divisé les tissus entre la peau et le globe tant en haut qu'en bas et en dehors (saignement très-abondant), et j'ai appliqué un nouveau lambeau de conjonctive dans la partie ainsi divisée, la fixant d'une part autour de la cornée par cinq sutures et au bord de la paupière supérieure jusqu'au niveau de l'angle palpébral agrandi, cinq sutures, plus une de Snellen dans le cul-de-sac, et ressortant au niveau de la région temporale ; toute la peau de cette région ainsi que celle des paupières a beaucoup saigné, et était rétractée comme du tissu inodulaire. Pansement ouaté avec une peau de baudruche appliquée directement sur la partie intéressée. Le lendemain, le sang s'est écoulé sur le linge, et deux fils sont tombés.

Le 8 juin, la muqueuse rapportée est blanchâtre et a mauvais aspect.

Le 9, id. Le 10, id. Le 11, la sécrétion muco-purulente prend une odeur très-forte.

Le 12, quelques fils tombent ; le bord inférieur de la paupière s'enflamme légèrement ; la muqueuse rapportée prend un aspect rougeâtre.

Le 18, très-bon état, toute la moitié externe de la cornée se trouve dégagée, ainsi que l'inférieure ; il ne reste plus que la partie interne et supérieure qui est recouverte dans une étendue de quatre millimètres: il y a huit millimètres de cornée à découvert, la femme est enchantée, elle sort pendant une quinzaine de jours voyant à se conduire, et revient le 20 juillet pour se prêter à une nouvelle opération complémentaire.

Cette fois, après l'avoir endormie, je sépare entièrement le globe de l'œil des adhérences palpébrales, dans une étendue de quinze millimètres au moins tout autour de la cornée, et j'introduis un blépharostat qui maintient ainsi les paupières écartées, après quoi, j'essaie de rapporter une conjonctive de lapin dans la partie inféro-interne. Le lapin était de petite taille, de sorte que le lambeau enlevé n'avait pas plus d'un centimètre et demi; je l'ai d'abord fixé au bord de la paupière inférieure, puis quand il s'est agi de le fixer autour de la cornée, il n'y a pas eu de quoi passer l'aiguille; le tissu traversé à grand'peine, a cédé en voulant tirer sur le fil. J'ai alors renoncé à recommencer une greffe, et j'ai fait placer une coquille sur le globe de l'œil, de manière en protégeant la cornée, à empêcher une nouvelle adhésion des paupières au globe; une première pièce d'émail est gardée toute la nuit du 21 au 22 et provoque des douleurs très-vives et de l'insomnie.

Le 22, je fais construire une pièce transparente très-légère, bien adaptée, et qui est très-bien supportée; je la retire le 23 (peu de sécrétion, peu de douleur).

Le 24, dix-huit heures après, je retire la pièce; il y a eu peu de sécrétion, peu de douleur, mais la cornée s'opacifie.

Le 25, la malade passe la journée et la nuit sans coquille.

Le 26, application d'une coquille d'émail dépourvue de cornée et réduite à un anneau circulaire.

Le 27, la pièce a été bien supportée, les culs-de-sac se maintiennent, le globe de l'œil se recouvre de bourgeons charnus, et la cornée est moins opaque. La sécrétion a diminué.

Le 28, j'enlève la pièce et je laisse de nouveau l'œil libre pendant vingt-quatre heures.

Le 29, peu de sécrétion, le bourrelet périkératique augmente d'épaisseur. Le cul-de-sac en haut, en bas, en dehors et en dedans a un bon centimètre depuis la cornée.

Le 30, j'ai remis la pièce transparente, l'opérée quitte la clinique le 3 août, avec recommandation expresse d'ôter tous les jours la pièce et de la remettre pendant quelque temps.

Avant la dernière tentative pour compléter la greffe, l'opérée était dans un état très-satisfaisant et avait récupéré la vision dans des proportions considérables ; au contraire, lorsqu'elle a quitté la clinique, les paupières n'adhéraient plus au globe, c'est vrai, mais la cornée s'opacifiait d'une manière dangereuse ; et le port de la pièce d'émail, même avec toutes les précautions prises, n'était peut-être pas étranger à cette opacification.

Aurait-on dû s'en tenir aux deux premières greffes ou même ne faire la seconde que beaucoup plus longtemps après la première? c'est possible, mais on ne fait pas toujours ce qu'on voudrait faire, et les malades ont parfois des exigences dont il faut tenir compte.

Toujours est-il qu'il y a eu succès inespéré pour la première et la seconde greffe, et qu'on est en conséquence autorisé à se servir de ce moyen dans les symblépharons postérieurs ; mais la réussite est toujours douteuse, et pour se mettre dans les meilleures conditions, il ne faut pas transplanter une trop grande étendue de conjonctive, et surtout il ne faut pas se hâter de compléter la greffe. Il est hors de doute qu'avec une bonne dissection de la muqueuse, bien coaptée à la partie bien avivée et étanchée soigneusement, j'ajoute un complément indispensable, en mettant un nombre très-considérable de fils rapprochés et très-fins, la transplantation a beaucoup de chances de réussir.

C'est du reste la meilleure méthode qu'on puisse appliquer à une maladie, dont le pronostic est de la plus excessive gravité puisqu'elle paraît commencer par une desquamation épithéliale qui a l'air insignifiante, et qui s'accompagne bientôt d'une prolifération abondante de cellules embryonnaires aboutissant finalement au remplacement du tissu de la muqueuse par du tissu conjonctif, dans lequel il n'y a plus traces de glandes ni des éléments constitutifs de la muqueuse disparue.

Observation 11. — *O. d. Ankyloblépharon complet avec symblépharon postérieur. — O. g. Symblépharon postérieur commençant.*

M. X...., 66 ans, est en traitement chez un médecin de Paris, professeur à la Faculté, qui depuis dix-huit mois, le soigne pour une affection qui a débuté par la conjonctive palpébrale droite au niveau du grand angle de l'œil et qui a envahi malgré le traitement assurément fort éclairé et judicieux de son médecin, la conjonctive bulbaire, de telle sorte que lorsqu'il se présente à notre consultation, nous trouvons l'œil droit entièrement perdu, les paupières soudées l'une à l'autre et au globe par leur bord interne, présentant dans les quelques millimètres qui les séparent une muqueuse desséchée et rugueuse. La peau ne présente aucune lésion et le malade qui est herpétique, assure qu'il n'a jamais rien eu en dehors de quelques manifestations cutanées dartreuses.

Le malade a perdu son œil droit tout en suivant scrupuleusement les conseils que lui donnait son médecin qui lui recommandait surtout de ne pas aller voir d'oculiste, sous le prétexte assurément spécieux que les oculistes ne connaissent rien à ces sortes de maladies. Quant à lui qui connaît non-seulement les maladies de peau, mais les maladies générales, au besoin même les diverses maladies spéciales, tout en affectant du mépris pour les spécialistes, lui, disons-nous, ne se fait pas le moindre scrupule d'ordonner collyre sur collyre espérant que sur le nombre il s'en trouvera peut-être un qui fera merveille et justifiera la prétention sotte et coupable à la fois qu'il a un jour émise vis à vis de son client en le dissuadant de consulter un oculiste.

Disons, en passant, que ces moyens mis en usage journellement par des confrères, ne sont pas de nature à attirer le respect sur le corps médical, et l'habitude déplorable de quelques-uns, de médire toujours de ce qui n'a pas été fait par eux, nous paraît peu propre à inspirer confiance; dans tous les cas c'est une conduite qu'on ne saurait trop énergiquement blâmer, surtout quand le coupable est un professeur de la Faculté, tenu plus que tout autre à une réserve pleine de dignité.

Notre malade ayant perdu son œil droit et voyant son œil gauche se prendre de la même façon vint nous consulter un jour et nous constatâmes sur l'œil gauche les lésions suivantes : les points lacrymaux, aussi bien le supérieur que l'inférieur en éversion, et la muqueuse du canthus interne ainsi que la caroncule absolument transformée en tissu conjonctif rugueux et desséché. La partie de conjonctive qui forme le cul-de-sac supérieur est fortement diminuée d'étendue et soudée en grande partie à la muqueuse palpébrale correspondante, la profondeur de tout le cul-de-sac peribulbaire est visiblement réduite, et la cornée présente dans son limbe à la partie supérieure, un arc opaque d'un millimètre de hauteur et de huit millimètres d'étendue, qui se continue avec une desquamation épithéliale de la conjonctive adjacente. C'est là le résultat de la dernière poussée que le malade a eu à subir et le travail prolifératif paraît enrayé pour le moment; du reste c'est ainsi que les choses se sont passées pour l'œil droit et c'est à la suite d'une série de poussées successives que la résorption de la conjonctive s'est faite et la maladie ne s'est arrêtée que lorsque la soudure des paupières au globe de l'œil a été complète et définitive.

En présence d'une maladie à marche aussi rapide et à pronostic si grave, que je considère comme constitutionnelle, je fais part de mes craintes pour l'avenir à un membre de la famille et je propose d'instituer un traitement général à base arsénicale avec des purgatifs, pendant la durée duquel, on surveillera la marche de la maladie, et on se tiendra prêt à faire la greffe conjonctivale si, comme on doit le craindre, le mouvement d'envahissement continue à se produire.

Je ne crois pas qu'on doive se hâter de faire la transplantation, la cornée étant saine dans sa presque totalité et le symblépharon portant surtout sur l'angle interne : je craindrais qu'une opération pratiquée sur ce tissu ne fût de nature à donner un coup de fouet à la prolifération et ne fît avancer le mal. La même appréhension m'a empêché de rétablir le cours des larmes, parce qu'il fallait intéresser une partie de la muqueuse encore saine en même temps qu'une partie arrivée déjà à la désorganisation définitive.

Persuadé enfin que le cas était assez sérieux, j'ai cru devoir prévenir que, sans solliciter une consultation, je ne pourrais qu'approuver cette décision si on jugeait bon de la prendre.

Le malade est revenu tous les mois, je lui ai fait cesser tous les collyres variés qu'il avait jusque-là mis en usage, et me suis borné à lui faire laver les yeux avec de la camomille et j'ai fait suivre le traitement interne.

L'affection semble arrêtée depuis quatre mois, mais je ne

voudrais pas affirmer qu'elle ne recommencera pas avec une intensité nouvelle, peut-être dans très-peu de temps. Je n'ai pas revu le malade depuis trois mois.

Ectropion, 47 cas, soit 0,005.

Le renversement en dehors des paupières résulte, d'après notre relevé, soit de rétrécissement des voies lacrymales, soit de blépharite ou d'eczéma chroniques des paupières, soit de lésion osseuse des parois de l'orbite, soit enfin de l'action isolée des fibres de l'orbiculaire.

Le rétrécissement des voies lacrymales produit l'ectropion de la paupière inférieure dans le plus grand nombre des cas 18 sur 47; celui-ci commence par du larmoiement, de la conjonctivite chronique, puis le point lacrymal inférieur abandonne le globe de l'œil, et se renverse progressivement en dehors; à mesure que se produit ce renversement, les fibres de l'orbiculaire l'accentuent et elles peuvent arriver à faire basculer complétement le cartilage tarse.

Dans certains cas, même, on doit admettre comme cause unique de l'ectropion, une prédominance d'action des fibres qui se dirigent en dehors et en bas sur celles qui, plus voisines du bord des paupières auquel elles sont parallèles, doublent le cartilage tarse, et servent à commencer le renversement que les autres continuent, accentuent et complètent grâce à leur direction.

On peut se rendre compte de cette action musculaire en provoquant la contraction de l'orbiculaire par les courants induits ou même en se plaçant devant une glace et cherchant à produire l'occlusion de la fente palpébrale ; on verra très-bien ainsi les groupes de fibres qui produisent le soulèvement de la paupière inférieure, son écartement du globe de l'œil, et finalement son renversement; il y a même, paraît-il, des personnes qui peuvent par action musculaire luxer leur paupière inférieure à volonté, de

4

même que nous en connaissons qui sont capables d'imprimer à leur point lacrymal un véritable mouvement isolé de transport vers le globe de l'œil.

La pathogénie de cette variété fonctionnelle de l'ectropion, indique le traitement qui devra lui être appliqué; il consistera dans la section sous-cutanée des fibres contracturées.

Dans les ectropions liés au larmoiement, et ils sont nombreux, il est rare que le débridement du point inférieur et le cathétérisme n'amènent pas à eux seuls une rapide guérison.

Nous avons vu souvent des cas dans lesquels toute la conjonctive était retournée, le bord ciliaire descendu, la peau de la joue excoriée par l'écoulement des larmes, guérir en peu de temps par le débridement et le transport en arrière du point lacrymal agrandi et par le cathétérisme. Nous y faisons joindre des frictions répétées plusieurs fois par jour avec le doigt enduit de glycérine pour aider à remonter la paupière. Nous agissons souvent de même dans les ectropions séniles (12 sur 47). Quant aux ectropions dus à des traumatismes (5 sur 47), ils sont produits le plus souvent par des brûlures, et réclament un traitement approprié au degré et à la forme de chaque cas particulier.

Il en est de même des ectropions si nombreux (12 sur 47), consécutifs à l'ophthalmie granuleuse, ainsi que des ectropions cicatriciels, résultant de lésions osseuses (10 sur 47). Quant à ceux qui reconnaissent pour cause une ophthalmie suraiguë (3 sur 47), ou une blépharite ou un eczéma, ils cèdent naturellement au traitement des maladies dont ils ne sont que le symptôme.

Certains chirurgiens et des meilleurs, se contentent de traiter les ectropions cicatriciels par la tarsoraphie, nous croyons au contraire que, dans la plupart des cas, la suture des paupières est un moyen tout à fait insuffisant, et c'est pourquoi nous avons saisi avec empressement l'occasion qui se présentait à nous, lors de la réunion de l'Association française au Havre en août 1877, où nous savions que M. Verneuil ne manquerait pas de se trouver, pour exposer le résultat de notre pratique et provoquer de la part de l'éminent chirurgien de la Pitié, des explications sur les motifs qui l'ont déterminé à faire choix exclusivement de la tarsoraphie, pour combattre les ectropions cicatriciels. Voici, du reste, le texte de la communication que nous avons faite au Havre :

La Société de chirurgie, dans sa séance du 11 juillet dernier, a entendu un de ses membres les plus justement autorisés, M. le professeur Verneuil, déclarer que, dans les ectropions cicatriciels, il n'avait plus recours à la blépharoplastie et qu'il se contentait de les traiter par la suture des paupières, préalablement disséquées, libérées de leurs adhérences et avivées pour en permettre l'union.

Le résultat de notre propre pratique ne nous permet pas de nous ranger à l'opinion du savant professeur, aussi nous permettrons-nous, pour élucider ce point très-intéressant de la chirurgie oculaire, de publier quelques observations qui nous paraissent de nature à justifier notre manière de voir, qui consiste à considérer la blépharoraphie comme un moyen tout à fait insuffisant dans la plupart des cas de renversement des paupières et à la placer au second plan ou mieux à ne l'employer que combinée avec d'autres moyens en rapport avec le siége, la forme, le degré de l'ectropion qu'on se propose de combattre.

Sans aucun doute, nous serions très-heureux de partager la confiance de M. Verneuil, quand il affirme que, pour le cas auquel nous faisons allusion, il ne croit pas à la possibilité de la rétraction ; malheureusement nous ne croyons pas que la suture ait été laissée en place assez longtemps, et bien que le renversement portât à la fois sur les deux paupières, ce qui expose moins au tiraillement exercé par la paupière rétractée sur celle qui est restée saine, nous avons peine à croire que l'effet de la rétraction cicatricielle soit définitif.

Il s'agissait d'un jeune homme atteint d'un énorme ectropion cicatriciel intéressant les deux paupières, et survenu à la suite d'une brûlure de toute la moitié droite de la face, remontant à l'âge de quatre ans. C'est seize ans après la brûlure, que M. Verneuil a tenté de remédier à cet ectropion en faisant la suture des paupières qu'il a laissées fermées pendant une année, après quoi, pensant que l'effet de la rétraction cicatricielle était terminé, il a cru devoir rétablir la fente palpébrale et présenter son opéré à ses collègues.

Nous partageons, quant à nous, la manière de voir de MM. Lannelongue, Tillaux, Després, qui ont cru devoir formuler des réserves au sujet du résultat définitif de l'opération, et nous pensons qu'il faut tenir grand compte de la rétraction cicatricielle qui pourrait bien être seulement silencieuse et nécessiter à son réveil une nouvelle suture ; nous dirons plus : nous basant sur des faits de notre propre pratique, il pourrait bien arriver que, pour obvier au renversement probable de ces paupières, on fût obligé de tout recommencer en faisant cette fois la tarsoraphie et la blépharoplastie ; c'est du moins l'opinion qui résulte de l'observation consciencieuse de cas analogues, faite à la clinique de l'hospice des Quinze-Vingts, et pour l'exposition de laquelle nous nous permettons de prendre quelques exemples dans notre propre pratique.

Nous prendrons dans le relevé de nos opérations, pour asseoir et justifier, en même temps, notre opinion sur l'insuffisance de la tarsoraphie dans un très-grand nombre de cas, deux observations d'ectropion, dont l'un invétéré, qui n'ont cédé qu'à la blépharoplastie et à la blépharoraphie combinées ; nous y ajouterons un cas d'ectropion guéri par la tarsoraphie et la greffe dermo-épidermique ;

un autre guéri par la tarsoraphie et l'application des sutures de Snellen; et enfin un cas d'ectropion paralytique, traité par la tarsoraphie.

Cela fait en tout cinq cas inédits et qu'il nous paraît intéressant de faire connaître.

Observation 12. — *Ectropion cicatriciel de la paupière inférieure avec adhérence à l'apophyse orbitaire. Blépharoraphie, blépharoplastie et sutures de Snellen.*

Mademoiselle A..., âgée de quinze ans, se présente à la clinique de l'hospice des Quinze-Vingts, au commencement de novembre 1875. Elle a été cautérisée en province il y a quelques mois, avec un caustique violent, probablement du beurre d'antimoine, d'après ce qu'elle raconte, et pour une affection du sac lacrymal.

Sa paupière inférieure est renversée, le bord ciliaire détruit par places, est adhérent à l'os, la muqueuse, boursouflée et livide, est renversée et fait hernie tout le long du globe oculaire qui se trouve complétement mis à nu. Au-dessous du bord ciliaire adhérent existe un sillon bourgeonnant, le

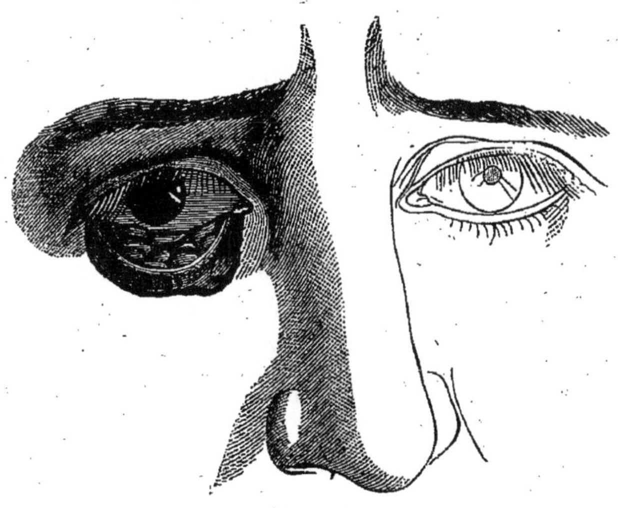

Figure 1.

long duquel la peau est coupée comme à l'emporte-pièce et, en essayant d'écarter les deux lèvres de ce sillon profond, on s'assure que la peau a été détruite dans une étendue d'un centimètre et demi en hauteur et dans les deux tiers de la longueur de la paupière, depuis le canthus interne jusqu'à quelques millimètres de l'angle externe.

Les désordres sont graves comme on voit et, pour le dire en passant, doivent rendre circonspect dans l'emploi des caustiques capables de fuser le long des tissus.

Cet ectropion n'est évidemment pas de nature à être vaincu par la tarsoraphie seule, car le tissu de cicatrice qui comblera l'espace de plus de deux centimètres compris entre le bord des paupières suturées et la peau de la joue dont il aura fallu séparer le bord ciliaire, ce tissu de cicatrice, dis-je, ayant ses adhérences profondes pour point d'appui, aura beau jeu pour tirer à lui la paupière supérieure, dès qu'elle sera soudée à l'inférieure; de sorte qu'il ne semble pas exagéré de dire que le moment ne viendrait jamais où on pourrait se décider à faire la désunion des paupières sans s'exposer aussitôt ou dans un temps prochain à un nouveau renversement.

On serait donc obligé de recommencer la même opération et de priver, pour ainsi dire à tout jamais, de sa fonction, l'organe ainsi couvert. Ce n'est évidemment pas là le but de la tarsoraphie qui est une opération essentiellement temporaire, au moyen de laquelle on se propose de remédier au lagophthalmos pendant un temps suffisant pour que les tissus respectifs de la paupière supérieure ou de l'inférieure puissent être, entre eux, dans un véritable état de balancement réciproque, qui permette le jeu de l'occlusion et de l'ouverture volontaire de ces voiles membraneux. Aussi, est-ce dans la conservation de tout ce qui, pendant la formation de l'ectropion, peut avoir échappé à la destruction des tissus, c'est-à-dire dans la conservation du plus grand nombre possible des fibres musculaires de l'orbiculaire et aussi et surtout de celles qui sont interposées entre les bulbes ciliaires que se trouve, selon nous, la véritable ressource en vue du succès des opérations qui se pratiquent sur les paupières; c'est aussi là que gisent les conditions qui militent en faveur de l'adoption, soit de la tarsoraphie seule, soit de la tarsoraphie et de la blépharoplastie réunies, soit enfin de ces deux moyens combinés à la suture de Snellen et à la greffe dermo-épidermique.

L'observation actuelle nous offre un exemple frappant de la nécessité de combiner ces diverses méthodes, et leur emploi simultané nous a fourni un assez bon résultat ainsi qu'on pourra s'en convaincre en en lisant la relation.

Les choses étant en l'état ci-dessus décrit et représenté dans la fig. 1, la jeune fille fut chloroformée le 9 novembre 1875. Tout ce qui restait de peau entre le bord ciliaire en partie détruit et le sillon parallèle à ce bord fut incisé avec précaution pour ménager les fibres musculaires, l'incision fut prolongée jusqu'au niveau de l'angle externe et je pus ainsi avoir un lambeau d'un millimètre et demi de hauteur; après l'avoir bien mobilisé, j'enlevai à petits coups de ciseaux courbes sur le plat et à lames très-minces, de petits lambeaux sur le bord libre de chacune des paupières et je procédai immédiatement à la tarsoraphie en fixant quatre sutures.

La muqueuse conjonctivale était entièrement réduite, et l'occlusion était parfaite. Il restait une surface à combler de plus de 2 centimètres carrés et demi. Ainsi que le représente la fig. 2, je régularisai cette perte de substance en en enlevant un tout petit lambeau pour former le V indiqué en A ayant une base de 3 centimètres, et bien qu'il me soit particulièrement pénible d'exciser des lambeaux de peau dans les cas où il s'agit de combler un déficit, déjà existant, parce qu'il me semble que les difficultés doivent être accrues, d'autant plus qu'on doit ainsi augmenter les chances défavorables de la rétraction consécutive, je me décidai néanmoins à appliquer la méthode de Burow, empruntée en partie en Dieffenbach, et je prolongeai mon incision horizontale dans une étendue de 4 centimètres dans la région temporale.

J'enlevai le lambeau représenté en B, ce qui donna beaucoup de sang, et après avoir ainsi taillé le lambeau *b c d e*, je disséquai la peau ainsi incisée dans toute l'étendue représentée par la ligne courbe ponctuée. Cette dissection donna beaucoup de sang et après avoir bien étanché la surface ainsi cruentée je fis glisser la peau de façon à porter l'angle *c* en *a*, et je fixai à l'aide d'une suture inférieure et d'une supérieure le lambeau ainsi déplacé.

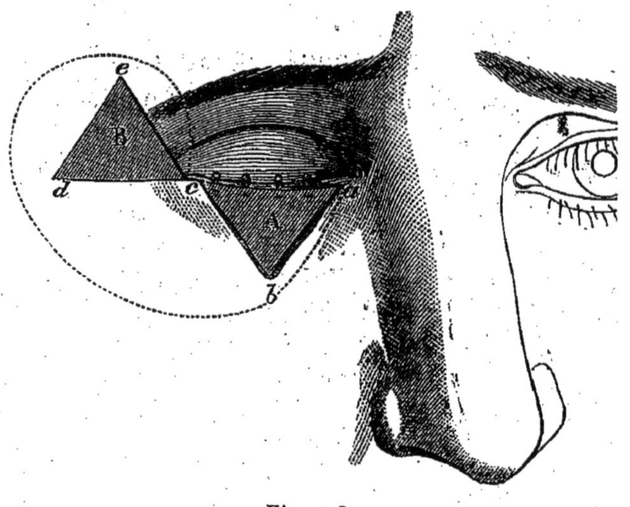

Figure 2.

La peau doublée de son tissu cellulo-graisseux avait été disséquée dans une étendue très-considérable, toute la région malaire, jugale et temporale était à nu, et cependant elle se prêtait peu à la distension, car il y avait un léger tiraillement au niveau de la ligature de l'angle *a*.

En même temps que *c* venait en *a*, *d* venait à la place de *c* et deux ligatures y maintenaient les lambeaux en état de coaptation. Une cinquième ligature fut posée au niveau de l'angle C assurant la coaptation de la ligne représentée en *c e*.

A chaque piqûre d'aiguille il sortait un flot de sang.

Pansement à l'eau fraîche, toute la soirée et pendant quarante-huit heures incessamment renouvelé; très-bonne nuit, le 10 aucun fil n'a cédé, la peau est fraîche, la malade a bien dormi et se trouve très-bien.

Le 11, un œdème douloureux de la paupière supérieure me décide à enlever les sutures palpébrales; mais malheureusement la cicatrice n'était pas encore solide, car dès le lendemain le renversement de la muqueuse s'était reproduit.

Il fallut refaire une tarsoraphie, séance tenante, mais la réunion du bord palpébral avec le bord correspondant du lambeau rapporté était déjà telle que l'union des bords palpébraux ne put contrebalancer la traction opérée par la cicatrice, si bien que le renversement se reproduisit avec hernie de la muqueuse et impossibilité de faire l'occlusion.

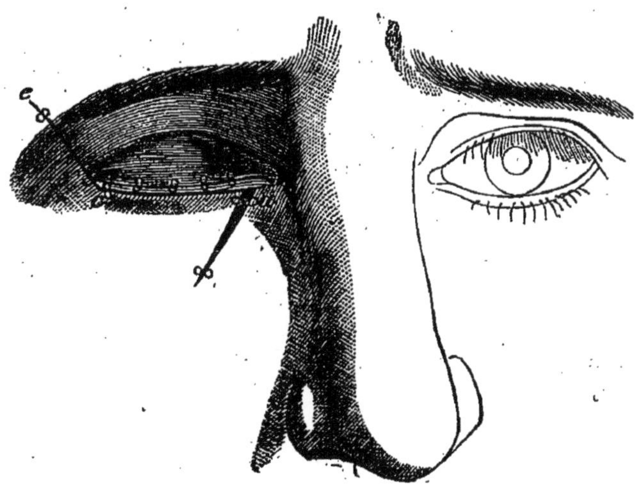

Figure 3.

Pendant ce temps, le lambeau rapporté se nourrissait d'une manière satisfaisante, bien qu'il restât violacé et sensiblement froid dans toute la partie décollée; les bords avaient adhéré dans toute la circonférence et on employa le pansement ouaté avec une toile glycérinée et une légère compression, à partir du troisième jour de l'opération. La cicatrisation du lambeau rapporté était complète le 30 novembre, il conservait cependant encore une température basse et une coloration indiquant qu'il n'avait pas encore une vie propre.

Le 11 décembre, après avoir chloroformé la jeune fille, pour remédier à cette reproduction de l'ectropion avec renversement de toute la conjonctive jusqu'au cul-de-sac, je fis une incision à 5 millimètres du bord ciliaire, c'est-à-dire, dans le tissu rapporté, tout le long du bord palpébral, je disséquai avec soin ce lambeau et, après m'être assuré qu'il pouvait facilement être remonté, et la muqueuse réduite, je plaçai deux anses de Snellen dans le cul-de-sac conjonctival et je les fis ressortir au niveau de la région malaire. La traction sur ces fils amenant le redressement parfait de la paupière, je fis, avant de les arrêter, l'avivement du bord libre des paupières, je les réunis à l'aide de sutures métalliques au nombre de trois, et, je fixai dès lors les fils de Snellen à l'aide d'un petit tampon de cuir pour chacun des fils.

Pansement à l'eau froide.

Les 12, 13 et 14, œdème considérable de la paupière supérieure, suppuration au niveau des fils de Snellen que j'enlève le 15, et bientôt les sutures des paupières se détachent et je suis obligé de pratiquer une nouvelle tarsoraphie après un nouvel avivement, cette fois je passe quatre fils métalliques et je m'attache à les faire sortir plus loin du bord palpébral après leur avoir fait traverser le cartilage tarse.

La jeune fille, après cette dernière opération, put retourner chez elle avec la recommandation expresse de tenir constamment sur son œil des compresses froides ; il y eut un gonflement du tissu cellulaire sous-palpébral et suppuration au niveau de deux des sutures que je laissai cette fois un mois en place.

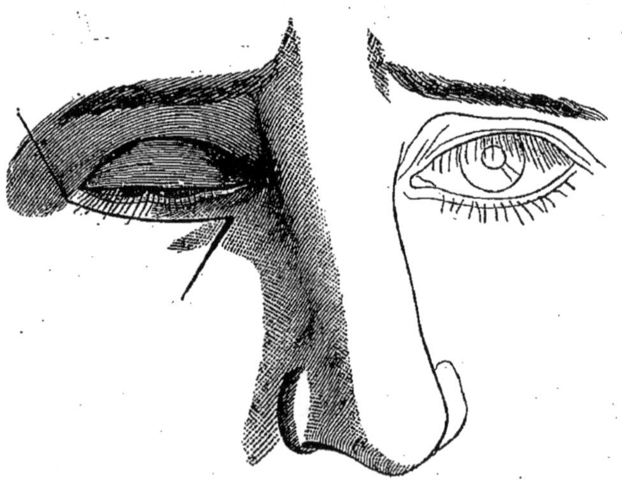

Figure 4.

La réunion fut complète le 20 janvier 1876. Il n'y avait plus de suppuration et la jeune fille retourna en province chez ses parents avec son œil fermé jusqu'à une époque que je ne voulus pas fixer et où je croirais pouvoir désunir ses paupières, c'est-à-dire jusqu'à ce que la rétraction cicatricielle me parût avoir atteint son maximum.

Elle est revenue à ma clinique en avril 1877; les paupières sont unies dans une grande étendue, mais elles ont cédé sur un point, de sorte qu'il s'est établi sous l'influence du tiraillement cicatriciel, un véritable pont à travers lequel l'œil peut continuer à voir. (Fig. 4.)

Il y a donc à présent plus de dix-huit mois que l'occlusion palpébrale est faite et je ne crois pas cependant qu'il fût prudent d'en opérer la désunion avant un temps que je ne saurais encore déterminer.

Observation 13. — *Ectropion cicatriciel de la paupière supérieure o. g. consécutif à une section de la paupière et à une large plaie de la région sourcillière et temporo-frontale ayant couturé toute la peau de cette région. — Insuffisance de la tarsoraphie seule. — Guérison complète par la blépharoplastie et la greffe dermo-épidermique combinées à la tarsoraphie.*

M. B....., âgé de 74 ans, arrive à la clinique le 10 janvier 1876 avec une kératite ulcéreuse produite par le renversement complet de la paupière supérieure qui rend impossible l'occlusion de l'œil gauche. Le bord ciliaire est intimement soudé avec le sourcil; toute la hauteur de la paupière a disparu, le cartilage tarse a basculé et son bord supérieur correspond au globe, tandis que le bord libre est situé le long du sourcil; la muqueuse conjonctivale recouvre en partie le globe oculaire, l'aspect de ce vieillard est absolument repoussant; de plus il souffre de l'ulcère de la cornée et aussi au niveau du tissu cicatriciel dans la région fronto-temporale qui est le siége d'un nodule cicatriciel hypéresthésié.

Ce cas, ainsi que le démontre la suite, ne relève pas assurément de la tarsoraphie seule, et cependant à cause de la difficulté de mobiliser cette peau sclérosée, je me décide à détacher dans toute son étendue, la peau du sourcil du bord de la paupière qui lui est intimement soudé.

Je donne par la dissection, la plus grande mobilité possible à ce qui reste de paupière, je fais l'avivement du bord libre de chacune d'elles, et après m'être assuré que l'affrontement se fait dans toute l'étendue de la paupière sans tiraillement, j'applique sur leurs bords quatre sutures en fil de soie.

Dès le surlendemain, je suis obligé de refaire une incision profonde au niveau du sourcil pour détruire une bride cicatricielle dont le point d'appui se trouve dans le tissu fibreux fronto-temporal et qui menace déjà d'exercer un tiraillement funeste.

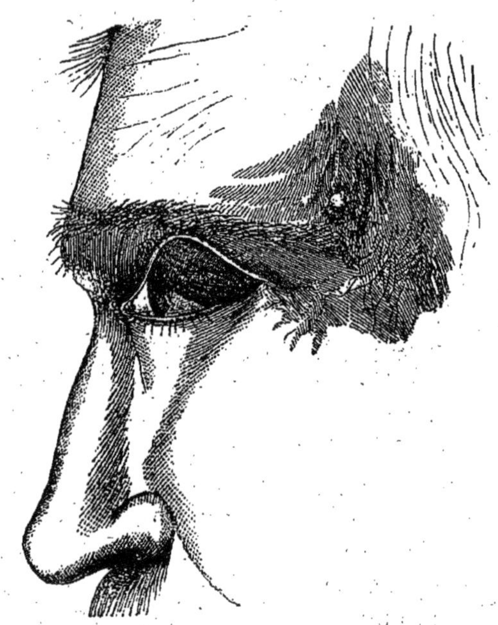

Figure 5.

Les fils sont enlevés le dixième jour, et le malade plus content que moi-même du résultat obtenu, s'en retourne chez lui.

Malheureusement, il ne tarde pas à revenir avec un lagophthalmos, et un nouvel ectropion que je me décide à attaquer encore par la tarsoraphie le 15 avril.

Cette fois, je dissèque très-profondément les tissus sous-orbitaires et je prolonge l'incision de manière à dépasser de plus d'un centimètre l'angle externe; après quoi, avivant les bords palpébraux, je fais la réunion au moyen de quatre sutures en fil de soie; quatre jours après, pour combler l'espace compris entre le bord ciliaire et le sourcil, je fais une transplantation dermo-épidermique empruntée aux avant-bras du patient. Chaque lambeau très-mince ayant une surface de 3 millimètres carrés est enlevé avec des ciseaux courbes et transporté sur la surface déjà bourgeonnante. Douze petits lambeaux sont ainsi placés côte à côte et recouverts de fine baudruche. Le tout est pansé avec un épais tampon d'ouate et au bout de quatre jours les trois quarts des lambeaux transplantés avaient pris ; quatre étaient grisâtres et s'étaient spha-

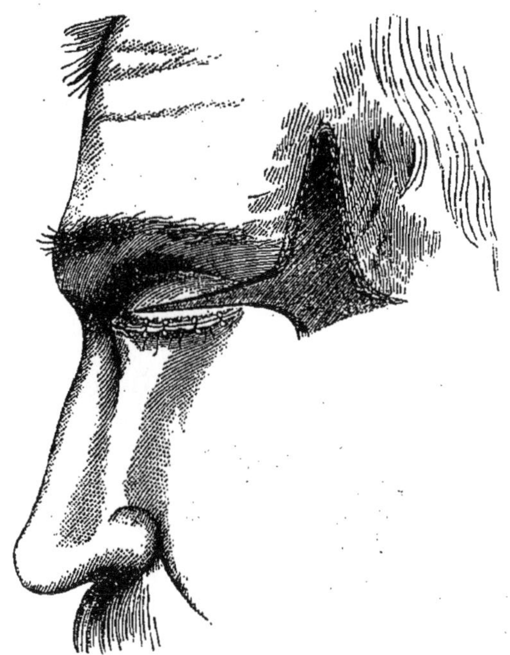

Figure 6.

celés dans la partie supérieure de la perte de substance ; séance tenante, quatre nouveaux petits lambeaux leur sont substitués et au bout de quinze jours la cicatrice est à peu près complète, les îlots sont devenus le point de départ d'une active prolifération des cellules épidermiques et les paupières restent soudées sans tiraillement apparent. Les sutures avaient été enlevées au sixième jour.

Cependant, malgré des apparences très-favorables, le travail de rétraction continuait à s'exercer, si bien que nonobstant la réfection complète et indiscutable de la paupière supérieure, dès la fin du mois de mai, le tiraillement devint très-apparent sur les sutures palpébrales ; on entrevoyait l'œil au travers de l'espace qui les séparait, et de plus le patient se plaignait de douleurs atroces au niveau d'un nodule cicatriciel situé à la région fronto-temporale. Cette dernière considération me détermina à attaquer le tissu cicatriciel, et je fis le 31 mai, après avoir chloroformé le patient, la blépharoplastie par glissement; laissant bien entendu les paupières suturées, je séparai par la dissection un espace triangulaire à sommet interne, à quelques millimètres du bord palpébral, et je détachai un lambeau de forme semblable mais d'une aire étendue d'un bon tiers en plus dans la région fronto-temporale ayant bien soin de comprendre dans ce lambeau le nodule si douloureux déjà signalé; cela fait, je le fis glisser sur la partie à combler et je l'y fixai par trois ligatures. (Voir fig. 6.)

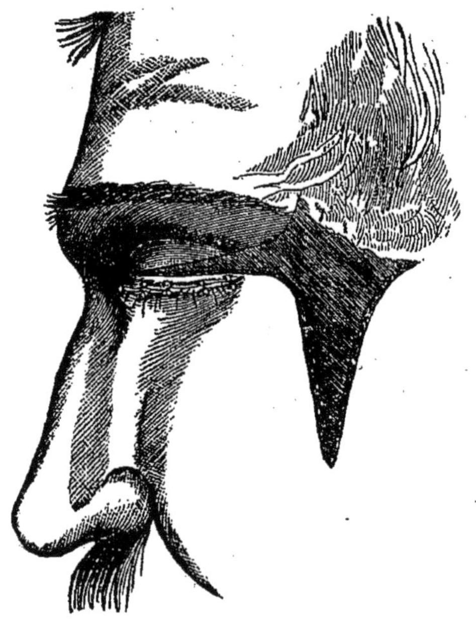

Figure 7.

La dissection de ce lambeau fut très-laborieuse; l'artère temporale athéromateuse fut rompue par la pince qui était destinée à la préserver de l'atteinte du bistouri ; la ligature en fut très-difficile tant elle était cassante, enfin nous arrêtâmes l'hémorrhagie et un pansement simple avec toile glycérinée et ouate par-dessus fut appliqué sur la région.

Inutile de dire qu'il n'y eut pas moyen de réunir les deux bords de la plaie temporo-frontale tant la peau en était parcheminée et adhérente.

Au bout de quarante-huit heures, le lambeau rapporté est rosé et semble vouloir bien prendre; on renouvelle le pansement ouaté qu'on laisse en place encore quarante-huit heures; le malade sort de la clinique le 2 juin et revient se faire panser tous les deux jours; la région temporale dénudée commence à bourgeonner. Le 7, j'enlève les fils, le lambeau a parfaitement repris et la douleur au niveau du nodule a totalement disparu. Le malade est enchanté et se prête de nouveau à une greffe dermo-épidermique pour couvrir la surface d'emprunt, ce qui donne un très-heureux résultat comme la précédente.

Quant à la rétraction cicatricielle, on se tromperait fort si on croyait qu'elle était vaincue par cette double réparation. Rien ne peut en effet donner l'idée de la continuité d'action de la force de rétraction des tissus cicatriciels; il faut en avoir fait soi-même et à plusieurs reprises l'étude attentive pour pouvoir du premier coup en annihiler et contre-balancer la ténacité désespérante. A ce titre, cette observation nous semble porter avec elle un enseignement profitable, et nous ne dissimulons aucun des mécomptes qu'elle nous a occasionnés.

Deux mois et demi s'étaient à peine écoulés qu'il était facile de prévoir, en regardant bien cette paupière supérieure, qu'une nouvelle autoplastie serait nécessaire si on ne voulait éviter la reproduction de l'ectropion, dès qu'on aurait désuni les paupières; aussi ce vieillard désireux de guérir et plein de confiance, céda-t-il à nos instances et consentit-il à se remettre une quatrième fois sur le fauteuil d'opération.

Le 7 août, je procédai à la blépharoplastie en empruntant cette fois un lambeau à la région temporale et malaire, mais pour éviter la gangrène d'une partie du lambeau triangulaire que je voulais rapporter, je résolus de le tailler par transfixion quelques jours avant de le transplanter, afin d'en bien assurer la vitalité, et ce n'est que le quatrième jour, après avoir tous les jours promené une sonde entre la peau décollée et le tissu sous-cutané, que le sommet en fut détaché, et que le lambeau assuré d'une vie propre fut porté sur la paupière préalablement incisée et disséquée comme précédemment. (Fig. 7.)

Après avoir fait pivoter le lambeau autour de sa base, je le fixai par cinq sutures et je rapprochai les bords de la surface d'emprunt.

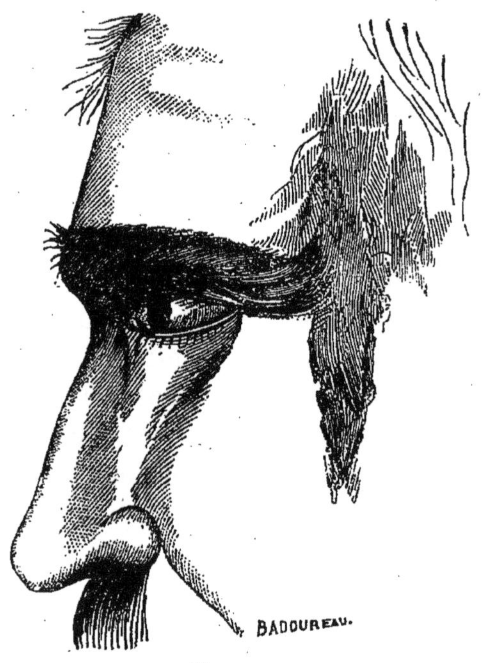

Figure 8.

Le pansement fut le même : chaleur au moyen de tampons d'ouate, et glycérine sur un linge fenêtré. Il se produisit bien quelques points gangréneux, mais l'ensemble du lambeau avait enfin parfaitement repris, et grâce à sa dimension, la réparation était complète au bout de huit jours. La base du lambeau forme une légère saillie au niveau de l'angle externe, comme s'il y avait excès de peau, et c'est une garantie contre la rétraction qui désormais n'est plus à craindre. La meilleure preuve que j'en puisse donner, c'est que la désunion des paupières a été faite le 25 septembre 1876 et que depuis bientôt une année l'ectropion n'a aucune tendance à se reproduire.

L'état de l'œil est très-satisfaisant, de sorte qu'au point de vue plastique, la physionomie du patient a récupéré tous ses avantages, et au point de vue de la vision le résultat est encore meilleur; la reconnaissance de ce brave homme était exubérante et il est revenu bien souvent cette année encore pour nous remercier.

OBSERVATION 14. — *Ectropion cicatriciel de la paupière supérieure o. d. consécutif à une brûlure de la face remontant à un mois. — Tarsoraphie et greffe épidermique.*

Il s'agit d'un enfant d'un an qui est tombé dans le feu et qui présente un renversement complet de la paupière supérieure. Le bord ciliaire se trouve confondu avec le sourcil, la muqueuse fait hernie et cache la cornée, la peau de la région temporale est cicatricielle et l'adhérence est très-intime au niveau du sourcil; toute la peau de la paupière a disparu : section de la peau à deux millimètres du bord libre de la paupière, et dissection du tissu sous-cutané, dégagement complet, réduction de la luxation du cartilage tarse, avivement du bord libre de chacune des paupières et tarsoraphie. Il reste une surface cruentée de 1 centimètre et demi de hauteur et de 3 de large, qui fut recouverte de petits lambeaux d'épiderme empruntés à l'avant-bras de la mère, dès que la surface fut devenue bourgeonnante, c'est-à-dire au quinzième jour; ces lambeaux recouverts de baudruche et d'un pansement ouaté ont parfaitement pris malgré les cris forcenés que l'enfant poussait au moment des pansements; mais deux des sutures palpébrales ont lâché; cependant grâce à la greffe épidermique, le tiraillement semble nul et l'enfant part au bout d'un mois. On le ramène un an après et il est en très-bon état; son œil se ferme à volonté et la cicatrice n'exerce plus aucune traction; néanmoins je ne complète pas encore la désunion.

OBSERVATION 15. — *Ectropion cicatriciel de la paupière. Suite de brûlure remontant à l'enfance o. d. Suture de Snellen et tarsoraphie.*

Madame B..., âgée de 20 ans, présente un renversement de la paupière inférieure qui forme un véritable godet triangulaire à sommet correspondant au milieu du bord libre qui est tiré en bas par la rétraction cicatricielle : division de la peau au-dessous du bord palpébral, dissection des tissus dénudés, avivement du bord libre des paupières, sutures de Snellen et tarsoraphie à l'aide de deux sutures ; très-bon résultat. La désunion a pu se faire au bout de trois mois, le résultat s'est maintenu un an après.

OBSERVATION 16. — *Ectropion paralytique. — Tarsoraphie.*

M. D..., âgé de 26 ans, est atteint de paralysie faciale, suite d'un traumatisme de la région mastoïdienne ; l'œil gauche est largement ouvert et ne peut protéger la cornée qui, depuis quelque temps, est sujette à une desquamation épithéliale pour laquelle il vient demander des soins. La suture palpébrale est faite le 3 janvier 1876 par trois points de suture, mais l'occlusion ne se maintient pas et le lagophthalmos ayant ramené des ulcérations de la cornée, avant de faire la tarsoraphie, je pratiquai une incision à la peau dans toute l'étendue du bord palpébral inférieur et parallèlement à ce bord, les sutures furent pour la deuxième fois appliquées le 17 mars 1876, et enlevées le 20. Les paupières demeurent cette fois assez rapprochées pour protéger efficacement la cornée, mais pas assez cependant pour empêcher la vision qui continue à se faire dans l'espace laissé libre entre les sutures par le tiraillement que la rétraction de l'orbiculaire exerce sur elles.

Ce résultat dont le malade est très-satisfait, persiste depuis dix-huit mois, et nous paraît définitif; il est bien clair que, dans ce cas, la désunion ne devra jamais être faite à moins que la paralysie de la VIIe paire, ce qui n'est pas probable, ne mît elle-même fin au lagophthalmos.

Telles sont les cinq observations qui nous semblent établir d'une manière péremptoire qu'on ne saurait adopter un seul procédé ou une seule méthode pour guérir l'ectropion, qui, pour s'en tenir à la variété cicatricielle, présente dans sa forme, diffuse ou en bride, de même que dans le degré ou le siége qu'il occupe, des différences qui commandent le choix de telle ou telle méthode appropriée à chaque cas particulier. Du reste, le savant auteur de l'article « anaplastie » du dictionnaire encyclopédique nous a magistralement tracé la voie, et c'est cette contradiction entre l'esprit de cet article et l'opinion actuelle de

M. Verneuil, qui nous a poussé à faire ici même notre communication.

La première, la deuxième et la cinquième observation sont une preuve manifeste de l'insuffisance de la tarsoraphie seule, alors même qu'elle est très-bien faite, pour lutter contre la rétraction cicatricielle; la troisième montre toute l'importance de la greffe dermo-épidermique comme moyen d'assurer le succès de la belle opération de Mirault, d'Angers; la quatrième démontre victorieusement que l'ingénieuse suture due à Snellen est un auxiliaire de premier ordre pour assurer le bénéfice de la tarsoraphie; enfin toutes les cinq, et c'est là le point que nous désirons surtout mettre en lumière, concourent à démontrer que la tarsoraphie seule a été impuissante à faire obstacle à la rétraction.

C'est qu'en effet, lorsqu'une seule paupière est retractée, tandis que l'autre conserve toute sa flexibilité, la rétraction acquiert une force invincible que l'anaplastie seule peut arrêter. Il en est de même dans le cas d'un ectropion bipalpébral.

Mais pourquoi ferait-on la tarsoraphie seule, et qu'est-ce donc qui peut justifier l'emploi exclusif de cette méthode? serait-ce par hasard, comme on l'a fait entendre, dans l'idée de diminuer les chances de provoquer l'érysipèle? mais je me trompe fort, ou bien les dangers de cette complication seront d'autant plus grands que le tiraillement sur les tissus qu'on se propose de rapprocher se trouvera lui-même plus accentué; or, il est incontestable que ce tiraillement est moindre, quand on rapproche des tissus déjà amincis par la dissection que lorsqu'on se borne à les rapprocher, pour ainsi dire, de vive force par la traction des fils. Je ne pense pas qu'on veuille sérieusement objecter que c'est dans la section et la dissection des tissus que le danger réside, car pour faire la blépharoraphie, on est aussi obligé d'aviver les bords palpébraux qu'on veut juxtaposer, de telle sorte que si on voulait rester dans la logique, il faudrait, prenant au pied de la lettre la pensée philosophique, que j'ai maintes fois entendu émettre à M. Velpeau, et attribuée à Boyer, d'après laquelle la plus petite incision est une porte ouverte à la mort, renoncer à tout jamais à l'emploi du bistouri, aussi bien qu'à celui des caustiques actuels, potentiels ou galvaniques.

Nous sommes encore loin d'une pareille réserve, et du reste, pour frapper un organisme, la mort a-t-elle donc besoin qu'il y ait effraction, et manque-t-elle de portes secrètes dont le bistouri n'est bien souvent la clef que par l'effet d'une coïncidence fortuite?

Pour revenir à notre sujet, et terminer cette communication déjà longue, nous nous croyons en mesure d'affirmer qu'avec de la ténacité et grâce aux divers moyens qui sont aujourd'hui à notre disposition, il est désormais possible d'atténuer toujours et de guérir dans bien des cas qui naguère encore étaient comme un opprobre de l'art, ces difformités non-seulement hideuses, mais encore pleines de péril pour l'intégrité fonctionnelle de l'organe, que les paupières sont destinées à protéger ; et ce résultat, nous le devons, il faut le dire avec orgueil, à l'admirable opération que Mirault d'Angers introduisit dans la pratique en 1842. C'est donc à la tarsoraphie, combinée à la blépharoplastie, à la greffe, et aux sutures de Snellen que nous devons de pouvoir dire ce qui naguère encore était une contre-vérité, à savoir qu'il n'y a pas d'ectropion qui soit aujourd'hui au-dessus des ressources de l'art ; par contre la tarsoraphie seule ne nous paraît avoir que des indications fort restreintes, aussi serions-nous très-heureux de voir ces indications nettement posées et élargies par le savant et habile professeur de clinique chirurgicale de la Faculté de Paris.

Tel est le texte de notre communication, et nous devons dire à notre grand regret, que dans la discussion qui l'a suivie, nous n'avons pas réussi à faire dire autre chose à M. Verneuil, sinon qu'il avait guéri des ectropions très-rebelles, par la tarsoraphie, ce que nous ne mettions nullement en doute, et que tant que ce procédé opératoire lui donnerait d'aussi bons résultats, il ne l'abandonnerait pas. Avons-nous besoin d'ajouter que notre déception a été grande, en entendant M. Verneuil et que nous avions espéré qu'il donnerait du choix de la méthode qu'il n'a pas toujours préconisée, des motifs plus capables d'entraîner la conviction.

Entropion, 14 cas, 0,0015.

L'enroulement des paupières est fréquemment associé au trichiasis, et résulte le plus souvent d'ophthalmies granuleuses trop vigoureusement cautérisées; le cartilage tarse se bombe alors, se déforme, et sa rétraction entraîne le bord de la paupière en dedans ; ici comme du reste dans l'ectropion, les fibres de l'orbiculaire, jouent un rôle très-important, mais inverse. Ce sont en effet les fibres voisines du bord des paupières, dont l'action prédomine, et ce sont elles qui assurent le renversement en dedans.

Dans les maladies aiguës (kératite ulcéreuse avec photophobie), les paupières s'enroulent quelquefois avec force et dirigent les cils sur la cornée, de façon à exaspérer le mal. Cet état nécessite même dans certains cas une intervention chirurgicale qui consiste dans la section des fibres commissurales de l'orbiculaire et dans l'application de fortes sutures comprenant la muqueuse et la peau, et qu'on laisse tomber par la suppuration.

L'enroulement de la paupière inférieure s'observe souvent chez les vieillards, et nous en avons opéré cinq cas qui avaient tous déterminé l'irritation et l'érosion de la cornée. Il a suffi dans ces cas, d'exciser un lambeau elliptique de peau doublée des fibres sous-jacentes de l'orbiculaire, pour guérir cet enroulement, sans produire la moindre tendance à l'ectropion après la cicatrisation.

Dans les autres cas, nous avons dû outre l'agrandissement de la fente palpébrale, disséquer la peau de la paupière supérieure et remonter le sol ciliaire en intéressant le cartilage tarse ; ou bien dans les cas moins compliqués, appliquer les sutures de Gaillard sur la peau de la paupière.

C'est une opération douloureuse pour laquelle on devra recourir au chloroforme chez les enfants, les femmes ou les hommes qui redoutent la douleur, nous avons vu cependant bien des personnes supporter cette douleur sans trop crier.

Quand on a passé convenablement les fils forts à travers les tissus, on serre les ligatures et on lesabandonne à la suppuration sans les enlever. C'est ce travail suppuratif qui amène la guérison de l'entropion, en produisant une perte de substance par la rétraction qui l'accompagne.

Zona ophthalmique, 6 cas.

L'herpès zoster ou zona, manifestation cutanée d'une névrite, s'observe assez fréquemment depuis que les travaux de Hutchinson, Bowman, Charcot, etc., ont appelé l'attention des médecins sur les lésions trophiques des nerfs.

Nous en avons observé six cas, trois sur des enfants, et trois sur des adultes, l'éruption siégait deux fois sur le nez, face latérale, aile, région du sac et paupière inférieure, parties innervées par le nerf nasal, et les autres fois sur la région sus-orbitaire et palpébrale supérieure, dans le territoire du nerf sus-orbitaire. Dans deux cas, chez deux enfants, l'éruption cutanée s'est compliquée de pustules cornéennes qui ont abouti à la perforation de cette membrane, malgré le traitement rationnel qui était mis en usage (sulfate de quinine, chloral, atropine, pavot, calomel, etc.).

Chez l'autre, l'éruption herpétique est survenue comme complication d'une ophthalmie purulente grave qui s'est terminée par sphacèle de la cornée.

Chez les adultes, l'éruption a siégé sur le territoire du nerf sus-orbitaire, s'est accompagnée de conjonctivite et dans un cas de kerato-iritis, mais en somme a guéri après avoir duré sept à huit semaines et avoir donné lieu à des douleurs parfois intolérables.

Deux de ces malades ont même conservé des douleurs très-vives au niveau des cicatrices, longtemps encore après la guérison de leur zona.

Dans aucun cas, nous n'avons noté d'anesthésie appréciable de la région.

Le calomel à dose fractionnée, le sulfate de quinine, l'atropine, nous ont paru surtout mériter la confiance comme moyens de combattre une affection aussi douloureuse, aussi tenace et qui peut avoir une terminaison parfois si grave.

Xanthélasma ou *Xanthôme*, 2 cas.

Nous avons été consulté deux fois, par deux femmes atteintes de cette affection caractérisée par des taches cutanées jaunes, de la dimension d'une demi-lentille, groupées autour de la fente palpébrale, faisant une légère saillie et ayant une tendance marquée à se réunir en laissant, entre les groupes isolés d'abord, des îlots de peau saine.

Cette singulière affection qui paraît être une dégénérescence graisseuse des éléments sous-épidermiques, a débuté par une ou deux élevures à peine marquées dans le canthus interne, qui de là se sont propagées, le long des bords palpébraux, de telle sorte qu'en moins de deux années, chez l'une des personnes qui nous avait consulté une bordure de plus de cinq millimètres environnait l'ouverture des paupières d'un seul côté.

Nous avons sans le moindre succès fait faire des frictions stimulantes sur la région, dans le but de faire résorber ces produits, et nous n'avons pas revu la malade depuis longtemps.

Dans le second cas les deux yeux étaient bordés de jaune serin dans une étendue d'un centimètre environ, ce qui donnait un aspect assez disgracieux à la personne qui était affligée de cet état encore inconnu dans son étiologie.

Les deux femmes dont il est ici question, ont vu arriver les taches à partir de l'âge de 45 ans; elles ont toutes les deux un teint mat un peu bistré, et n'ont jamais eu de coliques hépatiques ni néphrétiques; elles paraissent jouir toutes les deux d'une très-bonne santé, n'ont pas un embonpoint marqué, et ce n'est que par hasard et par occasion pour ainsi dire, qu'elles se décident à consulter.

Nous ne terminerons pas le chapitre relatif aux paupières sans mentionner un cas de *tumeur vasculaire* de la paupière supérieure, occupant la région située immédiatement au-dessous de la partie interne du sourcil, de la dimension d'une demi-noix et d'un aspect bleuâtre, sans battements.

Observation 17. — Madame R...., âgée de 54 ans, est tombée sur le sourcil à l'âge de 4 ans et porte une cicatrice qui partant du tiers interne du bord sourcilier, monte sur la région frontale, dans une étendue de deux centimètres; immédiatement au-dessous du bord inférieur du sourcil, en dedans et dans la direction de la cicatrice frontale, la peau est amincie, bleuâtre, luisante, soulevée par une tumeur qui a commencé à se montrer, il y a vingt ans, à la suite d'un traumatisme qui aurait porté sur la région sous-orbitaire du côté opposé, lequel aurait été suivi d'un vaste épanchement de sang dans le tissu cellulaire de l'orbite. Toujours est-il que la malade n'accuse pas le coup qu'elle a reçu sur l'orbite droite, mais bien celui de l'orbite gauche, et c'est, affirme-t-elle, à la suite de ce dernier traumatisme que la tumeur a commencé et s'est lentement développée. Depuis vingt ans, les progrès de la tumeur ont été insignifiants, ce n'est que depuis quelque temps qu'elle paraît vouloir grossir, et que la malade s'en inquiète. Du reste l'absence complète de douleur ne la porte pas à y faire grande attention. Cette tumeur, formée selon toute apparence par de petits vaisseaux dilatés, est dure, comme enkystée, nullement réductible, sans bruits vasculaires et devient douloureuse à la pression.

L'expectation nous paraît la seule conduite à tenir, d'autant mieux qu'il nous est facile de revoir la malade qui est la femme d'un pensionnaire de l'hospice.

III. MALADIES DE LA CONJONCTIVE.

1° *Conjonctivite catarrhale*, 1046, soit 0,11 ;
2° *Conjonctivite pustuleuse*, 631, soit 0,065 ;
3° *Conjonctivite purulente*, 274, soit 0,03 ;
4° *Ophthalmie granuleuse*, 241, soit 0,025 ;
5° *Conjonctivite pseudo-membraneuse*, 19, soit 0,0015;
6° *Conjonctivite diphthéritique*, 9, soit 0,001 ;
7° *Conjonctivite blennorrhagique*, 7, soit 0,0006.

Les malades en si grand nombre, atteints de *catarrhe conjonctival aigu*, sont pansés à la Clinique tous les deux jours seulement, avec un pinceau trempé dans une solution à 1/60 de nitrate d'argent qu'on promène sur la muqueuse palpébrale (paupière retournée), et immédiatement neutralisée ; dans certains cas cependant, lorsque les malades ne peuvent revenir tous les deux jours pour leur pansement, la solution n'est pas neutralisée mais simplement lavée à l'eau.

Lorsque le catarrhe n'est pas accompagné de sécrétion, que la muqueuse est plutôt sèche et même légèrement desquamée avec douleur, photophobie, épiphora, nous nous trouvons bien de faire faire des applications locales d'eau glacée, en compresses renouvelées presque continuellement pendant deux heures consécutives, puis abandonnées pendant le même intervalle et reprises au bout du même temps.

Mais l'eau glacée ne serait pas continuée sans danger et doit être bientôt remplacée par les fomentations chaudes calmantes ; ce n'est que lorsque la sécrétion commence à s'établir, que nous faisons le pansement cathérétique, puis lorsque la sécrétion diminue, nous nous bornons à faire faire par le malade chez lui des lotions avec un collyre légèrement astringent. Nous n'avons recours que très-exceptionnellement aux collyres astringents instillés par gouttes entre les paupières. La durée d'une conjonctivite aiguë varie de trois à six semaines en moyenne.

Lorsqu'il y a desquamation épithéliale, nous croyons qu'il y a tout avantage à favoriser la prolifération de nouvelles cellules, par des applications chaudes et calmantes, plutôt qu'à chercher à provoquer par l'emploi d'un cathérétique ou d'un astringent fort, la formation d'une couche protectrice de la partie dénudée, à l'aide de la coagulation des liquides lymphatiques qui baignent la partie malade. C'était la méthode que Velpeau avait l'habitude de mettre en pratique dans le but de faire avorter les inflammations ou tout au moins de substituer à une inflammation morbide, une inflammation artificielle passagère. Pour la conjonctive ce procédé n'est que douloureux, mais pour la cornée son emploi devient désastreux, car il n'est pas possible que, mise en contact avec les larmes, la préparation employée, zinc ou plomb, argent ou cadmium ne forme pas avec celle-ci un chlorure insoluble dont le moindre inconvénient sera de se déposer sur les parties dépourvues de leur vernis, autrement dit de leur épithélium. Il est donc de la plus grande importance de bannir de la thérapeutique oculaire pour les affections compliquées de desquamation épithéliale, les collyres métalliques même les plus dilués. Ils sont inutiles, toujours nuisibles, et on ne les emploie que par habitude comme cela arrive, du reste, pour un grand nombre de médicaments.

La *conjonctivite pustuleuse* (1) affecte spécialement les enfants, sans être cependant l'apanage exclusif du jeune

(1) Pour le traitement, voir *Clinique des Quinze-Vingts*, p. 22 Delahaye, 1876.

âge, car il nous arrive fréquemment de la rencontrer chez les adultes et souvent dans ces derniers cas, nous l'avons rencontrée chez des personnes atteintes de larmoiement ou de dacryocystite.

Dans certains cas on rencontre une douzaine de pustules entourant la cornée et la cernant de toutes parts; d'autres fois d'énormes pustules semblables à des bulles de pemphygus se rencontrent au voisinage l'une de l'autre, arrivent à se confondre, et donnent ainsi lieu à une très-vaste surface ulcérée, qui peut très-bien devenir le point de départ de cicatrices adhérentes et de symblépharon: aussi la cicatrisation dans ces conditions a-t-elle besoin d'être surveillée avec soin. Il arrive enfin souvent que les pustules siégent moitié sur la cornée, moitié sur la conjonctive; et c'est dans ces cas que le travail prolifératif à l'aide duquel se répare la cornée, c'est-à-dire la formation physiologique de vaisseaux nouveaux, peut dépasser le but et devenir par l'organisation définitive qui en est la conséquence, le point de départ de certains ptérygions qui n'ont souvent pas d'autre étiologie que des pustules kérato-conjonctivales récidivées et mal soignées, ou point soignées du tout, ainsi qu'il arrive chez les gens de la campagne pour une maladie qui guérit toute seule et pour laquelle les cathérétiques font merveille.

La *conjonctivite purulente* se montre très-fréquente à notre dispensaire et c'est sur les enfants et sur les enfants des ouvriers qu'elle sévit surtout; de ceux-ci elle passe souvent aux parents, de sorte que toute une famille se trouve malheureusement exposée à être contaminée, lorsqu'un des membres est atteint, à cause de l'impossibilité dans laquelle se trouve l'immense majorité des familles d'ouvriers, de réaliser les conditions même les plus banales de l'hygiène; et comment en serait-il autrement?

Les ouvriers sont logés dans ce qu'on a appelé *des garnis*, probablement par allusion à l'entassement dans une même pièce de meubles ou d'ustensiles qui dans les ménages même les moins aisés se trouvent placés dans plusieurs pièces et qui dans tous devraient être séparés.

La chambre d'un ménage ouvrier est en effet garnie de lits dont le nombre se trouve autant que possible en rapport avec celui des enfants; ceux-ci le plus souvent couchent tous ensemble, quand ils ne couchent pas avec leurs parents, dans une promiscuité que réprouvent, à la fois, la morale et l'hygiène.

Dans cette pièce, qui sert à la fois de cuisine, de chambre à coucher, de salle à manger, de lavoir, se trouve un poële en fonte, chauffé au rouge-sombre pour les usages de la cuisine; des cordes sont tendues d'une muraille à l'autre et servent à suspendre les langes qu'on a lavés dans cette même pièce, dans laquelle séjournent trop longtemps les vases pleins de déjections alvines, de telle sorte que le poële, outre les inconvénients qu'il présente par lui-même, de mêler l'oxyde de carbone en proportion trop considérable dans l'air du garni, ne tarde pas, grâce à l'élévation de la température, à remplir celui-ci d'émanations qui rendent le milieu absolument inhabitable et suffocant pour la personne qui entre par hasard dans cette pièce garnie en effet, mais de miasmes, et converti en un véritable foyer infectieux.

Si par un temps de pluie, on se risque à pénétrer dans ces intérieurs, l'atmosphère qui s'en dégage exhale une odeur aigre et *sui generis*, qu'il est impossible de respirer à moins d'y être acclimaté.

Que dans ce milieu humide et chaud, renfermant tant de détritus organiques, et partant si favorable à la fermentation, un enfant contracte une conjonctivite catarrhale, il y a bien des chances pour que toute la maisonnée la contracte à son tour, car outre les linges communs à la mère et aux enfants, il y a encore les caresses qu'elle prodigue aux uns et aux autres et à la faveur desquelles se fait la contamination. Que de fois n'avons-nous pas vu, malgré les précautions recommandées, la mère contracter de son enfant une conjonctivite purulente qu'elle aurait évitée si elle eût été plus égoïste : c'est qu'en effet, et nous avons plaisir à le dire, on rencontre souvent dans le peuple, des dévouements et une affection soutenus, que la situation si précaire de ceux qui en font preuve rend encore plus méritoires.

Aussi le médecin est-il le plus souvent républicain et démocrate, je dirais volontiers socialiste, si le mot était à la fois mieux défini et mieux compris, ou lorsqu'il ne l'est pas au début de sa carrière, le devient-il presque à coup sûr en exerçant sa profession qui le rend dans tant de circonstances témoin d'un grand nombre d'actes qui indiquent que, dans cette population ouvrière si injustement décriée, il y a un fonds de réserve de qualités et de vertus que les classes plus élevées dans la hiérarchie sociale ont peut-être dépensé pour s'élever, mais qu'elles ne possèdent pas à coup sûr au même degré, qu'un grand nombre des déshérités de la fortune logés dans les garnis dont nous parlons.

On se tromperait fort à notre avis, si on voulait juger les ouvriers de nos grandes cités d'après ce qu'en a dit l'auteur de l'*Assommoir*.

Ce romancier, doué d'un talent incontestable, n'a vu ou peut-être n'a voulu voir, et surtout montrer au monde toujours avide de scandale, qu'un côté, et un côté hideux de ceux dont il a dépeint les mœurs ignobles, dans un livre qui malheureusement pour notre démocratie, si laborieuse et si méritante, en est arrivé à un chiffre invraisemblable d'éditions, que les étrangers surtout recherchent avec avidité, se faisant par cette lecture malsaine, une idée des plus erronées de ce qu'on leur présente comme le peuple parisien.

Fort heureusement, les scènes que ce romancier a eu le triste courage d'étaler aux yeux d'un public insatiable, ne sont que des exceptions qu'on a le plus grand tort selon nous de mettre en lumière, lorsque, de parti pris, on laisse dans l'ombre les qualités pourtant si nombreuses, et dont nous avons vu tant et de si touchants exemples. Aussi, après avoir essayé de lire cette production pathologique, sommes-nous heureux de déclarer en toute sincérité, et en manière de protestation, que, dans les couches sociales ou le travail s'impose comme un besoin de tous les jours, en ne laissant que très-peu de temps à la culture intellectuelle, il se trouve souvent plus de moralité et de vertu que dans les classes qui se disent dirigeantes, et auxquelles appartiennent la plupart des littérateurs; ceux-ci du moins n'ont pas l'excuse de n'avoir reçu ni éducation ni instruction, et leurs vices ne doivent-ils inspirer que plus d'horreur et de dégoût.

Mais revenons aux conditions insalubres dans lesquelles vivent les trois quarts de la population ouvrière si dense des faubourgs parisiens, puisque c'est elle qui nous fournit le principal contingent des ophthalmies purulentes; c'est grâce à ces conditions que, la plupart du temps, une conjonctivite catarrhale, contractée par un enfant, se communique aux autres, et ne tarde pas dans bien des circonstances à donner lieu à une véritable conjonctivite purulente; celle-ci à son tour peut devenir pseudo-membraneuse, quelquefois même diphthéritique, augmentant ainsi les chances de contagion ainsi que nous en rapportons des exemples plus loin; dès lors il est bien rare que la terminaison ne soit pas funeste pour l'œil ou pour les deux yeux atteints; de telle sorte que voici ce qui arrive : après avoir passé les nuits et les jours à soigner leur enfant, les parents ayant épuisé leurs ressources et tombant malades à leur tour, sont obligés de demander leur admission dans un hôpital et d'envoyer leurs enfants au dépôt de la préfecture.

En présence de la perspective qui les attend dans ce cas, on doit estimer heureux ceux qui peuvent aller jusqu'au bout et rester dans leur misérable garni, car ici du moins ils reçoivent les soins journaliers de l'oculiste qui s'efforce de réduire à un minimum l'effet si désastreux des ophthalmies graves dont nous parlons, tandis qu'une fois les ressources épuisées, les soins sont suspendus, et en attendant l'admission à l'hôpital, les lésions qu'on s'était efforcé jusque-là de prévenir, se produisent alors et deviennent irrémédiables. Certes, l'assistance pour ces ménages ouvriers est loin d'être réalisée d'une façon utile, car quand ils n'appartiennent pas à une société de secours ou qu'ils ne sont pas inscrits au bureau de bienfaisance, ce qui est extrêmement fréquent, il devient impossible de leur faire distribuer gratuitement les médicaments qui pourtant leur sont indispensables. Il y a là une question dont la solution intéresse au plus haut point le conseil municipal, et comme il est animé d'excellentes intentions et qu'il renferme dans son sein tous les éléments de capacité et d'informations désirables, nous ne doutons pas qu'il n'arrive à résoudre le desideratum que nous signalons.

Que faudrait-il donc pour rendre fructueuse l'assistance à domicile pour les ouvriers nécessiteux? tout simplement que, sur le vu d'une ordonnance, ou sur l'attestation du médecin, les malades pussent se procurer gratuitement, quand ils sont dans l'impossibilité de payer, la glace, les collyres d'ésérine et d'atropine, l'acide phénique, le sulfate de quinine, le linge de pansement, en un mot tous les médicaments auxquels leur état nécessite qu'on ait recours et à défaut desquels les ophthalmies prennent si souvent une marche fatale.

Le Conseil républicain de Paris doit mettre son honneur à empêcher que dans la ville dont il administre les intérêts moraux et matériels avec tant de sollicitude, il y ait un si grand nombre de malades qui, faute de soins, contractent des affections oculaires les rendant impropres au service militaire, alors qu'il suffirait d'un peu de prévoyance et de libéralité dans l'assistance pour éviter une aussi fâcheuse terminaison.

Il faudrait en outre qu'un ouvrier ayant contracté une ophthalmie et ne pouvant se soigner chez lui, trouvât un accès facile dans un hôpital spécial où il resterait le temps nécessaire à son rétablissement, ainsi que cela se passe dans nos cliniques.

Au lieu de cela, que voyons-nous ? Les pauvres malades que nous ne pouvons prendre dans nos dispensaires à nos frais, à cause des dangers de contagion auxquels ils exposeraient les autres, et aussi parce que la charité privée a forcément des limites, ces malades vont plusieurs jours de suite se présenter, soit dans les consultations des hôpitaux, soit au bureau central d'admission, où ils reçoivent le plus souvent une ordonnance qu'ils peuvent à la vérité se faire remplir gratuitement, mais qui leur est la plupart du temps inutile, car manquant de tout, et ne pouvant se soigner chez eux, ils ont besoin d'être admis; quand au contraire ils préfèrent se soigner chez eux, au prix de beaucoup de privations, et que nous leur donnons une ordonnance, ils ne peuvent qu'exceptionnellement se procurer les médicaments gratuitement, car il faut avoir le courage de le dire, l'assistance ne ferme pas toujours les yeux sur les opinions religieuses ou autres de ceux qui la sollicitent, et dès lors, la charité perd le plus touchant de ses attributs, à savoir l'anonymat, pour devenir la plus odieuse et la plus inique des institutions.

Ainsi, d'un côté, nous voyons tous les jours des malades qui seraient guéris de leur affection, moyennant un séjour de quinze jours à trois semaines dans un hôpital où ils recevraient des soins appropriés, n'y être admis, et pour un temps beaucoup plus long, que lorsqu'on ne peut plus leur être utile; d'un autre côté il n'y a pas de service de chirurgie dans lequel on ne trouve des malades qui font dans les salles un séjour de quatre et six mois pour une affection qui ne réclame que dix à quinze jours de séjour dans une clinique de la ville.

Il y a là une contradiction tout à fait pénible qui choque au plus haut point les idées que nous devons nous faire de la justice distributive, et sur laquelle l'attention de nos confrères, membres du Conseil municipal, doit être sérieusement appelée, car les réformes à introduire, ont un caractère d'urgence qui ne peut pas ne pas frapper les médecins qui assistent la population ouvrière atteinte de maladies d'yeux, et s'il est impossible de secourir effectivement tout le monde, que du moins on s'efforce de répartir les secours, de façon à être utile au plus grand nombre et à rendre le plus productive possible la dépense effectuée tous les jours pour soulager la misère; il y a de ce côté beaucoup à faire et nous appelons de tous nos vœux la réforme du mode d'assistance en ville et dans les hôpitaux.

C'est du reste à la manière dont la République organisera l'assistance, qu'on reconnaîtra qu'elle est une forme de Gouvernement véritablement supérieure à toutes les autres; on a fait jusqu'ici de cette assistance un élément de domination et de servitude; il lui appartient à elle, qui est le gouvernement de tous par tous, de donner, à cet immense budget de l'assistance, une affectation plus conforme aux intérêts des pauvres, et d'accorder ainsi à ceux qui la réclament tous les jours vainement, une satisfaction que les gouvernements de tous par un seul qui se sont succédé jusqu'à elle dans ce pays si obstinément démocratique, ont été impuissants à procurer.

C'est notre ferme espoir que la République, qui n'en a pas encore fini avec ses ennemis implacables de l'intérieur, arrivera, dès qu'on lui en laissera le loisir, à résoudre paisiblement, et au mieux des intérêts ouvriers, les diverses questions sociales que les monarchies en se perpétuant ont créées, entretenues et embrouillées comme à plaisir avec le secret dessein de se faire accepter ou soutenir.

L'*ophthalmie purulente simple* (1), prise au début, même lorsqu'elle revêt les apparences les plus graves, guérit en quelques semaines si elle est bien soignée; nous en pouvons dire autant de l'*ophthalmie pseudo-membraneuse*, c'est-à-dire de celle qui, soit d'emblée, soit au bout de quelques jours seulement, s'accompagne de plaques fibrineuses plus ou moins épaisses, rappelant exactement l'inflammation croupale qu'on observe sur les amygdales, et qu'on peut enlever assez facilement en promenant le pinceau sur les paupières retournées; on voit alors au-dessous de ces fausses membranes une muqueuse saignante, qu'il suffit de cautériser avec la solution de nitrate d'argent, ou avec le crayon mitigé de nitrate d'argent et de potasse, neutralisé aussitôt, pour la voir disparaître définitivement au bout d'un temps plus ou moins long.

Il arrive quelquefois que ces ophthalmies s'accompagnent d'une sécrétion de pus dont l'abondance est vraiment surprenante et qui a son siége pour ainsi dire intarissable dans les culs-de-sac; c'est dans ces cas de sécrétion phlegmoneuse très-abondante, que les fausses granulations, c'est-à-dire l'hypertrophie sarcomateuse des papilles de la muqueuse, succèdent à l'ophthalmie purulente, de façon à donner alors une durée excessivement longue à l'ophthalmie qui nécessite, à cette période, l'emploi d'une médication différente et variée.

(1) Pour le traitement, voir *Clinique des Quinze-Vingts*, p. 23.

Mais si le pronostic de l'ophthalmie purulente et de l'ophthalmie pseudo-membraneuse est relativement favorable, il est bien loin d'en être de même pour l'*ophthalmie blennorrhagique* et surtout pour l'*ophthalmie diphthéritique* qui ne ressemble en rien à l'ophthalmie pseudo-membraneuse. On peut dire sans forcer les choses, qu'avec des soins très-assidus, l'ophthalmie blennorrhagique peut encore à la rigueur guérir sans déterminer de lésion de la cornée, sinon sans laisser à sa suite des granulations. Mais l'ophthalmie diphthérique est autrement grave, elle s'accompagne toujours fatalement d'abcès de la cornée et le plus souvent même d'une infiltration capable d'amener la destruction complète de cette membrane, qui se trouvant enserrée par le chémosis conjonctival comme par un cordon, et ne pouvant désormais se nourrir, court le risque de se détacher, à la faveur d'un travail ulcératif qui en fait tout le tour, et dont il est, hélas! plus facile de mesurer, que d'arrêter les progrès tous les jours grandissants.

Ici le traitement varie avec l'état même des parties malades : œdème dur des paupières, chémosis conjonctival, et par-dessus tout, transparence ou opacité de la cornée; tant que celle-ci est saine, la glace appliquée pendant deux heures de suite, et renouvelée toutes les trois ou quatre heures, est le seul moyen capable de modifier la circulation arrêtée à une certaine distance de la conjonctive, et par là de favoriser la résorption de cet exsudat lardacé, et quelquefois purulent, qui occupe les mailles du tissu sous-conjonctival, et qui a dissocié les éléments conjonctifs de la muqueuse au point que les scarifications sont impuissantes à faire sortir la moindre goutte de sang de ce tissu grisâtre, duquel la vie est en train de se retirer.

Mais dès que la cornée commence à louchir, il faut se défier, car la glace continuée ne pourrait que favoriser l'altération nécrobiotique dont elle commence à devenir le siége, et elle hâterait à coup sûr la formation des abcès.

Il arrive quelquefois qu'avec la glace, employée comme nous venons de le dire et non point d'une façon ininterrompue, ce qui est absolument mauvais ici comme partout ailleurs et notamment sur le ventre, lorsqu'on veut arrêter une péritonite, il arrive, disons-nous, qu'on peut, grâce à elle, transformer une ophthalmie diphthéritique en une ophthalmie purulente simple au bout de quelques jours; c'est du moins vers ce but que doivent tendre tous les efforts; cependant, nous devons déclarer qu'il arrive souvent aussi que cette heureuse transformation ne se fait pas, et, quel que soit alors le traitement mis en usage, dans les cas où la vascularisation ne se fait pas, de façon à produire facilement le saignement des parties au bout de quelques jours, la cornée se perforera, quoi qu'on fasse, et il faut mettre tous ses soins à limiter cette destruction.

D'une manière générale, nous ne sommes pas partisan des cautérisations prétendues préventives, qu'elles soient faites avec le crayon mitigé, que nous n'employons que fort rarement, ou avec la solution de nitrate d'argent, et nous ne recourons au traitement cathérétique qu'après avoir modifié par l'usage de la glace, les parties qui sont le siége, soit de gonflement, soit d'œdème dur des paupières et surtout de ce chémosis grisâtre qui caractérise d'une manière spéciale la conjonctivite diphthéritique. Dès que la sécrétion séro-purulente ou purulente est établie, nous cautérisons tous les jours, puis plus tard tous les deux jours, la muqueuse palpébrale et celle des culs-de-sac, sans jamais toucher à la muqueuse bulbaire.

Nous faisons faire toutes les heures, si c'est possible, des injections d'eau phénique à 1/500, et nous remplaçons la glace par les compresses chaudes de pavot, dès que la cornée est menacée; nous faisons enfin des scarifications tout près de la cornée, de façon à lever l'étranglement qui la cerne, et des paracentèses de la chambre antérieure pour lesquelles il est toujours prudent d'endormir le malade, car l'opération est très-douloureuse, et doit être renouvelée souvent si on veut éviter que la cornée se détache tout entière ou tout au moins se perfore et produise un leucome adhérent.

Il va sans dire que le traitement général est de la plus haute importance, si on veut mener à bien une ophthalmie purulente qui peut se rattacher à un état diathésique (goutte, par exemple) ou à un état général grave (diphthérie), etc....., et que les dérivatifs intestinaux, les altérants, les toniques, le sulfate de quinine doivent être employés concurremment avec le traitement local.

Grâce à ces moyens bien combinés, on guérit la plupart du temps sans complications du côté de la cornée, les ophthalmies purulentes et les ophthalmies pseudo-membraneuses ; les ophthalmies blennorrhagiques échappent plus difficilement à la perforation, aux taies consécutives et à la transformation sarcomateuse et assez souvent granuleuse de la conjonctive ; ces diverses complications doivent même être regardées comme une terminaison favorable et comme un véritable minimum des complications de l'ophthalmie diphthéritique ; celle-ci en effet peut dans certains cas, malgré les soins les plus assidus, amener la perte de l'œil par gangrène, soit de la cornée, soit de la conjonctive qui borde la cornée, ou bien encore par staphylome sphérique ; enfin la choroïdite suppurative peut forcer à énucléer un œil qui ne peut désormais être qu'une cause de douleur et quelquefois même un danger sérieux pour l'autre.

Nous ne relevons ici aucune observation de conjonctivite catarrhale ni purulente ; il suffit d'avoir indiqué le mode de traitement qui doit leur être appliqué, mais il n'en est pas de même des ophthalmies pseudo-membraneuses, des blennorrhagiques et des diphthéritiques; ces dernières surtout, car on les observe rarement dans les diverses cliniques de la ville ou dans les hôpitaux; du moins en parle-t-on peu, et risquent-elles de passer inaperçues, si on ne prend pas la précaution de retourner les paupières. Quant à nous, nous en avons vu assez pour dire qu'elles sont plus fréquentes qu'on ne pourrait le croire, et leur gravité excessive nous paraît justifier amplement le développement que nous leur accordons ici; nous ferons plus tard de leur ensemble une étude plus complète, et ce sera l'objet d'un mémoire spécial.

OBSERVATION 18. — *Ophthalmie blennorrhagique monoculaire o. d. — Ulcère périphérique entourant la circonférence de la cornée. — Guérison complète.*

M. P...., 47 ans, a contracté un écoulement gonorrhéique; depuis vingt-quatre heures, son œil gauche, par suite du transport avec le doigt du pus virulent, est devenu douloureux, brûlant et laisse écouler de la sérosité rousse très-cuisante; la conjonctive très-boursoufflée est le siége d'ecchymoses multiples sur le globe oculaire, le chémosis est déjà très-prononcé et la paupière supérieure extrêmement œdématiée. En écartant les paupières, on peut voir une série de points blancs, situés à la périphérie de la cornée et qui sont autant de petits abcès menaçant l'intégrité de cette membrane.

Pansement au pinceau; scarification du chémosis aussitôt après, écoulement abondant de sang; injections phéniquées très-fréquentes; fomentations chaudes de pavot. Sulfate de quinine; sulfate d'atropine; purgatif salin. Recommandation expresse de sauvegarder l'œil droit.

Dès le lendemain, la purulence est établie, et du pus phlegmoneux s'écoule en abondance des culs-de-sac conjonctivaux. Même pansement, nouvelle scarification; au bout de trois jours, la cornée s'ulcère sur le bord interne, et au bout de quelques jours, une ulcération profonde en double biseau, entoure de toutes parts cette membrane qui n'est plus soutenue que par la membrane vitreuse Descemet.

Une paracentèse est faite pour éviter le détachement en masse du limbe cornéen, et le traitement est continué; nouvelle scarification; nouvelle paracentèse; enfin, des vaisseaux se sont formés (sous l'influence des fomentations chaudes) qui protégent la cornée; en plusieurs points, il se forme de véritables ponts, et la réparation désormais assurée, finit par se faire sans que le centre de la cornée se soit opacifié. Au bout de trois semaines, ce profond ulcère, ou plutôt cette usure de la cornée produite par le chémosis, est entièrement relié à la conjonctive et ne laisse plus de craintes après avoir été aussi menaçant que possible.

La conjonctive palpébrale est excessivement épaisse, villeuse, mais n'est pas à proprement parler, le siége de granulations. Les follicules des culs-de-sac sont hypertrophiées, et le pansement si courageusement supporté par le malade depuis le début, finit malgré la gravité excessive de sa maladie, par amener une guérison complète en l'espace de deux mois et demi.

Observation 19. — *Ophthalmie blennorrhagique des deux yeux, perforation de la cornée droite qui tombe en gangrène le jour même où la malade se présente à la consultation; infiltration grisâtre du tiers interne de la cornée gauche; perforation; guérison de l'o. g. avec un léger leucome adhérent.*

Madame G...., 37 ans, malade depuis quelques jours, se présente à la consultation avec les lésions ci-dessus mentionnées. La cornée droite est sphacélée, et l'œil gauche, à cause de l'ulcère dont il est le siége, ne peut être soumis aux applications glacées, la paupière supérieure ne peut être retournée sans exposer l'œil gauche à une perforation; on fait les cautérisations sur le cul-de-sac inférieur; et des injections phéniquées. Sous l'influence du bandeau compressif, la perforation se réduit à une très-petite perte de substance, la membrane de Descemet soulevée fait hernie pendant plusieurs jours sans se perforer, et la réparation de l'ulcère commence à se faire, de façon que, malgré l'état si désespéré de cet œil, la vision se rétablit et la paupière supérieure, devenue le siége de granulations, nécessite pendant plus de deux mois après la guérison de l'ophthalmie purulente, le traitement par le sous-acétate de plomb. Le collyre d'ésérine a réduit à un minimum négligeable la synéchie antérieure et le résultat est en somme satisfaisant.

Observation 20. — *Ophthalmie blennorrhagique monoculaire o. g. — Perforation de la cornée gauche.— Formation d'un staphylôme cornéen partiel. — Excision.*

M. T...., 49 ans, se présente avec une ophthalmie blennorrhagique remontant aussi à quelques jours, chémosis très-dense, suppuration très-abondante, ulcère périphérique de toute la cornée, ayant une étendue de 2 millimètres dans tout le pourtour. Scarification, pansement de la paupière inférieure, injections, sulfate de quinine, purgatifs, sulfate d'atropine, section du chémosis avec des ciseaux; compresses chaudes, ésérine; l'ulcère creusé autour du limbe cornéen se comble en quatre semaines, mais vers le centre, celle-ci s'opacifie et bientôt la membrane de Descemet, doublée de l'iris, fait hernie à travers la substance propre de la cornée, et y figure comme une grosse tête de mouche. Ponction de cette saillie qui fait sortir une grande quantité d'humeur aqueuse, puis excision de tout ce qui faisait hernie, avec l'aide du chloroforme bien entendu. Douze jours plus tard, nouvelle excision de staphylôme partiel, et par une incision périphérique, une iridectomie est pratiquée de façon à détacher l'iris enclavé dans la cicatrice. La chambre antérieure qui n'existait plus depuis longtemps, se rétablit alors et le résultat sans être parfait, est cependant relativement bon.

Observation 21. — *Ophthalmie purulente, pseudo-membraneuse d'abord, devenue diphthéritique; abcès des cornées; blépharospasme; guérison.*

L'enfant M., un an, présente sur l'œil droit une conjonctivite pseudo-membraneuse, le 12 mars 1877; malgré les soins les plus assidus, donnés par la mère et la nourrice, le 22, survient un œdème dur de la paupière supérieure et inférieure, avec infiltration grisâtre dans les culs-de-sacs, et abcès de la cornée;l'œil gauche présente dès le début une infiltration grise, depuis le bord libre des paupières, sans la moindre plaque pseudo-membraneuse; la glace au bout de quatre jours, ramène la vascularisation, mais sept jours après le début de l'inflammation, la cornée s'opacifie à la partie inférieure. Cependant la réparation des abcès se fait sans perforation, et malgré un blépharospasme qui amène la luxation permanente des cartilages tarses, la guérison complète arrive le 27 juin, c'est-à-dire trois mois après le début de la maladie.

La nourrice qui soignait l'enfant a été prise à son tour d'ophthalmie purulente avec plaques pseudo-membraneuses dans l'œil gauche; l'œil droit n'a rien eu et l'œil gauche a guéri en l'espace de quatre semaines sans que la cornée ait eu la moindre opacité.

L'enfant une fois guéri, a été repris quelques mois après au Havre, d'une ophthalmie purulente grave, au sujet de laquelle notre estimé confrère Brière nous a demandé des renseignements sur la nature de l'ophthalmie dont l'enfant avait été atteint quelques mois auparavant.

OBSERVATION 22.— *Ophthalmie diphthéritique double.—Abcès des deux cornées; guérison avec deux taies n'empêchant pas la vision.*

L'enfant C...., 4 ans, fut pris le 2 février 1877, de conjonctivite purulente, qui malgré les soins les plus empressés se compliqua, au bout de quelques jours, d'œdème dur, avec chémosis grisâtre très-épais et abcès des deux cornées; stomatite ulcéreuse avec coryza également ulcéreux; état général grave : cependant, la transformation en ophthalmie purulente simple se fait, en même temps la réparation des ulcères de la cornée se fait aussi, et deux mois après le début du mal, l'enfant n'avait plus besoin de pansement, ouvrait ses yeux, et en était quitte pour des cicatrices cornéennes sans leucome, occupant la partie inférieure et ne gênant pas considérablement la vision.

C'est là une terminaison favorable, et nous pouvons dire exceptionnelle de l'ophthalmie diphthéritique.

OBSERVATION 23.— *Ophthalmie purulente simple devenue diphthéritique et frappant les deux yeux; récidives, abcès et fonte purulente de la cornée. — Choroïdite suppurée o. d. — Double staphylôme; énucléation o. d.; iridectomie o. g.*

L'enfant B...., 14 mois, a d'abord eu, en même temps que son frère aîné, une ophthalmie purulente simple, mais bientôt l'o. d. a été le siége d'une infiltration grise lardacée très-dense, qui cependant, avec l'usage de la glace semblait avoir disparu, lorsqu'après une période de suppuration abondante, la conjonctive est tout à coup redevenue grise et comme sphacélée tout autour de la cornée. Celle-ci ne tarde pas à blanchir et à se nécroser, la conjonctive tombe en lambeaux comme on voit dans les phlegmons, les tissus conjonctifs mortifiés s'éliminer avec le pus; puis le globe de l'œil en entier, commence à augmenter de volume, les douleurs sont atroces et l'énucléation doit être proposée. Les parents se consultent, peut-être aussi vont consulter et il ne faut certes pas leur en vouloir, puis reviennent, décidés à accepter cette triste opération. Pendant l'énucléation, la sclérotique se perfore en plusieurs places ; la pince arrache les tissus sans pouvoir les fixer convenablement, et on peut voir la sclérotique, la conjonctive, la choroïde, transformées en un tissu friable et putrilagineux. Cependant l'opération peut être menée à bonne fin, et à partir de ce moment, l'enfant recommence à prendre quelque nourriture et ses forces réduites à rien, se relèvent visiblement.

L'œil gauche, de son côté, avait participé aux récidives de l'œil droit et la cornée s'était sphacélée presque en totalité ; aussi avant d'attendre la formation du staphylôme total qui allait se faire, les parents consentirent-ils à me laisser pratiquer une iridectomie; un lambeau d'iris put être enlevé à mon grand étonnement, malgré l'absence de chambre antérieure et le peu d'étendue de cornée saine.

L'enfant possède une belle pupille artificielle, cependant la vision est très-lente à revenir ; de nulle qu'elle a été pendant plus de trois mois, elle commence à reparaître, ce qui permet d'espérer le rétablissement d'une vision quantitative.

Voilà quelles peuvent être, à dire le vrai, les terribles conséquences de l'ophthalmie diphthéritique lorsque l'infiltration sous-conjonctivale persiste un certain temps et résiste à la glace. Nous devons dire que les enfants, qui sont spécialement atteints de cette terrible affection, présentent en même temps un état général grave, fièvre, anorexie, insomnie, délire; ils s'émacient d'une manière alarmante, et cependant, malgré leur état si profondément cachectique, ils déploient, pour empêcher les pansements, une énergie étonnante qui leur est bien souvent fatale, car dans les cris qu'ils poussent, dans les efforts qu'ils font pour se soustraire à tout ce qui a pour but de les soulager, ils s'exposent bien souvent à se perforer la cornée et à se faire vider l'œil; aussi ne saurions-nous trop appeler l'attention sur la nécessité de se servir des écarteurs pleins, plutôt que des doigts, pour voir l'état de la cornée et d'user de la plus grande précaution pour retourner les paupières, afin de faire le pansement quotidien que nécessite cette terrible maladie essentiellement contagieuse.

Il est très-fréquent de voir ces petits enfants atteints en même temps de stomatite et de coryza ulcéreux, de sorte qu'un traitement spécial devra toujours être dirigé concurremment contre cet état général annonçant l'intoxication de l'organisme tout entier.

A ce titre, le sulfate de quinine nous a toujours rendu de réels services, de même que tous les agents capables de faire baisser la calorification et de modérer l'intensité des combustions, dont ces organismes sont le siége, ainsi qu'en témoignent l'amaigrissement rapide et la flaccidité des chairs de ces enfants devenus si vite méconnaissables.

Nous bornerons là les relations d'ophthalmie diphthéritique, car en citer d'autres ce serait s'exposer à une répétition monotone et dépasser le but que nous voulons remplir dans ce travail. Nous avons voulu seulement choisir dans le nombre un cas de guérison complète, un cas de guérison avec taies sans leucome et un cas de terminaison fatale pour montrer que cette ophthalmie peut débuter par une forme simple, s'y tenir un certain temps, puis revêtir la forme diphthéritique, et que même dans cet état elle peut, sous l'influence du traitement, guérir momentanément et récidiver encore.

Dans ces cas, il est rare que l'œil ne soit pas à jamais perdu ; au contraire, lorsqu'on peut réussir à convertir l'ophthalmie diphthéritique en une forme pseudo-membraneuse ou purulente simple, on peut espérer une guérison relative, c'est-à-dire avec des simples taies de la cornée ou des leucomes partiels; c'est la possibilité même d'obtenir ce résultat qui doit toujours être présente à l'esprit, si on veut éviter de se laisser aller au découragement et de se laisser envahir par un scepticisme qui ne peut qu'être fatal au malade. Du reste il suffit de penser à la satisfaction qu'on éprouve plus tard en voyant un de ces enfants qui a été atteint d'ophthalmie grave, lorsqu'il en est guéri, eût-il même ce minimum des lésions dont nous avons parlé ci-dessus, pour être encouragé à donner avec la plus vive sollicitude, des soins empressés à de pauvres enfants, qui inconscients qu'ils sont du bien qu'on leur fait, résistent de toutes leurs forces et trouvent même trop souvent chez leurs parents un appui à cette résistance déplorable.

La *conjonctivite des nouveau-nés* ne présente rien de particulier à noter, aussi l'avons-nous laissée confondue avec les ophthalmies purulentes simples dont elle ne diffère en aucune sorte. Qu'elle soit le résultat d'une inoculation qui aurait lieu pendant l'accouchement ou qu'elle soit contractée autrement, elle ne doit pas être soignée d'une autre façon que celle-ci, et son pronostic est même plus favorable. Malheureusement les enfants ne sont trop souvent conduits chez l'oculiste, que lorsque déjà ils ont des complications du côté de la cornée et c'est la seule chose à déplorer dans ces ophthalmies qui guérissent très-bien lorsqu'elles sont bien soignées dès le début.

Conjonctivite granuleuse chronique ou trachome.

La conjonctivite granuleuse chronique est celle que nous observons le plus souvent à la Clinique (1); il est

(1) *Clinique des Quinze-Vingts*, p. 25.

fréquent de l'observer alors compliquée de pannus de la cornée, d'ulcérations, d'abcès ou de leucome de cette membrane, d'iritis ancienne, d'enroulement des paupières ou d'ectropion, de trichiasis, enfin de rétrécissement des voies lacrymales, de dacryo-cystite et dans ces cas qui s'observent en général sur des malades qui ont fréquenté beaucoup de cliniques, il est difficile d'arriver à un résultat satisfaisant; cependant il arrive de temps à autre que certains d'entre eux suivent avec régularité les traitements divers que cette multiplicité de lésions nécessite et quelquefois aussi un état voisin de la guérison vient couronner leur constance et nos efforts.

Parmi les pansements qui nous ont réussi dans ces granulations chroniques, nous devons citer le *sous-acétate de plomb*, mélangé à parties égales d'eau distillée, et porté sur les paupières retournées, le collyre à l'*huile de térébenthine et huile d'olives* (parties égales), une goutte par jour, l'*eau phéniquée* à 1/500 en injections sous-palpébrales; l'*acide phénique pur* avec *glycérine* (parties égales), porté avec un pinceau sur les paupières retournées et immédiatement lavées à l'eau ordinaire, enfin l'*acétate neutre de plomb* en poudre, déposé en nature sur les granulations palpébrales.

Cette dernière préparation reste fixée dans les interstices que laissent entre elles les papilles de la muqueuse soulevées et hypertrophiées, et y forme une couche grisâtre qui dispense de renouveler fréquemment le pansement; il en est de même du pansement à l'acide phénique. Ces médicaments sont assez bien supportés par la conjonctive, mais, à notre avis, ils ne valent pas le sous-acétate neutre, qui, alterné avec le pansement au nitrate d'argent à de très-rares intervalles, et accompagné de très-fréquentes lotions à l'eau phéniquée, nous a donné les meilleurs résultats.

OBSERVATION 24. — *Mademoiselle Ch...., 18 ans, granulations disséminées sur la paupière supérieure o. g. — Pannus sarcomateux. — Guérison.*

Cette jeune fille a été soignée avec le pinceau chargé de sous-acétate de plomb liquide et eau (parties égales) ; pendant plus de trois mois, elle présentait des granulations disséminées d'abord, de la dimension d'un grain de petit millet, et bientôt devenues compactes et rapprochées au point que la muqueuse de toute la paupière supérieure ressemblait à une tranche de velours d'Utrecht, en même temps, la cornée se recouvrait de vaisseaux qui la convertissaient en quelques semaines en un véritable pannus sarcomateux. La paupière supérieure était à l'état de ptosis par l'effet du poids de cette paupière alourdie. L'œil droit restait sain, et l'œil gauche, malgré le traitement varié qui était opposé à cette ophthalmie, devenaît de plus en plus malade.

Après lui avoir donné du sulfate de quinine à l'intérieur, de l'ésérine, de l'atropine, du collyre à la térébenthine, etc., nous lui avons fait faire des injections à l'eau phéniquée, une dizaine de fois par jour.

Au bout de très-peu de temps d'usage de ces injections, la cornée a commencé à s'éclaircir un peu, et en moins de six semaines, le pannus avait entièrement disparu, et les granulations du cul-de-sac supérieur et de la paupière s'étaient en partie résorbées, ne laissant plus qu'une surface tomenteuse très-peu apparente.

OBSERVATION 25. — *Granulations anciennes avec pannus sarcomateux et double renversement des paupières. Larmoiement par éversion des points lacrymaux inférieurs ; cécité complète depuis plusieurs mois.*

Madame R...., 52 ans, est dans l'impossibilité de se conduire depuis plusieurs mois et présente des granulations sarcomateuses donnant lieu à une sécrétion assez abondante.

Débridement des points inférieurs qui sont reportés un peu plus en arrière, cathétérismes et pansement avec le sous-acétate de plomb, alterné avec la solution au nitrate d'argent neutralisé; le pannus de l'o. g. devient un peu moins épais, celui de l'o. d. reste dans le même état.

Après quatre mois de ce traitement, cette pauvre femme

est soumise aux instillations de collyre de térébenthine et son état s'améliore assez pour qu'elle puisse se conduire; le pannus diminue visiblement et la cornée s'éclaircit, puis les choses étant revenues à peu près au même état qu'avant le traitement j'emploie l'acide phénique avec glycérine (parties égales) porté avec un pinceau sur la muqueuse, et lavé à l'eau immédiatement après. Ce mélange porté sur la muqueuse la fait blanchir aussitôt, et détermine une douleur qui, bien que forte, se supporte, paraît-il, assez facilement parce qu'elle passe assez vite.

Cette cautérisation renouvelée plusieurs fois, tous les sept à huit jours, a semblé déterminer une amélioration, mais nous n'oserions affirmer que la disparition des granulations en sera la conséquence.

OBSERVATION 26. — *Granulations anciennes avec pannus; syndectomie; guérison.*

Madame C...., 56 ans, présente des granulations anciennes avec pannus o. g. Le traitement par le sous-acétate de plomb, par le sulfate de cuivre, l'acétate neutre porté en poudre sur la surface de la muqueuse, ayant été impuissants, nous avons eu recours à la section et à l'excision d'un limbe de conjonctive tout autour de la cornée, dans l'étendue de sept à huit millimètres, et la guérison est survenue au bout de trois mois.

Dans deux autres cas, cette abrasion de la conjonctive a été suivie de la disparition du pannus et de l'éclaircissement complet de la cornée.

Les **granulations aiguës** sont infiniment plus rares; nous n'en trouvons que 29 fois sur 241, et à leur occasion, nous devons dire qu'il est très-aisé, mais aussi très-dangereux, de les confondre avec la conjonctivite purulente, si on ne porte toute son attention sur l'injection sous-conjonctivale qui est surtout prononcée dans le cas de granulations; de plus, en retournant les paupières, il n'est pas rare de voir parsemées sur la conjonctive du tarse, en nombre plus ou moins considérable, de petites taches jaunâtres ou grisâtres légèrement surélevées et qui rendent le diagnostic facile, surtout lorsqu'elles existent en même temps sur la paupière inférieure et que l'inflammation éliminatrice que ces petites granulations développent autour d'elles, en faisant prendre à la couche papillaire de la muqueuse un aspect tomenteux, n'a pas encore recouvert et caché ces corps granuleux dans les interstices formés par les papilles hypertrophiées. C'est là-dessus que doit spécialement porter l'attention du médecin, qui doit surtout éviter de confondre avec des granulations, les saillies formées par les follicules clos de Krause, hypertrophiés et siégeant sur la muqueuse des culs-de-sac supérieur et inférieur.

Quelquefois les granulations siégent de prime abord sur la cornée, de façon à simuler des phlyctènes et sont susceptibles de guérir sans déterminer de trop graves désordres, à la condition d'être soignées avec circonspection.

Nous n'avons jamais vu de granulations sur la conjonctive bulbaire et fréquemment, nous avons vu l'ophthalmie granuleuse atteindre un seul œil et respecter l'autre. A la période aiguë, le mieux est de ne faire que des applications calmantes (eau de pavot); d'administrer des purgatifs; d'appliquer des sangsues; d'employer selon le besoin le collyre d'atropine ou d'ésérine; le sulfate de quinine; la pommade belladonée, etc., et de bien surveiller la cornée qui a beaucoup de tendance à se laisser infiltrer, car il est rare que dans les granulations aiguës des paupières, il ne se produise pas de petits abcès de la cornée avec ulcérations consécutives.

L'ophthalmie granuleuse aiguë est une maladie grave qu'il faut bien se garder d'aggraver encore par l'emploi intempestif de collyres astringents; elle est certainement exaspérée, notamment par le sulfate de cuivre qui passe pourtant auprès de certains médecins pour le spécifique

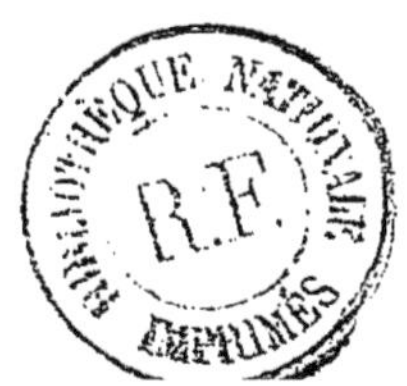

des granulations. C'est lorsque celles-ci sont sur le point de passer à l'état chronique, ou lorsque l'inflammation *curative* diminue, qu'il faut la provoquer, en recourant à l'emploi des collyres astringents ou cathérétiques; encore faut-il veiller à ce que la cornée soit protégée contre l'action trop énergique de ceux-ci, par la formation d'un épithélium qui la protége efficacement dans les points où elle en a été dépouillée, et ne commencer qu'à ce moment, le traitement par le sous-acétate de plomb et le sulfate de cuivre qui sont en effet les meilleurs de tous les modificateurs.

Du reste, les granulations aiguës dont on ne contrarie pas la marche par un traitement intempestif, guérissent d'elles-mêmes dans un temps qui varie de cinq à huit semaines, lorsque la résorption des granulations est favorisée par une inflammation modérée du tissu conjonctival dans lequel a pris naissance ce produit pathologique. Que si, comme il arrive quelquefois, cette inflammation est trop considérable, il faut la modérer en employant le traitement de l'ophthalmie purulente, mais en l'atténuant; si, au contraire, elle devient presque nulle de façon à favoriser le passage des granulations à l'état chronique, il faut savoir maintenir un léger degré d'irritation qui empêche cette terminaison, car alors ce n'est pas par semaines qu'il faudra compter la durée de la maladie, mais par mois et par années. Heureux encore les malades qui guériront sans déformation des cartilages tarses, sans déviation des cils, ou sans pannus, car il faut bien le dire, c'est là le triste lot de la plupart des malades qui sont journellement cautérisés à outrance et sans la moindre notion de la nature même des granulations et de la physiologie pathologique, de ce produit morbide pourtant si répandu et qu'il importerait tant de bien connaître à son début.

Ecchymose de la conjonctive, 43 cas, 0,005. — La suffusion sanguine sous-conjonctivale, indépendante de traumatisme, est assez fréquente et s'observe souvent au réveil chez des personnes qui ont été sujettes à des maux de tête, à des étourdissements, depuis quelque temps, d'autres fois elle vient sans qu'on puisse la rattacher à aucune cause directe.

Dans la coqueluche, il est assez fréquent de voir les accès de toux avec vomissements, s'accompagner d'ecchymose sous-conjonctivale qui ne tarde pas à envahir tout le tissu cellulaire sous-conjonctival et sous-palpébral, ce qui donne aux enfants qui en sont atteints, une physionomie particulière et qui n'est pas sans effrayer les parents. Nous en avons relevé 10 cas sur 43.

La suffusion sanguine sous-conjonctivale n'offre aucun danger, elle guérit très-facilement par les fomentations chaudes et une compression méthodique avec un tampon d'ouate et de la flanelle.

Œdème sous-conjonctival.

L'œdème sous-conjonctival est presque toujours symptomatique d'une lésion plus ou moins éloignée, qu'il faut rechercher soit dans l'état des tissus voisins (paupière, périoste orbitaire), soit dans une disposition dyscrasique générale (albuminurie; cachexie exophthalmique, anémie, etc.), ou bien, enfin, il peut résulter d'un excès de pression dans le liquide céphalo-rachidien ou dans le sinus caverneux.

Cette dernière cause, dans ce qu'elle a d'applicable au diagnostic de la méningite, n'a pas encore été, à notre connaissance du moins, signalée à l'attention des médecins, aussi, nous permettrons-nous de rapporter ici dans tous ses détails, une observation de méningite qui s'est manifestée à nous uniquement par un œdème sous-conjonctival ou chémosis séreux.

OBSERVATION 27. — *Chémosis conjonctival.* — *Signe de méningite.*

Je fus appelé, le 15 juin 1875, dans la soirée, pour donner des soins à un enfant, âgé de trois mois, qui présentait, depuis la veille, de la rougeur de la conjonctive avec œdème des paupières de l'œil droit.

L'enfant, que j'avais vu quelques jours après sa naissance, était venu au monde bien chétif : il avait, depuis, pris de belles couleurs, de l'embonpoint, des chairs fermes, de la gaîté, n'avait jamais été indisposé depuis sa naissance, et sauf une tendance légère à la constipation, et quelques mouvements brusques en sursaut, auxquels il était sujet pendant son sommeil, tout était satisfaisant dans ses antécédents, jusqu'au 13 juin, jour où, en rentrant d'une promenade, par un temps très-brusquement refroidi, on avait remarqué chez lui un peu d'agitation ; cependant, l'enfant continuant à bien prendre le sein de sa nourrice, et ses fonctions se faisant normalement, on n'avait pas songé à appeler le médecin.

En arrivant auprès de l'enfant, le 15 juin, je constatai un œdème des paupières de l'œil droit, et en écartant celles-ci, je pus voir un chémosis séreux très-prononcé, entourant la cornée. La conjonctive soulevée laissait voir des plaques hémorrhagiques disséminées sur le globe de l'œil ; il y avait, en outre, une sécrétion séreuse et écoulement de larmes, que la mère me dit avoir remarqué depuis la veille.

La chaleur locale était considérable, de même que la température du corps ; le pouls, très-fréquent, à 160.

Je prescrivis une application permanente, sur les paupières, de compresses fraîches trempées dans de l'eau légèrement astringente, et une purgation avec du sirop de chicorée.

Le 16, le chémosis a augmenté, en même temps que la sécrétion séreuse et l'épiphora ; les paupières sont très-indurées et fermées, laissant passer un léger bourrelet de conjonctive entre leurs bords libres. Absence complète de suppuration ou même de muco-pus, à mon grand étonnement, car, avec ces symptômes, il y avait tout lieu de craindre l'explosion d'une ophthalmie diphthéritique, comme il y en a tant depuis quelques mois, à Paris, où cette forme grave d'ophthalmie règne, on peut dire, épidémiquement, dans certains quartiers.

Le 16, au soir, les paupières ne peuvent être écartées, tant elles sont indurées ; l'enfant est très-agité, sa respiration est accélérée, il ne tousse pas, mais la voix est un peu couverte; néanmoins, il a pris le sein, uriné et été à la garde-robe.

Je prescris l'application permanente de compresses glacées sur l'œil ; à partir de cette application, tout phénomène d'excitation cesse ; l'enfant reprend un peu de gaîté et, dès le lendemain, 17, l'œdème a considérablement diminué; on peut entr'ouvrir les paupières et s'assurer que le chémosis a entièrement disparu. La rougeur de la peau s'étale, gagne le front, à la manière d'un érysipèle, et, dans la journée, l'œil commence à s'entr'ouvrir de lui-même; on peut alors s'assurer que la conjonctive redevient transparente; en même temps, la rougeur érysipélateuse de la peau, signalée le matin, disparaît entièrement, et bientôt l'œil se montre presque complétement à découvert, comme celui du côté opposé.

Le soir, la fièvre s'allume plus forte que la veille; l'accélération de la respiration devient extrême, c'est une véritable angoisse respiratoire; la percussion dénote un peu de submatité du côté droit avec obscurité du murmure vésiculaire à l'auscultation, et souffle bronchique au niveau de la fosse sous-épineuse droite.

Je prescris un looch kermétisé et une sinapisation renouvelée de la paroi thoracique; en même temps, M. le Dr Simon est appelé en consultation, et, après avoir constaté la broncho-pneumonie du côté droit, nous convenons de faire prendre à l'enfant une potion de Todd avec 6 gr. d'eau-de-vie vieille, dans une potion gommeuse de 150 gr., par cuillerée à dessert, toutes les demi-heures.

On applique un vésicatoire volant sur la paroi thoracique, et on enveloppe les jambes de l'enfant dans des bottes d'ouate.

La nuit est assez bonne, et l'enfant prend très-bien la potion jusqu'à six heures du matin.

A partir de ce moment, il refuse la potion comme le sein et il commence à redevenir agité et à respirer par saccades, avec 50 à 60 respirations à la minute, au moins.

Depuis trois jours les urines ont été rares ; celles de ce matin présentaient un filet de sang, probablement dû à l'action du vésicatoire; la garde-robe d'hier était jaune-serin et mêlée de quelques grumeaux noirâtres.

Le 18, à huit heures du matin, je note quelques phénomènes oculaires qui frappent mon attention, plus spécialement attirée, depuis vingt-quatre heures, vers les signes d'une affection thoracique; je remarque un mouvement oscillatoire convulsif des yeux; en même temps, je note une parésie de la 6e paire de l'œil droit, produisant un strabisme interne; cette déviation est fugace; elle disparaît, puis revient pour disparaître de nouveau; les pupilles se dilatent et se contractent, comme pour accuser l'existence d'un processus morbide cérébral. Je veux essayer de faire boire quelques gorgées à l'enfant, et je constate un léger trismus; les muscles des lèvres sont eux-mêmes animés de contractions spasmodiques. Enfin, je parviens à faire avaler une gorgée de la portion de Todd, et aussitôt arrive un vomissement porracé, le premier qui se soit encore montré.

Après mon départ, l'enfant a eu quelques heures de rémission, il a repris le sein, il a uriné, a été à la garde-robe, et lorsque, trois heures après, nous arrivons avec le Dr Simon, nous le trouvons dans un état relativement très-satisfaisant; mais, à peine l'avions-nous ausculté et avions-nous constaté que les choses étaient dans le même état que la veille, la scène à laquelle j'avais assisté le matin se déroule de nouveau devant nous, et nous fait penser que la broncho-pneumonie pourrait bien être sous la dépendance d'une méningite.

L'examen ophthalmoscopique fait sur le champ confirme cette manière de voir; il démontre, en effet, d'une manière certaine, la présence d'une stase veineuse très-prononcée, avec œdème rétinien s'étendant tout autour de la papille et soulevant la membrane nerveuse, ainsi qu'on l'observe dans les névro-rétinites rétro-bulbaires résultant de la gêne de la circulation cérébrale.

Il y eut encore cependant quelques heures dans la journée pendant lesquelles, si les signes ophthalmoscopiques n'eussent pas été aussi formels, on eût pu conserver quelque espoir. Aussi, bien que la certitude d'une terminaison fatale fût pour nous complète, avons-nous insisté sur les révulsifs cutanés et avons-nous mis en usage en petits lavements, le bromure de potassium, l'assa fœtida, et l'hydrate de chloral.

A partir de l'après-midi, les phénomènes de compression s'accentuèrent de plus en plus, la mydriase devint extrême pour les deux yeux, le strabisme convergent de l'œil droit devint permanent; les soupirs cessèrent de se faire entendre, mais les mouvements de mâchonnement avec écume à la bouche, enfin les contractions des muscles de la face, du cou, du tronc et des membres, ne laissèrent plus un moment de rémission à l'enfant qui expira dans la nuit du 18 au 19, c'est-à-dire au cinquième jour du début.

Cette observation de méningite aiguë simple ou granuleuse, mais incontestable, survenue brusquement en pleine santé chez un enfant de trois mois, nous a paru mériter de fixer l'attention de nos confrères. Elle a présenté en effet dans sa rapide évolution un signe qui, malheureusement, manque dans bien des cas et sur lequel nous désirons particulièrement insister, car toutes les fois qu'il existe, il donne une signification irréfutable à des symptômes jusque là incertains et permet à lui seul de porter le diagnostic.

Ce signe, très-peu connu des praticiens spécialistes puisqu'on ne le trouve nullement mentionné dans les ouvrages de Rilliet et Barthez, Barrier, Bouchut, nous l'avons à dessein placé en tête de cette observation, c'est le chémosis conjonctival.

Comment une méningite peut-elle donner lieu à la formation du chémosis conjonctival et de l'œdème palpébral, c'est ce que la découverte récente de Schwalbe met en pleine lumière. Cet habile anatomiste a trouvé, dans des expériences restées célèbres, qu'une injection poussée dans l'espace sous-arachnoïdien passait à travers le trou optique, dans l'intervalle compris entre la gaîne externe, et la gaîne interne du nerf optique, de manière à soulever d'une part la lame criblée en produisant un état pareil à l'œdème rétinien péripapillaire et d'autre part à fuser à travers le tissu cellulaire qui double la capsule de Tenon et l'espace périchoroïdien, jusqu'à la conjonctive qui se laisse distendre en formant le chémosis, dont l'œdème palpébral n'est dès lors qu'une conséquence naturelle par voie de propagation.

Le nerf optique pourvu de sa gaîne interne dans son trajet intra-crânien arrive par le trou optique jusque sur le globle de l'œil, dans lequel il pénètre en s'épanouissant à travers la lame criblée scléroticale ; dans son trajet intra-orbitaire, c'est-à-dire dans une étendue de 2 à 2 centimètres et demi, cette enveloppe du nerf est entourée d'une gaîne d'une même nature que la sclérotique, qui se continuant avec le périoste au niveau du trou optique, se termine sur la sclérotique même, constituant ainsi un espace intra-vaginal dans lequel le liquide céphalo-rachidien peut s'amasser sous l'influence d'une hypersécrétion. Il se trouve en excès et fuse de là jusque dans le tissu cellulaire sous-conjonctival. Nous dirons, à cette occasion, que nous avons vu dans une énucléation, pratiquée post mortem sur un malade qui avait succombé à une hémorrhagie cérébrale, cette tunique vaginale distendue par le sang venu de la cavité crânienne et formant un cylindre de 8 millimètres de diamètre, c'est-à-dire double au moins de l'épaisseur habituelle. Cette distension de la gaîne externe du nerf optique par le sang épanché lors d'une hémorrhagie cérébrale ou par l'excès du liquide céphalo-rachidien, produit sur les fibres nerveuses qu'elle enserre un véritable étranglement, qui donne l'explication d'un grand nombre de phénomènes dont, avant la découverte de Schwalbe, on ne pouvait que conjecturer le mode de production. Les névrites rétro-bulbaires, les ecchymoses conjonctivales consécutives à des fractures de la base du crâne, les cas de chémosis conjonctival observés au cours de certaines méningites et dont la cause restait ignorée sont de ce nombre et reçoivent de ces données anatomiques une importante consécration.

Le cas qui fait l'objet de cette note nous paraît devoir être rangé au nombre de ces inflammations de la pie-mère se manifestant tout à coup par une irritation sécrétoire qui a pour résultat d'augmenter la quantité du liquide céphalo-rachiden, lequel cherche dès lors à se faire jour en fusant à travers le tissu cellulaire, jusque dans le tissu sous-conjonctival et dont le chémosis a été ici la première manifestation. Le symptôme de l'exagération dans la quantité du liquide intra-crânien prend donc ici une importance capitale, puisque, à lui seul, il peut mettre sur la voie du diagnostic ; à ce titre, il mérite d'être sérieusement pris en considération, d'autant mieux que les livres de pathologie infantile le passent tout à fait sous silence; en second lieu les phénomènes thoraciques qui auraient pu, dans le cas actuel, faire croire à l'existence d'une pneumonie cérébrale, nous paraissent devoir occuper le second plan ; ils se sont montrés, en effet, dès que le bulbe a été lui-même comprimé, et alors que déjà, l'ophthalmoscope donnait les signes irrécusables de la thrombose rétinienne, témoignage certain de la gêne dans la circulation cérébrale.

L'affaissement des vésicules pulmonaires, l'atélectasie que nous avons constatée dès le 17, la fréquence extrême des battements du cœur, l'ataxie de cet organe, et le nombre si considérable des mouvements respiratoires, nous ont paru devoir être sous la dépendance de l'affection cérébrale, et nous sommes heureux que l'examen ophthalmoscopique nous ait fourni la preuve de l'existence du processus inflammatoire des méningites ; nous devons dire que nous n'avons pas, dans cet examen, trouvé de traces de tubercules choroïdiens. Ceux-ci, du reste, nous ont toujours paru être bien moins fréquents que pourraient le faire croire les affirmations de M. Bouchut, à ce sujet.

Brûlures de la conjonctive, 10 cas, parmi lesquels un résultait de la projection de métal en fusion (plomb), que j'ai enlevé avec la plus grande facilité ; trois étaient produits par de la chaux vive, quatre par de l'alcali et les deux autres par de l'acide sulfurique.

Le plus grand danger de ces brûlures réside dans la disparition du tissu brûlé et dans la formation consécutive d'un symblépharon.

Les **corps étrangers** de la conjonctive bulbaire sont rares, relativement à leur fréquence sur la cornée ou sur la conjonctive palpébrale et sont plus difficiles à extraire.

Les **végétations** de la conjonctive, que nous avons observées, résultaient de chalazions traités par des cautérisations avec le crayon. Lorsqu'on n'enlève pas complétement un chalazion ou qu'on ne le fend pas largement en cautérisant avec soin la poche après l'avoir préalablement vidée de son contenu, on voit la muqueuse s'hypertrophier et donner lieu à une plaque végétante qu'il faut exciser en comprenant dans l'excision le pédicule; on trouve souvent à la base de cette végétation un trajet fistuleux qu'il faut avoir soin d'agrandir et de cautériser si on veut détruire ces végétations que nous avons vu dans certains cas occuper le quart de l'étendue de la paupière supérieure.

Les **tumeurs** de la conjonctive, que nous avons observées, siégeaient quatre fois dans le cul-de-sac supéro-externe; elles étaient formées par une saillie de la dimension d'une aveline, s'exagérant dans le mouvement forcé de l'œil en bas et en dedans et revêtaient un aspect jaunâtre.

L'excision en a été pratiquée, en soulevant fortement la muqueuse de la tumeur avec une pince.

Nous avons rencontré trois fois des petites **vésicules transparentes** sur la conjonctive bulbaire, affectant la forme d'une grosse tête d'épingle, remplies d'un liquide amorphe, que nous avons excisées d'un coup de ciseaux.

Une autre fois la tumeur avait toutes les apparences d'un *kyste hydatique*, la vésicule d'un aspect jaunâtre présentant un point plus foncé dans son étendue, faisait saillie entre le muscle droit externe et le droit inférieur; il a suffi de faire la ponction et une incision pour que la tumeur, de la dimension d'une amande, s'affaissât entièrement. Nous n'avons pas trouvé de crochets dans le liquide évacué et recueilli avec soin; la tumeur ne s'est pas reproduite.

Dans un cas, c'était un *phlegmon* limité à la partie interne (grand angle de l'œil), dont la cause est restée inconnue; l'incision a donné issue à une quantité considérable de pus phlegmoneux et l'enfant a guéri très-rapidement.

Nous avons observé, sur un enfant aussi, une tumeur plate occupant quelques millimètres carrés de la conjonctive et située sur la prolongation du diamètre horizontal de la cornée, de la surface de laquelle on voyait émerger de véritables cils.

Cette *tumeur dermoïde*, qu'on rencontre assez rarement, trouve son explication naturelle dans la manière dont se forment les paupières qui, comme on le sait, ne se rapprochent l'une de l'autre, pour se fermer, que vers la fin du troisième mois de la vie intra-utérine et peuvent, dans ce rappprochement, ne pas produire une occlusion complète, et laisser une partie de la conjonctive à découvert.

Cette partie prend alors les propriétés de la peau et rien de plus naturel que de voir s'y développer des bulbes pileux; nous devons ajouter, pour être complet, qu'il n'y avait pas trace de coloboma des paupières, ni des membranes oculaires dans le cas qui nous occupe. Une touffe de poils sortait de cet épaississement de la conjonctive et justifiait ainsi l'expression: *Avoir du poil aux yeux*, qui pourrait paraître un peu risquée, et qui, comme on le voit par cet exemple, repose cependant sur l'observation d'un fait vrai.

Nous avons observé un fait absolument analogue sur la

conjonctive d'un magnifique chien de chasse d'un de nos amis. Chez lui, toutefois, le dermoïde avance de plusieurs millimètres sur la cornée.

Ptérygion, 21 cas, 0,0021, dont un placé dans l'angle inféro-externe ; tous les autres étaient situés dans l'angle interne ou externe.

Deux seulement ont été opérés, c'est-à-dire disséqués de la pointe à la base, et le sommet enfoncé dans une incision de la conjonctive où il a été fixé par deux sutures. Il n'y a pas eu de récidive.

Les cas de **pinguecula** (épaississement du tissu sous-conjonctival dans le diamètre horizontal de l'œil de chaque côté de la cornée), sont fréquents et nous leur opposons un simple traitement astringent. C'est, du reste, la seule chose à faire contre cette petite incommodité qui, à moins d'être trop prononcée, ne réclame pas l'excision.

Parmi les tumeurs malignes de la conjonctive, nous avons observé un seul cas de *cancroïde ulcéré*, occupant tout le canthus interne et la muqueuse bulbaire correspondante ; le malade, qui en était porteur, n'a fait que se présenter une fois à la consultation. Il en est de même d'une femme qui avait un *cancer mélanique* et qui s'est opposée à toute idée d'opération. C'était une femme de 56 ans, qui présentait, dans le grand angle de l'œil, une tumeur noire de la dimension d'une lentille, avec diffusion de pigment dans toute la conjonctive bulbaire et principalement en haut.

La tumeur remontait à trois mois et, au dire de la malade, serait la suite d'une brûlure par une étincelle de charbon qui lui a rejailli dans l'œil, il y a dix ans, et qui aurait laissé cette trace de son passage !

Les malades aiment toujours à rattacher à une cause

locale les maladies qui leur arrivent; il en est ici comme pour les tumeurs du sein, pour la production desquelles on fait toujours intervenir un traumatisme qui se serait produit plus ou moins longtemps auparavant, et tel qu'un coup de clef, un coup contre un meuble, etc., et qui aurait amené ultérieurement la formation d'un squirrhe ou d'un encéphaloïde de la glande mammaire.

Dans le cas actuel, il aurait fallu, pour se mettre à l'abri des récidives, faire l'extirpation du globe de l'œil en enlevant toute la conjonctive. C'est, en effet, la forme la plus terrible des cancers de l'œil, car elle récidive avec la plus grande ténacité lorsqu'on en laisse subsister quelques parcelles dans les tissus, et c'est vers les enveloppes du cerveau et de la moelle, à travers le nerf optique que se fait la généralisation.

Les membranes oculaires n'avaient rien encore et c'est pour cela certainement que la femme a hésité à faire le sacrifice de son œil, et ne s'est plus remontrée à la Clinique.

IV. MALADIES DE LA CORNÉE.

Lésions traumatiques.

La cornée, plus que toute autre partie du globe, est exposée aux actions extérieures, aussi trouvons-nous une proportion considérable d'extractions de corps étrangers implantés sur sa surface et plus ou moins enfoncés dans son épaisseur. Ce sont la plupart du temps des fragments d'acier ou de charbon, quelquefois des coquilles de petit millet qui pendant qu'on souffle dessus pour les faire voler, viennent se loger à la limite de la cornée et de la conjonctive et s'y fixent solidement grâce à leur concavité.

Corps étrangers de la cornée, 502, soit une proportion de 0,054. — Dès qu'on éprouve quelque difficulté pour leur extraction, il faut faire usage de l'écarteur et de la pince à fixer; c'est la meilleure manière d'éviter les mouvements involontaires du globe et aussi la manière la plus commode pour ne pas enlever l'épithélium dans une étendue plus considérable qu'il ne convient.

Dès que le corps étranger est sorti, on peut prescrire des applications froides pour calmer la douleur, mais il faut recourir aux compresses chaudes bientôt après pour favoriser et activer la réparation.

Les corps étrangers, à moins d'avoir pénétré dans la chambre antérieure, et d'être implantés sur l'iris et la capsule, se compliquent rarement d'iritis; nous en trouvons sur le relevé 3 seulement sur 502, qui aient été suivis d'iritis et d'hypopion, et c'étaient trois ouvriers qui avaient subi diverses tentatives infructueuses d'extraction tant dans leur atelier que dans des consultations hospitalières. Cependant il faut convenir que la répétition de ces pénétrations de fragments d'acier juste au pôle antérieur de la cornée ou dans son voisinage, finit par entraîner une légère opacité qui, pour être à peine perceptible, n'en contribue pas moins à gêner considérablement la vision.

Nous avons vu un cas dans lequel la cornée avait été frôlée par le bord empesé d'une manchette de toile très-fine; l'éclairage direct ne permettait pas de noter sur sa surface la plus légère opacité, et cependant, il y avait des douleurs ciliaires très-vives avec photophobie et larmoiement, qui n'ont cédé qu'à grand'peine au sulfate de quinine et à des applications locales calmantes.

Il est même resté, pendant plusieurs mois, un état de sensibilité et de douleur dont on ne trouvait nullement l'explication dans une modification visible de la cornée; il y avait eu certainement là, contusion des expansions terminales des nerfs de la cornée pour expliquer cette hyperesthésie.

Nous avons observé un cas analogue chez une dame qui avait heurté une feuille d'yucca et qui a conservé aussi pendant plusieurs mois une hyperesthésie de la cornée qui était des plus pénibles, sans qu'on pût déceler le moindre trouble sur la surface épithéliale de la cornée ou dans son épaisseur.

Déchirure, section, perforation de la cornée, 54 cas, soit 0,006. — Tous ces traumatismes doivent être soignés le plus tôt possible après l'accident, et le meilleur traitement qu'on puisse leur opposer, c'est la réduction de la hernie de l'iris à l'aide du collyre d'ésérine (0,05 pour 10 grammes d'eau distillée), instillé par gouttes toutes les dix minutes pendant une ou deux heures, puis une goutte seulement toutes les trois ou quatre heures. Lorsque la procidence de l'iris ne se réduit pas par ce moyen, il faut s'efforcer de dégager de la plaie cornéenne la partie enclavée, et en faire l'excision le plus vite possible si on veut éviter les poussées glaucomateuses ultérieures.

L'excision simple de la hernie est absolument insuffisante, et doit toujours être accompagnée du dégagement de l'iris, l'observation suivante en est une preuve évidente.

OBSERVATION 28. — *Perforation de la cornée o. g. en haut et en dedans avec des ciseaux. — Hernie de l'iris, excision simple; poussée glaucomateuse amenant la perte de l'œil, et nécessitant l'iridectomie au bout de 15 mois.*

L'enfant M...., âgée de 3 ans, s'est fait une perforation de la cornée gauche, le 29 avril 1876, dans une étendue de 6 millimètres et dans une direction oblique en haut et en dehors, depuis la limite scléro-cornéenne mais en pleine cornée toutefois, jusque vers le centre de celle-ci. L'iris fait hernie, l'œil est entièrement mou, et on peut s'assurer que le cristallin n'a rien; malgré la violence de ce traumatisme, l'enfant n'accuse aucune douleur, elle est très-difficile à examiner et résiste de toutes ses forces, de façon à exagérer encore la procidence de l'iris à chaque nouvel examen.

Le collyre d'ésérine employé aussitôt après l'accident amène cependant une légère réduction de la hernie, mais on est obligé au bout de quatre jours, de recourir au chloroforme pour bien examiner cette terrible enfant, et au besoin pour opérer la réduction, l'excision ou pour faire une iridectomie, en un mot pour dégager l'iris de son adhérence à la plaie cornéenne.

Le chirurgien appelé en consultation, jugea suffisant de faire l'excision de toute la partie prolabée et se contenta de passer une curette d'écaille entre les lèvres de la plaie pour s'assurer que l'iris était bien dégagé, après quoi l'enfant ayant une pupille allongée dans le sens vertical, qui paraissait libre d'adhérences, le pansement ouaté fut appliqué; quelques instillations d'atropine furent faites, et au bout d'une quinzaine de jours l'enfant reprenait sa gaieté que les visites seules du médecin changeaient en accès de colère, lesquels devenaient d'autant plus violents que la guérison semblait s'accentuer.

L'enfant, après l'opération, avait, à son réveil et à chaque tentative de pansement, poussé des cris tels, que l'incision cornéenne ne s'était pas fermée, et que l'iris avait de nouveau contracté des adhérences avec les lèvres de la plaie. Quoi qu'il en soit, elle paraissait très-bien remise, n'avait plus de photophobie ni de larmoiement et au bout de six mois, on constatait seulement que l'œil se déviait en dedans, et on pouvait voir aussi que l'iris n'avait pas une coloration bleue comme celle de l'œil droit, mais un peu verte, ce qui n'était pas sans nous inspirer des craintes pour l'avenir; cependant l'enfant ne se plaignait de rien, et on aurait pu croire que tout était rentré dans l'ordre, lorsqu'elle fut prise une dizaine de mois après l'opération, de douleurs péri-orbitaires, de photophobie, de rougeur et de larmoiement, phénomènes auxquels on ne put opposer aucun traitement, à cause des mêmes accès de colère, que lui causait toujours la vue du médecin ; il y eut ainsi des crises qui apparurent un an après l'opération, durèrent de quinze jours à trois semaines, pour reparaître de nouveau, si bien que quinze mois après l'accident, il fallut provoquer une nouvelle consultation, et l'enfant une fois endormie, on put constater que l'œil gauche était atteint d'une irido-choroïdite avec occlusion pupillaire complète, et dégénérescence partielle de l'iris qui était tiraillé vers la cicatrice cornéenne; la tension du globe était extrême, et selon toute apparence, nous avions affaire à un glaucome absolu avec cataracte adhérente, contre lequel il n'y avait qu'à tenter l'établissement d'une large pupille, et à faire l'extraction du cristallin s'il était cataracté ; peut-être même cela n'empêcherait pas d'avoir à recourir plus tard à l'énucléation.

Toutes ces éventualités auraient pu être prévenues, nous en avons la conviction, si après l'accident, au lieu de se borner à faire le dégagement de l'iris et à exciser la partie prolabée, on eût, par une incision périphérique, perpendiculaire à la section de la cornée, pratiqué l'iridectomie, c'est du moins ce que nous eussions tenté si, dans cette circonstance, nous avions tenu le bistouri.

C'est aussi à cette opération qu'on dut en venir, de l'avis unanime des consultants, et l'un d'eux, après avoir, non sans de grandes difficultés, fait une iridectomie, et s'être aperçu, selon les prévisions, que le cristallin était cataracté, dut en faire, séance tenante, l'extraction. Malgré ce traumatisme, c'est à peine s'il y eut de l'iritis, la chambre antérieure se reforma bientôt en partie, et l'œil conserva son volume normal.

Il y a un an que l'opération est faite, et l'atrophie du bulbe ne s'étant pas produite, tout porte à croire qu'elle ne se produira pas et que l'enfant en sera quitte pur un strabisme convergent.

Les conditions de circulation de l'iris sont tellement modifiées par l'établissement d'une pupille artificielle, dans ces cas de synéchies antérieures, un peu étendues, qu'on peut dire que, dans l'immense majorité des cas, elle suffit pour mettre fin aux douleurs d'étranglement dont les malades souffrent dans ces circonstances. Toujours est-il que la petite M..., depuis cette opération, a été débarrassée de ses douleurs, et que, un mois après, elle n'était déjà plus reconnaissable, tant elle avait repris sa gaieté et ses forces. Elle avait passé un mois avant l'opération sans pouvoir se nourrir, à cause des douleurs à peu près constantes dont son œil était le siége ; depuis elle n'a plus souffert et nous croyons pouvoir affirmer qu'elle ne souffrira plus et que, sauf la fonction visuelle qui est probablement à tout jamais compromise, son œil se fera oublier, ce qui n'est pas une petite considération, quand on songe à la menace de l'ophthalmie sympathique et à la perspective d'une énucléation.

Lorsque la *déchirure* ne porte que sur la cornée, le pronostic est en général favorable, sous réserves toutefois, car l'enclavement de l'iris est toujours chose dangereuse, mais lorsqu'elle s'étend jusqu'au niveau du cercle ciliaire, c'est-à-dire à quelques millimètres de la limite scléro-cornéenne, on doit s'attendre à toute espèce de complications, irido-choroïdite, décollement des membranes, poussées glaucomateuses, douleurs violentes et lenteur considérable de l'évolution pathologique dont le globe oculaire devient le siége par suite de la lésion de cette zone sensible par excellence qu'on pourrait, à juste titre, désigner sous le nom significatif de *Noli me tangere*.

Le pronostic devra donc toujours être réservé dans les perforations, car il n'y a pas de traumatisme qui réclame un traitement plus judicieux et en même temps moins général; c'est toujours d'après la lésion qu'il faudra savoir se déterminer et se tenir prêt à agir au mieux de l'intérêt de celui qui réclame des soins.

L'observation suivante démontre que l'iridectomie, quand elle peut être pratiquée sur la partie enclavée, peut rapidemment mettre fin aux menaces d'irido-choroïdite glaucomateuse.

OSERVATION 29. — *Perforation de la cornée o. d. en bas et en dedans avec des ciseaux. — Hernie de l'iris. — Iridectomie — Extraction du cristallin cataracté.*

L'enfant Arth...., 5 ans, nº 11,173, s'est crevé l'œil droit-il y a cinq jours déjà avec la pointe d'une paire de ciseaux qu'il s'est enfoncée dans la cornée.

La section a été faite de bas en haut et de dehors en dedans depuis la limite scléroticale de la cornée jusqu'à son centre : la capsule du cristallin a été déchirée, la lentille cataractée s'applique contre la cornée, l'iris est entraîné hors de la plaie, et l'œil est très-mou, la cicatrice étant encore peu solide.

Après avoir chloroformé l'enfant, le 17 août 1877, j'ai fait avec le couteau de Graefe, une incision à la limite scléro-cornéenne et j'ai détaché en grande partie l'adhérence de l'iris à la cornée; j'ai pu faire une incision de 6 millimètres, puis avec les pinces à griffe, j'ai tiré l'iris qui était très intimement soudé à la capsule et à la cornée et j'ai réussi à en exciser un bon lambeau : puis, avec les ciseaux introduits dans la chambre antérieure, j'ai détaché l'iris le long de la cicatrice, incisé la capsule et l'iris d'un coup de ciseaux, et évacué le cristallin avec la curette légèrement passée sur la cornée.

Après l'évacuation des masses opaques et limpides, *ma pince capsulaire* introduite dans l'œil, a ramené dans ses mors la capsule doublée d'exsudats fibrineux, sans qu'il soit sorti la moindre parcelle d'humeur vitrée.

2 gouttes d'ésérine ont été instillées après l'opération et renouvelées toutes les quatre ou cinq heures; pansement ouaté;

L'enfant a vomi plusieurs fois pendant l'opération, mais le chloroforme a été redonné aussitôt après le vomissement, et tout s'est très-bien passé. Le 18, pas de douleur ; iritis légère avec exsudat pupillaire. Continuation de l'ésérine le 19, 20, 21, 22 ; amélioration sensible, guérison au bout de deux mois. L'enfant, revu au mois de décembre, présente une occlusion pupillaire, mais n'a pas de douleurs ; une simple iridotomie lui rendra une vision, défectueuse il est vrai, mais suffisante pour se conduire, si l'œil gauche devenait malade à son tour et c'est une terminaison heureuse après un pareil traumatisme.

OBSERVATION 30. — *Perforation de la cornée o. d. avec procidence de l'iris et iridodyalise. — Guérison.*

Enfant Maurivar, 16 ans. Section de la paupière o. d. par un morceau de verre qui, détaché d'un vasistas, est tombé sur l'œil d'une hauteur d'un mètre et demi, a traversé la paupière supérieure et est venu inciser la cornée dans une étendue de 8 millimètres dans une direction oblique en bas et en dedans. Lorsque l'enfant se présente à nous, l'œil est mou, l'iris fait hernie à travers la plaie et la pupille se trouve fortement tiraillée. L'accident est arrivé il y a trois heures ; instillation d'ésérine, une goutte toutes les 10 minutes ; excision du lambeau d'iris qui était hernié, et réduction d'une partie à l'aide de la curette plate d'écaille. — Applications froides et ésérine. — La réduction se fait à peu près complétement. — Douleur nulle. — Au bout de quelques heures j'emploie l'atropine alternativement avec l'ésérine et je fais continuer les compresses froides. La dilatation commence à se faire et dès le quatrième jour, la chambre antérieure se reforme ; la pupille a une forme elliptique, les milieux sont transparents et malgré la violence du traumatisme il n'y a pas de cataracte, le jeune homme voit très-bien. La plaie cornéo-scléroticale intéresse la cornée dans une étendue de 5 millimètres et s'étend sur la sclérotique dans une étendue de 3 millimètres jusqu'au niveau de la zone ciliaire, mais la déchirure en ce point est très-superficielle et pour ainsi dire épisclérale, tandis que la cornée a été coupée exactement comme par un bistouri.

La photophobie et le larmoiement, très-intenses le premier jour, cessent dès le deuxième jour. Pas de trace d'inflammation. Au bout de trois semaines la guérison est complète, la vision parfaite et le jeune homme peut reprendre son travail.

Parmi les perforations traumatiques de la cornée, nous citerons encore deux cas de décollement de l'iris dans une étendue de 5 à 6 millimètres, terminés sans poussées glaucomateuses et guéris avec des synéchies antérieures. C'est, du reste, la complication pour ainsi dire forcée des perforations, quand elles n'ont pas été soignées aussitôt après l'accident et souvent même malgré le traitement.

Les couteaux, les ciseaux, les fragments d'acier, de pierre, les morceaux de verre, les copeaux de bois, les plumes entre les mains des enfants, tels sont les corps étrangers à l'aide desquels se font, la plupart du temps, les perforations.

Nous avons relevé seulement cinq cas de *brûlure* de la cornée, tantôt avec de l'alcali volatil, tantôt par projection de graisse en ébullition, d'étain en fusion ou de machefer, une fois enfin par projection de chaux.

Affections de la cornée.

La cornée, de même que la conjonctive, est souvent le siége de *pustules* ou de *phlyctènes* (73 sur 9,500, soit une proportion de 0,0075) qui se compliquent souvent de photophobie et ont une tendance marquée à la récidive.

Il n'est pas rare de rencontrer soit une cause générale (vice herpétique, scrofule, lymphatisme), soit une cause locale (vice de réfraction) comme cause de la persistance de ces pustules de la cornée qui, quand elles sont bien soignées, c'est-à dire sans l'intervention de collyres à base métallique, guérissent en général très-bien sans laisser la plus légère trace de leur passage.

Dans certains cas cependant il se forme à la suite des abcès, une véritable cicatrice qui expose à une taie plus ou moins apparente.

Il arrive souvent aussi que la cornée ne présente qu'un soulèvement de quelques cellules épithéliales, une véritable *abrasion* qui risque de passer inaperçue de la plupart des médecins qui ne regardent pas à l'éclairage artificiel ; ces abrasions (115, soit 0,012), guérissent très-facilement par l'emploi des fomentations chaudes, et sont au contraire exapérées par les collyres au sulfate de zinc, de cuivre ou nitrate d'argent.

Les **abcès** (266, soit 0,027) sont extrêmement fréquents et siégent le plus souvent au pôle antérieur de la cornée ; ils se compliquent quelquefois d'hypopion et doivent aussi être traités par les fomentations chaudes et calmantes appliquées localement ; lorsqu'ils se sont transformés en *ulcères*, ou bien lorsque les ulcères se sont formés d'emblée, la chaleur, sous forme de compresses, est aussi le meilleur traitement à employer jusqu'au moment où la substance propre de la cornée se trouvant protégée par la formation d'un épithélium nouveau, on puisse recourir aux préparations excitantes à base métallique, lesquelles sont, à ce moment, non-seulement sans inconvénients, mais, au contraire, de la plus grande utilité.

Les **ulcères** de la cornée (418, soit 0,04) s'observent surtout chez les enfants et chez les adultes atteints d'affections lacrymales, et lorsque cette dernière complication existe, et n'est pas soupçonnée, l'ulcère ne tarde pas à prendre un mauvais aspect et à donner lieu à la formation d'un hypopion qui peut compromettre la vision au bout de très-peu de temps.

Dans certains cas (forme serpigineuse), les ulcères de la cornée envahissent rapidement les lames de substance propre de cette membrane et amènent une nécrose plus ou moins étendue qu'on ne peut restreindre que par des soins appropriés (incision de Sœmish), ainsi que nous en rapportons plus loin des exemples.

Au traitement des abcès et ulcères de la cornée que

nous avons fait connaître (1), il importe d'ajouter l'emploi du sulfate neutre d'ésérine qui, notamment dans certaines infiltrations ponctuées de la cornée, qu'on observe dans les catarrhes sur-aigus de la conjonctive ou même dans certains abcès, a produit souvent un résultat inespéré, et une guérison certainement beaucoup plus rapide que l'atropine.

On fait faire une solution neutre de 0,05 de sulfate neutre d'ésérine pour 10 gr. d'eau distillée, et on fait instiller une goutte toutes les heures ou toutes les trois ou quatre heures pendant quelques jours. En même temps, bien entendu, on insiste sur le traitement général.

La cornée peut encore s'ulcérer sous l'influence d'une lésion des nerfs trophiques (V^e^ paire).

OBSERVATION 31. — *Kératite névro-paralytique avec taie de la cornée, consécutive à une anesthésie complète du trijumeau du côté droit. — Hémianesthésie de la face.*

M. D..., 34 ans, petit, tempérament lymphatique, obèse et cependant doué d'une assez grande activité ; tendance invincible au sommeil dès qu'il est assis ; bonne santé habituelle, conservation des facultés intellectuelles, se présente à notre consultation pour une taie de la cornée droite qui est sillonnée par quelques vaisseaux et aussi pour une rougeur conjonctivale depuis longtemps persistante *mais sans chémosis.*

Quand on examine l'œil à l'éclairage latéral, on aperçoit à travers une faible opacité de la moitié inférieure de la cornée, des traces d'iritis ancienne, quelques dépôts d'uvée sur la capsule, la pupille se montre un peu mobile et *n'est pas resserrée.*

Le champ visuel est conservé, l'acuité est nulle.

Le globe oculaire possède à peu près la consistance de celui du côté gauche, qui est *normale.* En voulant explorer la sensibilité, je m'aperçois que toute la moitié droite de la face desservie par les branches du trifacial est absolument insensible tant au point de vue de la sensibilité tactile que de la sensibi-

(1) *Clinique des Quinze-Vingts*, p. 28.

lité spéciale. J'apprends alors, en questionnant le malade, que cet état remonte à deux années déjà et d'après ses réponses je parviens aisément en réunissant les symptômes dont il a souffert, à constituer la maladie décrite sous le nom *kératite nevro-paralytique.*

Les cas de cette affection sont assez peu fréquents pour qu'il y ait intérêt à faire connaître cette observation dans tous ses détails; d'autant plus que le malade dont il est question peut servir à élucider un point que les physiologistes n'interprètent pas tous de la même manière. Notre malade est, en effet, atteint d'anesthésie complète de la cinquième paire dans sa grosse comme dans sa petite racine, et la kératite dont il a été atteint il y a deux ans n'a pourtant pas amené la fonte purulente des membranes ainsi que bon nombre d'auteurs pensent que cela s'observe souvent.

A quoi tient donc dans le cas actuel sinon l'absence, du moins le peu d'intensité des troubles trophiques dans la région innervée par la 5e paire? Rappelons en quelques mots que le nerf trijumeau prend son origine apparente sur les limites du pédoncule cérébelleux moyen et de la protubérance, par un gros cordon formé de deux racines bien distinctes; l'une sensitive beaucoup plus grosse s'enfonce dans le bulbe crânien, ou elle s'anastomose avec le nerf auditif, et se continue d'une part avec le faisceau antéro-latéral du bulbe et d'autre part avec le corps restiforme; c'est elle qui forme uniquement le ganglion de Gasser; l'autre motrice, plus petite, émerge de la protubérance et se continue avec le cordon antéro-latéral de la moelle.

En présence des phénomènes éprouvés par le malade et dont nous avons déjà donné un léger aperçu, nous avons dû, pour arriver à formuler un diagnostic rationnel, nous poser les questions suivantes :

Y a-t-il chez notre malade une lésion organique de

l'encéphale? (tumeur au voisinage de la protubérance); y a-t-il défaut de continuité dans la propriété conductrice du trifacial? (tumeur comprimant le tronc ou les branches de ce nerf, ou dégénérescence, etc.), en d'autres termes l'anesthésie est-elle périphérique ou résulte-t-elle d'un défaut de perception sensorielle?

L'étendue limitée de l'anesthésie, et la conservation des mouvements volontaires, nous font pencher pour l'origine périphérique, surtout si nous faisons entrer en ligne de compte l'abolition des mouvements réflexes. Dans le cas actuel ce n'est pas seulement sur la grosse racine, mais aussi sur la petite (racine motrice) que doit porter la dégénérescence atrophique ou autre, car les muscles masseters se trouvent un peu atteints; la moitié droite de la face est plus flasque, la salive bave souvent par la commissure droite, le malade ne peut siffler que très-imparfaitement.

L'absence de paralysie portant sur d'autres nerfs sensitifs ou moteurs de la tête ou même du tronc, nous semble militer en faveur de la localisation périphérique de la lésion. Nous en dirons autant de la perte de la sensibilité olfactive et tactile de la narine droite, ainsi que de la perte de la sensibilité tactile et gustative de la moitié de la langue qui supporte une solution de strychnine sans manifester la moindre répugnance jusqu'à ce que la moitié gauche se trouvant imprégnée par la salive, le malade accuse alors la sensation d'une saveur horriblement amère.

Si maintenant nous portons notre attention sur les phénomènes de la nutrition, nous observons que la moitié droite de la face est moins chaude que la moitié gauche, la circulation y est plus ralentie, la muqueuse buccale est aussi insensible que la face cutanée. Dans ces derniers jours il est survenu une ulcération sur le bord antérieur de la langue, les gencives sont un peu ramollies, les dents paraissent allongées au malade qui voudrait les faire arracher; cependant à la percussion avec un stylet métallique, aucune d'elles n'accuse de l'hypéresthésie.

Quant au globe de l'œil, il est entièrement anesthésié : c'est ainsi qu'on peut promener le doigt ou mieux un morceau de papier ou le dos d'un crayon sur la cornée sans susciter le moindre clignement; les paupières ne clignent que sous l'influence de la lumière, ou même sans cause aucune et pour ainsi dire d'une manière instinctive et de temps en temps; mais elles obéissent parfaitement à la volonté, et c'est, à notre avis, dans l'intégrité de la septième paire qui a permis la conservation des mouvements volontaires, qu'il faut chercher la raison de la conservation des membranes oculaires dans un état d'intégrité relative qu'elles n'auraient pas conservé depuis deux années que dure la paralysie trifaciale, si l'œil exposé au contact des poussières n'avait eu pour se protéger que le clignotement que nous venons de signaler.

On sait en effet que toutes les fois qu'on rompt la continuité dans la propriété conductrice de ce nerf en faisant la section intra-crânienne du ganglion de Gasser, l'œil, outre les phénomènes constants qu'il éprouve immédiatement, tels que myosis, insensibilité, chémosis, exophthalmos, etc., ne tarde pas à perdre de sa consistance et à présenter des opacités cornéennes qui aboutissent à la perforation et à la fonte purulente de l'organe.

Nous avons vu, pour notre part, plusieurs cas de paralysie de l'orbiculaire sans anesthésie de la cinquième paire être suivis d'ulcères de la cornée qui nous ont paru devoir être attribués à l'exposition permanente du globe oculaire aux injures des poussières extérieures; il en est de même des ectropions cicatriciels ou paralytiques et malgré l'observation si intéressante rapportée par Taylor, nous pensons que l'exposition permanente de la conjonctive et de la cornée à l'action irritante des poussières est la cause directe des accidents que nous venons de mentionner ; est-ce à dire que la paralysie de la cinquième paire ne puisse par elle-même amener des troubles trophiques conduisant l'œil aux mêmes désastres ? Évidemment non ; car il suffit de passer la pulpe du doigt sur un œil dont le trifacial est paralysé pour acquérir la conviction que l'état de sécheresse dans lequel se trouvent la cornée et la conjonctive est une menace permanente pour l'intégrité de la cornée, mais il est hors de doute qu'il a suffi ici de la conservation des mouvements volontaires pour ralentir les phénomènes de dénutrition et mettre notre malade dans les conditions que réalise le professeur Snellen, lorsque, après avoir fait la section du ganglion de Gasser sur un lapin, il ramène l'oreille sur l'œil pour en opérer l'occlusion à l'aide de quelques sutures.

La cause de cette anesthésie du trifacial n'est pas facile à déterminer ; notre malade, et c'est peut-être pour lui un heureux événement, a contracté la syphilis, il y a douze ans, et bien qu'il n'ait aucune manifestation certaine de la diathèse syphilitique, nous l'avons soumis au traitement antisyphilitique en lui faisant faire des onctions mercurielles que nous avons poussées jusqu'à la salivation.

Il faut dire néanmoins qu'il a pris à plusieurs reprises un traitement anti-syphilitique sans en retirer de sérieux avantages. Il est vrai que jamais le traitement n'a été continué assez longtemps, et peut-être obtiendrons-nous quelque résultat d'un traitement méthodique. En même temps, nous l'avons soumis à des injections locales de sulfate de strychnine à $\frac{1}{100}$. Ces injections de 1/2 centigramme et au bout de quelques jours de 1 centigramme, ont amené au bout de douze jours une sensibilité incontestable dans les régions frontales, temporale et maxillaire. Le globe oculaire est resté complétement insensible, de même que les paupières, mais la sensibilité spéciale et tactile de la langue et de la muqueuse de Schneider, ont été momentanément réveillées.

Après les onctions mercurielles, et les injections de strychnine, les courants continus ont été appliqués sans un succès bien notable, et le malade est reparti amélioré mais non guéri.

Nous dirons en terminant que notre malade a souffert, il y a deux ans, d'une hypéresthésie de la branche maxillaire supérieure, alors que déjà il y avait paralysie du sentiment dans toute la moitié de la face et au moment où a éclaté la kératite neuro-paralytique.

Les **facettes** (46, soit 0,005) succèdent aux ulcères ou aux abcès, ont une étendue plus ou moins considérable, et offrent toujours un pronostic grave à cause de la difficulté et de la lenteur de la réparation. Il est rare qu'à la suite d'une facette, la cornée reprenne exactement sa forme arrondie, et c'est cette inégalité de surface, quelquefois tellement minime, qu'on ne saurait l'apercevoir sans l'éclairage artificiel, qui est la cause d'un astigmatisme irrégulier impossible à corriger et causant néanmoins une grande diminution dans l'acuité visuelle.

Les fomentations très-chaudes finissent par combler la perte de substance, à la condition qu'on les applique régulièrement, pendant un temps fort long, et proportionné à l'étendue et à la profondeur de la facette.

Les facettes paraissent quelquefois d'emblée sur la cornée, au cours d'une ophthalmie purulente grave, surtout diphthéritique, c'est-à-dire sans être précédées d'un abcès ou d'un ulcère; elles sont alors centrales, très-étendues, et d'un pronostic très-fâcheux.

Taies de la cornée.— Tatouage.

Les *taies* (337,—0,036), les *albugo* (43,—0,005), les *leucomes* (85,—0,009), sont les complications courantes de l'ophthalmie purulente ; tout le souci du médecin doit être d'en prévenir la formation, puisque cela est presque toujours possible avec des soins appropriés donnés dès le début, car une fois produites, rien n'est plus difficile que de faire disparaître ces taches formées par du tissu cicatriciel ou par des dépôts métalliques.

Il faut songer que le simple *néphélion* est capable de diminuer l'acuité au point de rendre impossible le service militaire, à plus forte raison les albugo, les taies et les leucomes.

Le meilleur traitement des taches de la cornée, consiste dans l'application entre les paupières de pommade au précipité jaune, dont la proportion doit varier selon qu'on la laisse quelques minutes seulement ou bien qu'on l'abandonne dans le cul-de-sac conjonctival. Mais il est préférable de changer de temps en temps la nature du sel et de recourir tantôt au calomel, tantôt au chlorure de sodium, au sulfate de soude, à l'iodure de potassium, mais toutes ces préparations sont inférieures comme efficacité au bioxide de mercure à dose massive (1/8), qu'on ne laisse que quelques minutes en contact avec la cornée.

On peut faire monter l'acuité visuelle, et diminuer considérablement la dispersion des rayons lumineux, en *tatouant* avec l'encre de Chine les *taches de la cornée*, ainsi que nous l'avons fait plusieurs fois avec avantage.

Il va sans dire que cette opération devra être faite avec soin, et à des intervalles assez éloignés pour éviter les inconvénients qu'on lui a reproché de produire, et que nous n'avons quant à nous jamais observés ; c'est ainsi que Panas, à la Société de chirurgie, a cité deux cas d'iridocyclite, dont une sympathique, survenues sur des yeux tatoués à l'encre de Chine et qui avaient fait courir les plus grands risques, dans un de ces cas à l'œil tatoué, et conduit dans l'autre le chirurgien, à pratiquer l'énucléation de l'œil primitivement sain.

C'est une complication dont il faut savoir gré à Panas d'avoir signalé la possibilité, mais il ne nous paraît pas probable quelle fasse tomber en défaveur une opération qui, lorsqu'elle est bien faite, rend des services signalés et qui, comme toutes les opérations qui se pratiquent sur les yeux, doit être faite avec certaines précautions qu'on n'avait peut-être pas prises dans les cas auxquels il est fait allusion, et que nous croyons devoir donner ici en indiquant notre manière de faire dans cette circonstance.

Après avoir placé l'écarteur, nous piquons avec cinq aiguilles réunies en faisceau, la tache ou le leucome, dans une étendue de 3 millim. carrés, en tenant l'œil bien fixé et faisant nos piqûres perpendiculairement à la surface cornéenne. Le sang ne tarde pas à sortir des piqûres, et ce n'est qu'à ce moment qu'avec une spatule nous étendons l'encre délayée aussi exactement que possible sur la surface piquée en frottant légèrement, de façon à bien imprégner la cornée. Nous recommençons alors une seconde fois les piqûres à travers l'encre de Chine et nous passons encore une fois la spatule sur la partie piquée qui ne doit pas dépasser 3 millim. carrés.

Nous enlevons la pince à fixer, mais nous laissons l'écarteur pendant une bonne demi-heure pour empêcher les paupières d'enlever l'encre avant sa pénétration.

Nous faisons rester les opérés à l'abri de la lumière trop vive pendant un ou deux jours; et nous ne recommençons un second tatouage que lorsque la rougeur périkératique et la petite irritation, occasionnées par les piqûres et par la pénétration de ces véritables corps étrangers, est finie depuis longtemps, au moins quinze jours.

Grâce à ces petites précautions, nous n'avons jamais observé, après les tatouages, autre chose que des signes d'irritation assez légère et qui ont passé avec quelques soins insignifiants.

Parmi les huit tatouages que nous avons faits, nous trouvons mentionnées deux fois des douleurs très-vives pendant le tatouage et se continuant pendant sept à huit jours encore. Dans les deux cas, il est vrai, il s'agissait de staphylomes partiels, dans lesquels l'iris était enclavé dans la cicatrice cornéenne et qui avaient nécessité une iridectomie quelques mois auparavant. Mais dans les deux cas, la complication s'est bornée à une rougeur périkératique et à des douleurs avec photophobie et larmoiement pendant une huitaine de jours.

Le deuxième tatouage a été suivi des mêmes douleurs chez l'une de ces opérées; chez l'autre, celles-ci ont même été un peu plus fortes la seconde fois que la première et cependant cela ne l'a pas empêchée de nous prier de lui faire un troisième tatouage plus de dix-huit mois après, ce qui nous a permis de constater une fois de plus, que le tatouage se maintient assez bien pendant plusieurs années, de sorte qu'en somme on peut dire que c'est là une opération utile au double point de vue cosmétique et optique, ce qui est une raison suffisante pour en justifier l'emploi malgré les dangers signalés avec raison par le chirurgien de Lariboisière.

Dans certains cas, la cornée devient le siége d'un *épanchement laiteux* qui se répand dans la substance propre sans affecter la forme régulièrement arrondie d'un abcès. Quelquefois les deux tiers ou la moitié du limbe de la cornée se trouvent infiltrés, pour ainsi dire, d'emblée et donnent à l'œil un aspect tout à fait particulier.

En regardant à l'éclairage latéral, on voit que l'épithélium de la cornée est intact et bien que l'aspect soit celui d'un dépôt métallique, on peut s'assurer qu'il n'en est pas ainsi. De plus, en examinant la sensibilité de la cornée on la trouve complétement abolie, de sorte que, selon toute apparence, il faut rapporter cette infiltration lymphatique à une affection du nerf trijumeau, qui ne revêt pas la marche habituelle aux affections neuro-paralytiques, puisque dans les cas excessivement rares auxquels nous faisons allusion, il n'y avait pas trace d'ulcération de la cornée.

Nous avons observé un cas de cette nature sur une femme de 45 ans, qui affirme qu'elle n'avait rien il y a quelques jours et qui aujourd'hui présente une opacité blanche de près de la moitié du limbe cornéen vers le centre avec un reflet parfaitement normal de la surface épithéliale de la cornée.

Nous devons à l'obligeance d'un de nos confrères en médecine vétérinaire, M. Benjamin, d'avoir vu un cas absolument analogue sur un jeune cheval à tempérament lymphatique et qui fut pris à l'âge de trois ans de kératite parenchymateuse de l'œil gauche, laquelle, sur nos conseils, fut traitée avec succès par les fomentations chaudes et l'atropine ; trois années après, il y a quelques mois, on nous a montré le même cheval, atteint depuis quelques jours et sans qu'il eût été fait de pansement à base de plomb ou autre sel, d'une infiltration laiteuse occupant les deux tiers de la cornée droite et irrégulièrement arrêtée sur ses bords, de façon à simuler dans la partie inférieure une goutte de lait faisant traînée ; ici encore l'épithélium de la cornée était parfaitement poli et intact dans toute son étendue, et l'infiltration siégeait visiblement entre les deux lames élastiques qui limitent la substance propre de la cornée. Nous avions affaire à un trouble trophique sous la dépendance des nerfs de la cornée, et nous avons institué le même traitement que pour la kératite parenchymateuse.

La cornée est très-fréquemment le siége d'inflammations superficielles, pustules ou phlyctènes, qui guérissent le plus souvent sans laisser de traces avec un traitement local et général appropriés.

La **kératite en bandelette** ne mérite une mention spéciale que parce que les vaisseaux qui se produisent pour aider la résorption des exsudats consécutifs à certaines inflammations phlycténulaires de la cornée, prenent alors un développement considérable et exposent toujours à laisser comme trace de l'exsudat fibrineux qui recouvre dans une épaisseur parfois considérable, les parties de cornée malades, une bandelette de tissu conjonctif cicatriciel, qui reste opaque après la guérison parfois fort longue de cette affection.

L'inflammation peut être *interstícielle*, limitée ou diffuse ; elle peut être *parenchymateuse*, ou enfin *séreuse*, c'est-à-dire n'intéresser que la membrane de Descemet et dans ces diverses formes, la durée est toujours très-longue et le médecin ne doit pas, par impatience ou par lassitude, ou encore pour céder aux instances des malades, modifier le traitement et changer le collyre d'atropine ou d'ésérine, pour des collyres à base métallique plus ou moins irritants, avec lesquels on ne peut qu'exaspérer le mal tant que l'indication de leur emploi n'est pas donnée par l'état local de la cornée (1).

Dans certains cas, les *granulations* se développent d'emblée sur la cornée et y font leur évolution, sans passer sur la conjonctive palpébrale ; le plus souvent, les deux éruptions se font simultanément, ou bien se localisent sur la

(1) *Clinique des Quinze-Vingts*, p. 36, 37, 38.

conjonctive et ne passent que longtemps après sur la cornée. Celle-ci se recouvre de vaisseaux et se convertit en une couche sarcomateuse (pannus vasculaire) qui est encore susceptible d'une guérison parfois bien inespérée d'autres fois, le tissu épithélial est tout à fait inégal, dépoli ; quelques rares vaisseaux sillonnent la cornée dans toute son étendue, et la rendent impropre à la vision.

Les kératites interstitielles doivent être soignées avec la plus extrême sollicitude, car elles exposent la cornée à se ramollir (*kératomalacie*), à se laisser distendre (*staphylome*) ou à subir une dégénérescence scléreuse, terminaisons qui toutes détruisent la vision, et peuvent dans l'immense majorité des cas être évitées, si on institue de bonne heure un traitement convenable.

Nous avons relevé :

98 *cas de kératite phlycténulaire*, soit 0,01.
18 *cas de kératite marginale*, soit 0,0015.
24 *cas de kératite en bandelette*, soit 0,0025.
8 *cas de kératite plastique*, soit 0,0008.
38 *cas de kératite interstitielle*, soit 0,0038.
32 *cas de kératite parenchymateuse*, soit 0,0030.
7 *cas de kératite séreuse*, soit 0,0007.

Il est rare que les quatre dernières formes de kératite ne se compliquent pas d'iritis, mais surtout les kératites parenchymateuses et les kératites séreuses.

Nous citerons parmi les 32 cas de kératite parenchymateuse, observés, trois cas compliqués d'ulcères scrofuleux et un cas reconnu de syphilis infantile qui méritent d'être mentionnés.

Observation 32. — *Kératite parenchymateuse double ; dents de de Hutchinson.— Ulcère scrofuleux d'une amygdale, perforation du voile du palais et de la voûte palatine.— Surdité.*

L'enfant M. P...., trois ans, née d'une mère un peu lymphatique mais bien portante en somme, et d'un père qui n'a jamais eu la syphilis, mais qui a les attributs de la scrofule, est prise au milieu des apparences de la santé, d'une légère opacité occupant un sixième environ de la cornée gauche ; sans rougeur ni larmoiement, puis l'œil droit commence à se prendre de la même façon, et les deux yeux malgré le traitement général anti-scrofuleux, et un traitement local bien institué ne tardent pas à être le siége d'une opacité diffuse qui envahit successivement toute la cornée par secteurs ; la cornée devient à un moment comme purulente, et l'enfant reste aveugle pendant un an et demi. Au cours de son ophthalmie, les oreilles s'étaient prises à leur tour et la surdité s'établissant, nous avons eu l'idée de regarder la gorge dont l'enfant ne se plaignait nullement et nous avons trouvé sur l'amygdale gauche une ulcération profonde, à fond sordide, grisâtre, du plus vilain aspect, que nous avons cautérisée avec le crayon de nitrate que nous avions sous la main. En même temps la dose d'huile de foie de morue a été doublée (elle en prenait déjà trois cuillerées à bouche par jour) et les autres préparations anti-scrofuleuses continuées. L'enfant habitait la campagne, je l'ai perdue de vue après six mois de traitement. Lorsque je l'ai revue deux ans après, j'ai constaté une perforation du voile du palais et de la voûte palatine dans sa partie postérieure, une surdité à peu près complète, et des opacités diffuses uniquement dans la cornée gauche, qui se voyaient seulement à l'éclairage oblique, et qui n'empêchaient nullement cette enfant, exceptionnellement intelligente, de voir à lire et à écrire.

Observation 33.— *Kératite parenchymateuse double, dents de Hutchinson.— Surdité. — Ulcère scrofuleux d'une amygdale et du palais. — Perforation de la voûte palatine.*

L'enfant C...., 4 ans et demi, pendant le traitement de sa kératite parenchymateuse, est prise d'une manière insidieuse et sans douleur, d'un ulcère profond, grisâtre, sur l'amygdale droite en même temps que sur la muqueuse du palais vers la partie postérieure. La perforation de la voute palatine se fait malgré le traitement énergique institué depuis le début de sa kératite.

La mère de l'enfant est très-bien portante et les renseignements manquent sur le père.

Les préparations iodées, martiales, anti-scorbutiques, le sirop de Gibert, l'huile de foie de morue, enfin les cautérisations employées tour à tour, n'empêchent pas la perforation de la voûte palatine.

Quand on n'emploie pas de collyres métalliques, pendant l'évolution de la kératite parenchymateuse et qu'on en réserve l'emploi avec l'électricité à courants continus et les autres excitants, pour la période consécutive à cette évolution, on arrive dans bon nombre de cas, avec de la persistance, à effacer entièrement les taches de la cornée même les plus prononcées; nous avons à la clinique des jeunes gens qui sont absolument méconnaissables, et qui, après avoir eu les cornées toutes laiteuses, n'ont plus que quelques taches diffuses insignifiantes, grâce à l'application journalière de la pommade au précipité jaune continuée *pendant des années.*

OBSERVATION. 34.— *Kératite parenchymateuse double. — Dacryocystite de chaque côté.— Perforation de la voûte palatine dans la partie antérieure.— Elimination des deux incisives droites et de la canine correspondante avec la partie du maxillaire supérieur dans lequel elles sont implantées, et d'une portion notable de la branche horizontale de cet os.*

L'enfant X...., âgé de 12 ans, se présente à la clinique pour une kératite parenchymateuse portant sur l'œil gauche. Il est petit, très-pale, et a l'aspect vieillot qu'on observe chez les enfants issus de parents vieux. Il a du larmoiement depuis longtemps et l'humeur s'amasse dans le coin de ses yeux. La dacryocystite est opérée de chaque côté et ici comme dans les cas signalés dans le premier chapitre, le couteau ne rencontre pas de canal nasal proprement dit, mais un espace très-agrandi par l'usure des os. Les dents n'ont pas le caractère des dents dites de Hutchinson.

Sous l'influence du traitement institué, l'œil gauche s'améliore assez rapidement; puis la cornée s'opacifie de nouveau et finalement s'éclaircit en l'espace de quelques mois, assez pour lui permettre de reprendre son travail ; mais l'œil droit se prend peu de temps après le gauche, et sur celui-ci les récidives sont plus fréquentes, et les dépôts parenchymateux beaucoup plus lents à se résorber. Il vient à la clinique depuis deux ans, tous les quinze jours environ, et dernièrement, en regardant ses dents, nous nous apercevons qu'il a un véritable coloboma du maxillaire supérieur, au-dessous du plancher de la fosse nasale droite, et qu'il y a là un espace de trois centimètre de long, par lequel la bouche communique avec les fosses nasales. Cet espace est bordé par la muqueuse épaissie formant des découpures analogues à des végétations verruqueuses non saignantes.

Le jeune homme nous apprend alors que, sans avoir jamais eu la moindre souffrance du côté de la bouche, et sans avoir interrompu son travail autrement que pour entrer dernièrement dans un hôpital afin d'y être soigné d'une plaie de la jambe, il a, en se mouchant un peu fort, il y a quelques jours, senti tomber quelque chose dans sa bouche. A sa grande surprise, il en a retiré trois dents avec un fragment assez considérable d'os : c'est à peine, ajoute-t-il, s'il y a eu un écoulement de sang. Il ne se préoccuperait même pas de cette chute des dents, si depuis, les liquides qu'il veut boire ne passaient malgré lui, de la bouche dans le nez. De plus il ne peut parler que très-difficilement et il y a urgence à faire une staphylorrhaphie.

OBSERVATION 35. — *Kératite parenchymateuse double. — Dents de Hutchinson. — Adénite sous-maxillaire. — Surdité et cécité. — Syphilis transmise par la nourrice.*

L'enfant T...., 13 ans, a eu les deux cornées entièrement opaques avec infiltration dans les lames de la cornée. Traitée pendant trois ans à la clinique, ses cornées se sont éclaircies au point qu'elle est entièrement méconnaissable ; cependant la vision ne revenant pas, j'eus un jour la curiosité de regarder le fond de l'œil à l'ophthalmoscope, et je pus constater de chaque côté une choriorétinite, ayant l'aspect des mêmes lésions qu'on observe chez les syphilitiques. J'appris alors de la mère que son enfant avait contracté la syphilis de sa nourrice et qu'après avoir été longtemps en traitement, et avoir eu des maladies très-persistantes, de la peau et de la gorge, ses yeux étaient devenus faibles sans qu'on remarquât de traces d'inflammation à l'extérieur. La choriorétinite s'était produite neuf ans après l'infection syphilitique, et la kératite parenchymateuse n'était survenue que quatre ans plus tard. J'ai tenu à m'assurer, et j'y suis parvenu, qu'il n'y avait pas ici de syphilis héréditaire; la question avait une réelle importance, étant donnée l'opinion de la plupart des oculistes qui considèrent la kératite parenchymateuse comme une forme à peu près constante de syphilis héréditaire. Inutile d'ajouter que l'enfant ne conservait plus d'acuité visuelle, que son champ visuel était lui-même fort restreint, les papilles en grande partie atrophiées et la cécité à peu près complète.

Nous avons pensé qu'il ne serait pas sans intérêt de mentionner séparément ces quatre cas, parmi les 32 de kératite parenchymateuse que nous avons observés, attendu qu'ils démontrent d'une manière péremptoire que cette affection est toujours liée à un état général, scrofule, lymphatisme exagéré, syphilis acquise ou héréditaire et que, pour la guérir, il faut recourir aux modificateurs puissants de ces diathèses diverses et se garder d'employer des irritants locaux pendant la période subaiguë d'épanchement intra-cellulaire, de dégénérescence graisseuse et de réparation qui doit suivre cette dernière.

On avait bien signalé, dans ces kératites, la concomitance de cette altération particulière des dents, décrite par Hutchinson, et qui consiste dans la disparition progressive de l'émail, depuis la couronne jusqu'à la table, mais je ne connaissais pas de fait d'élimination d'un fragment osseux venu d'une manière aussi silencieuse, et on peut le dire sans attirer l'attention de celui qui en a été l'objet. Enfin il n'est pas sans intérêt de remarquer, ainsi qu'on le peut encore en examinant la rangée de dents qui reste, que le jeune malade de l'observation 34 ne présente pas l'altération de l'émail qui favorise si bien la chute des dents.

Staphylome de la cornée, 57, soit 0,006.— C'est la terminaison trop fréquente des perforations traumatiques ou de celles qui suivent les ophthalmies graves. Il est partiel ou total et renferme l'iris enclavé dans la perforation.

Quand on n'a pas pu éviter la formation d'un staphylome par les paracentèses, le collyre d'ésérine, la compression méthodique, il est urgent de pratiquer une iridectomie ou d'en faire l'ablation pour éviter les complications glaucomateuses qui ne pourraient manquer de se développer. (Voir opérations.)

Quant au *staphylome pellucide* ou kératocone, nous en avons observé cinq cas sur des yeux déjà myopes. Aucun n'a consenti à subir l'opération de l'incision du sommet du cône et sa cautérisation, selon la méthode de Graefe, ni la trépanation. Nous n'y avons pas mis une grande insistance à cause de l'incertitude de l'intervention chirurgicale dans ces malheureux cas.

Synéchies antérieures, 26, soit 0,0026.— Souvent compliquées de cataractes polaires antérieures survenues soit à la suite de perforations traumatiques, soit à la suite d'ulcères de la cornée. Nous avons réussi, dans plusieurs de ces cas, à diviser ces synéchies à l'aide de nos ciseaux-bistouri, introduits dans la chambre antérieure sans évacuation de l'humeur aqueuse. Rien n'est difficile comme de détruire ces tractus fibreux, tendus de la cornée à l'iris, si on n'arrive pas à manœuvrer dans la chambre antérieure sans l'évacuer, et rien n'est en même temps plus important que cette division, pour rétablir les conditions de circulation régulière dans l'iris.

Les ciseaux-bistouri pénètrent dans la chambre en regard de la synéchie, au-dessous ou au-dessus d'elle, la saisissent entre leurs branches et la divisent avec la plus grande facilité sans faire courir le risque de toucher la membrane de Descemet ou même le cristallin.

V. MALADIES DE L'IRIS, DU CORPS CILIAIRE ET DE LA CHOROÏDE.

Lésions traumatiques.

Les *corps étrangers* pénétrent rarement à travers la cornée jusqu'à l'iris ; nous en avons observé trois cas seulement ; dans un cas, c'était un éclat de capsule et dans les deux autres un fragment d'acier qu'on voyait sur l'iris sans pouvoir, pour l'un des deux, reconnaître le point d'entrée à travers la cornée.

C'est toujours une lésion sérieuse que la pénétration d'un corps étranger dans l'iris, car il est difficile d'aller extraire le corps sans s'exposer à blesser le cristallin ; il est vrai que la plupart du temps le cristallin lui-même a été touché, quelquefois même il se trouve embroché par le corps étranger ; cependant on doit toujours se comporter comme si la capsule était intacte et s'efforcer de ne pas la toucher avec les pinces ; c'est ce qui contitue la difficulté de cette opération.

Pour extraire un fragment d'acier implanté dans l'iris, il faut faire à la cornée, au voisinage du corps et dans une situation qui ne puisse pas compromettre la vision par la formation souvent inévitable d'une cicatrice consécutive, une incision qui permette d'aller chercher le fragment avec des pinces à griffes assez résistantes, car il n'est pas toujours facile d'arracher ces corps étrangers, même quand on les tient bien entre les mors d'une pince et il faut quelquefois recommencer à plusieurs reprises, avant de réussir à les amener au dehors.

L'extraction devra être faite le plus vite possible après l'accident.

Observation 36. — *Pénétration dans l'œil droit d'un fragment d'acier. — Extraction. — Leucome adhérent consécutif.*

M. D..., 54 ans, n° 12,023, employé au chemin de fer, atteint d'une double cataracte plus avancée à gauche, commençant seulement à droite, a reçu depuis deux jours un fragment d'acier dans l'œil droit.

Il éprouve de violentes douleurs sus-orbitaires, et à l'aide de l'éclairage latéral, on peut voir l'ouverture faite à la cornée, au voisinage du sphincter pupillaire, et implanté sur un iris déjà verdâtre, un fragment d'acier qui paraît traverser obliquement l'iris et s'être fixé sur la capsule.

Des tentatives sont faites sans succès pour l'extraire à travers l'ouverture cornéenne qui lui a servi d'entrée, et que j'ai agrandie un peu pour pouvoir introduire les pinces sans contondre la cornée.

Les pinces l'ont, à plusieurs reprises, tenu dans leur mors, sans que j'aie réussi à le retirer, ce que voyant, je pratique une incision à la périphérie, comme pour faire une iridectomie et les pinces introduites par cette ouverture vont aisément saisir et amènent au dehors un morceau d'acier qui ne mesure pas moins d'un millimètre de large sur six millimètres de long, et qui s'était obliquement fixé dans le tissu de l'iris en le dilacérant dans une grande étendue.

Un traitement calmant consistant en compresses chaudes de pavot, et collyre d'atropine a été appliqué aussitôt après ; le malade, après avoir beaucoup souffert avant et pendant l'extraction, a vu cesser entièrement ses douleurs aussitôt après l'opération ; malheureusement la cornée fortement contusionnée a formé une plaie qui n'a pu se réunir séparément, et avec laquelle l'iris est venu faire corps pour constituer un leucome adhérent, avec effacement complet de la chambre antérieure.

Un mois et demi après, lorsque tout était fini, j'ai pratiqué une iridectomie, dans le but de rétablir la chambre antérieure, et de mettre cet homme à l'abri des poussées glaucomateuses et de permettre de lui faire plus tard une extraction de sa cataracte dans de bonnes conditions.

Du reste, il voit un peu à travers la pupille artificielle, ce qui semble faire croire que, malgré la pénétration du fragment d'acier dans la capsule, le traumatisme n'a pas eu une grande influence sur la cataracte commençante dont il était déjà atteint avant son accident; il s'est produit ici ce qui arrive fréquemment, dans certaines opacités cristalliniennes à marche excessivement lente, qu'une discision avec l'aiguille ne fait marcher guère plus vite, et qui, pour le dire en passant, ne sont pas d'un pronostic aussi favorable que les cataractes séniles proprement dites.

L'iris fait quelquefois hernie et forme sur la sclérotique une saillie staphylomateuse à la suite de traumatisme, coup de poing, coup de ciseaux ou projection de tout autre objet sur le globe de l'œil.

Nous avons relevé sept cas de staphylome de l'iris dans la région scléro-cornéenne, à la suite de traumatisme.

Kérato-iritis, 35, soit 0,0036. — Entre la kératite et l'iritis doit se placer la kérato-iritis, c'est-à-dire cette forme d'inflammation qui porte de préférence sur la membrane de Descemet et sur la membrane séreuse de l'iris; c'est là une forme assez fréquente et qu'il faut bien connaître, car elle se complique facilement d'épanchement de pus dans la chambre antérieure, et peut acquérir très-vite un haut dégré de gravité; on la désigne souvent sous le nom de kératite à hypopion; elle est d'origine diathésique, le plus souvent rhumatismale, et guérit, dans la plupart des cas, sans laisser de traces, pourvu qu'un traitement judicieux lui ait été opposé. Il ne faut pas hésiter à faire la paracentèse de la chambre antérieure dès que les compresses chaudes, le sulfate de quinine, le mercure, l'atropine et un traitement général approprié, n'ont pas réussi à empêcher la formation du pus ou à en amener la résorption après un ou deux jours.

Nous devons ajouter que, même sans qu'il se forme de pus, la guérison n'est malheureusement pas toujours possible, car il n'est pas rare de voir cette kérato-iritis séreuse donner lieu à des phénomènes glaucomateux secondaires, contre lesquels l'iridectomie, même très-bien faite, est loin d'avoir les avantages que tout le monde à peu près lui reconnaît aujourd'hui dans le glaucome inflammatoire, aigu ou même chronique.

Nous citerons, parmi les kérato-iritis que nous avons observées, un cas dans lequel l'iridectomie n'a pas pu rendre à la cornée sa limpidité et un autre dans lequel il a fallu, malgré une iridectomie bien faite, pratiquer l'énucléation pour mettre fin à des douleurs qui n'avaient que momentanément cessé après l'iridectomie et qui en étaient arrivées à menacer l'œil sain, d'ophthalmie symphatique. Enfin un troisième dans lequel la phthisie de l'œil est survenue lentement sans aucune opération.

OBSERVATION 37. — *Kérato-iritis séreuse, à marche insidieuse, affectant une forme glaucomateuse o. d. — Iridectomie. — Succès relatif.*

Mme T...., 70 ans, se présente à la consultation pour une kérate-iritis séreuse de l'œil droit avec opacité des milieux, rougeur péri-kératique, iris grisâtre et moyennement dilaté ; cornée insensible, tension extrême, T + 3, douleurs très-violentes depuis plusieurs jours déjà.

Champ visuel intact. L'iridectomie proposée n'étant pas acceptée par la malade, je la soumets au sulfate de quinine, aux applications de pavot, aux dérivatifs intestinaux, et je recommande surtout le *collyre d'ésérine* à 0,10 pour 10 gr., six gouttes par jour. Le traitement est commencé le 9 mars, et suivi au bout de quelques jours d'une amélioration réelle en ce sens que les douleurs n'offrent plus de crises aussi violentes, la tension intra-oculaire diminue, mais l'opacité diffuse de la cornée reste la même, et les milieux tout aussi impénétrables ; la pupille est rétrécie, la chambre antérieure est encore profonde.

Malheureusement les douleurs reviennent bientôt avec la même intensité, et la malade demande elle-même l'opération que je lui avais proposée. Le 26 mars, après l'avoir chloroformée, je pratique par une incision sclérale une iridectomie périphérique. Le sphincter pupillaire est resté fixé à la capsule, sans que la pince ait pu le dégager et j'ai fait ainsi involontairement une pupille à la manière de Pope. Pansement ouaté, cessation complète des douleurs. La chambre est reformée dès le lendemain 27 ; la cornée elle-même commence à s'éclaircir et l'état de la malade est tout à fait satisfaisant. Malheureusement, dans la nuit du 29 au 30, quelques douleurs reparaissent surtout dans la tête. La tension à un peu augmenté, et nous trouvons un léger épanchement de sang dans la chambre antérieure (cyclite). La malade quitte cependant la clinique le 1er avril, et continue chez elle les applications chaudes ; et le collyre d'ésérine. Les douleurs sont très-atténuées, mais se montrent encore de temps en temps et finalement disparaissent complétement le 15 avril. Le sang n'est pourtant pas entièrement résorbé, la chambre antérieure est à peu près effacée et l'œil est mou ; les milieux restent opaques, la malade n'en voit pas. Elle cesse tout traitement le 20 avril ; et en la revoyant tous les quinze jours, nous notons la disparition de l'hypohéma au bout de trois semaines ; quant à la cornée, elle conserve son opacité diffuse vers le centre, c'est tout au plus s'il y a un peu d'éclaircissement dans la partie qui correspond à l'emplacement de la pupille artificielle. On ne peut pas encore, plus de quatre mois après, voir le fond de l'œil, et, quant au *champ visuel, il est encore intact.*

Au lieu d'intituler cette observation kérato-iritis séreuse, j'aurais pu, avec tout autant de raison et sans que le traitement eût dû subir de modification, l'intituler : cyclite, irido-choroïdite ou irido-cyclite avec opacité de la cornée, de cause diathésique, puisque aucune cause extérieure n'était intervenue dans sa production, et que souvent on voit la cornée s'opacifier sous l'influence d'une irido-choroïdite ou d'une cyclite. C'est qu'en effet lorsque le tractus uvéal est malade, la propagation se fait aussi bien en avant du côté de la cornée, qu'en arrière du côté de la choroïde et du corps vitré, et il est dans certains cas absolument impossible de dire qu'il y a seulement kératite séreuse, iritis, cyclite ou choroïdite, mais toutes les quatre ensemble.

La solidarité circulatoire, tant sanguine que lymphatique, qui existe entre ces membranes reliées au centre commun, la zone ciliaire, les confond pour ainsi dire en une seule, et dès lors il n'est pas possible, quand l'une est prise, que les deux autres n'en éprouvent un contre-coup ou plus exactement une propagation par continuité de tissu; cette propagation même est fatale, quand c'est la zone ciliaire qui est la première affectée. On peut donc dire que la séparation n'est pas dans la nature des choses pour ce qui touche le tractus uvéal, ainsi, du reste, que l'anatomie nous en fait connaître les raisons ; quand il est pris, et c'est lui qui l'est le plus souvent, dans la goutte, le rhumatisme, la syphilis surtout et d'une manière générale, dans toutes les dyscrasies, toutes les membranes se prennent secondairement ; la seule chose surprenante, dans ces affections de cause générale, c'est que la plupart du temps un seul œil soit pris, et qu'on ne voie le second se prendre que consécutivement et plus ou moins longtemps après.

L'observation suivante nous paraît intéressante à faire connaître à la suite de celle qui précède :

OBSERVATION 38.— *Kératite séreuse o. d. à marche insidieuse.— Iridectomie. — Persistance des douleurs avec menace d'ophthalmie sympathique.—Enucléation.*

M. P...., 52 ans, n° 13,055, rhumatisant, est venu nous consulter le 27 février pour une kératite séreuse de l'œil droit qui a débuté par de très-légères opacités ponctuées dans la membrane de Descemet : la tension était normale, et pendant un certain temps l'affection paraissait pleine de bénignité. Bientôt des douleurs sont survenues, et ont résisté au traitement mis en usage. Purgatifs, applications calmantes, sulfate d'atropine, sulfate de quinine, etc. Les frictions d'onguent napopolitain sur la région sus-orbitaire, ont été scrupuleusement pratiquées, mais *dès la troisième friction*, le malade a eu une stomatite hydrargyrique très-intense : (ulcères de la face interne de la lèvre inférieure et de la rainure inter-dentaire ; gencives grisâtres, fongueuses et saignantes), qui ont nécessité la suppression de la pommade. Avec le chlorate de potasse, la stomatite guérit en quelques jours ; mais l'œil devient de plus en plus trouble, la tension est un peu diminuée, la cornée tout entière est opacifiée dans sa membrane séreuse, les milieux impénétrables, le champ visuel intact et l'iris dilaté moyennement sous l'influence de l'atropine. Les douleurs deviennent plus vives, malgré le traitement institué et ponctuellement suivi. Je donne alors le collyre d'ésérine pendant huit jours à dose de six, huit et douze gouttes dans les 24 heures, sans le moindre succès ; le sulfate de quinine, les purgatifs, les injections de morphine, n'empêchent pas les douleurs d'être aussi vives ; si bien que le 27 avril, en dépit de tout ce qui est fait, l'œil revêt tous les caractères de la kérato-iritis séreuse avec poussées glaucomateuses, et je propose l'iridectomie ; ce cas est tout à fait l'analogue de celui qui précède, et malgré le peu de succès de l'iridectomie dans ce cas, je me décide à pratiquer la même opération sur M. Prat. L'opération est faite le 27 avril, dans d'excellentes conditions ; je fais une incision très-périphérique et je détache un large lambeau d'iris. — Pansement simple, pas de collyre. Le 28 il n'y a pas de douleurs, pas de chambre antérieure. Le 29, quelques douleurs, pas de chambre. Le 30, quelques douleurs, pas de chambre, mais la cornée s'éclaircit visiblement dans la moitié supérieure et vers la périphérie.

Le 2 mai, pas encore de chambre antérieure ; l'opacité cornéenne est tout à fait centrale ; peu de douleurs et de rougeur à partir du 6 ; la chambre se reforme et l'opacité diminue encore. L'opéré quitte la clinique le 7 mai en bon état, sauf pour la vision qui est à peu près nulle, et il s'y présente régulièrement tous les deux jours. La tension est normale et l'opacité centrale de la cornée reste la même. Cet état persiste ainsi pendant deux mois, mais avec quelques douleurs dans l'œil gauche de temps en temps. L'examen ophthalmoscopique ne révèle cependant aucun trouble ; mais le malade se plaint toujours de ne pouvoir reprendre son travail ; de sorte que fatigué de souffrir, ne voyant plus de son œil droit et craignant de perdre l'œil gauche de la même façon, il nous supplie de lui faire encore quelque chose ou, au besoin, de le débarrasser de son œil droit, s'il n'y a pas d'autre moyen de lui enlever les douleurs.

L'énucléation est pratiquée le 24 juin, et l'œil placé dans le liquide de Muller sera l'objet d'un examen ultérieur.

Ces deux observations démontrent, s'il fallait en faire la preuve, que des affections s'annonçant au début avec l'apparence d'une kératite séreuse des plus bénignes, peuvent se compliquer en dépit du traitement le plus approprié, de poussées glaucomateuses capables de devenir rapidement mortelles pour l'œil qui en est le siége. M. P... n'avait, quand il s'est présenté à la consultation, qu'une opacité ponctuée de la membrane de Descemet, la région ciliaire était encore peu sensible, la vascularisation du tissu épiscléral peu prononcée, de sorte que, dans ce cas, c'est bien par la kératite séreuse qu'a commencé la série des troubles qui, en trois mois, ont amené la perte irrévocable de l'organe. Cet homme est sobre, il a travaillé dans l'humidité, et c'est à l'influence rhumatismale qu'il attribue son mal, qu'il prenait d'abord pour un corps étranger situé sur la cornée. Bien que de pareils faits soient heureusement rares, il nous paraît utile de les porter à la connaissance de nos confrères, tant à cause du pronostic réservé que ces affections peuvent entraîner, qu'à cause de la difficulté qu'il y a pour quelqu'un qui n'est pas très-exercé, à faire au début un diagnostic exact.

Les opacités ponctuées de la kératite séreuse ne peuvent quelquefois être vues qu'avec l'éclairage direct, fait à l'aide du miroir-plan ; elles sont noyées dans la lumière transmise, lorsque celle-ci est un peu intense, comme l'est celle des ophthalmoscopes ordinaires, et elles peuvent échapper totalement à l'éclairage latéral ; si donc à toutes ces difficultés matérielles de porter un diagnostic, on joint l'absence de signes réactionnels du côté de la conjonctive ou de l'épisclère, on comprendra facilement que les médecins soient exposés à se tromper et à donner, comme ils le font trop souvent, le collyre habituel de la conjonctivite, nitrate d'argent, sulfate de zinc ou sulfate de cuivre, dans un cas où il faut tout autre chose que des astringents.

Combien n'avons-nous pas vu de kératites séreuses,

de choroïdites, d'hyalitis, de décollements même de la rétine méconnus et exaspérés par un traitement intempestif.

Observation 39.— *Kératite séreuse o. d.— Irido-choroïdite consécutive.— Hyalitis, retino-choroïdite et phthisie du globe.*

M. M...., de Limoges, 32 ans, bonne santé habituelle, pas d'antécédents spécifiques, fabrique des porcelaines et pour en surveiller la cuisson, s'expose souvent à passer brusquement d'une température très-élevée à celle de l'air extérieur ; sujet à des fluxions dentaires, fut pris au mois de février 1876 de refroidissement. Son œil droit devint un peu sensible, mais peu douloureux, larmoyant. Il se fit soigner à Limoges pendant deux mois et demi. Au bout de ce temps, ne trouvant aucun changement dans sa vue, il vint me consulter et je constatai sur l'œil droit une kérato-iritis séreuse avec des exsudats capsulaires. La coloration de l'iris était marron comme celle de l'autre œil, la tension était normale et pareille à celle du côté opposé : il n'y avait pas de rougeur périkératique, appréciable, et point ou très-peu de douleur depuis le début; la face interne de la cornée seule était louche.

La perception lumineuse était très-vague et il n'y avait pas de champ visuel périphérique. Les milieux étaient impénétrables.

Il n'avait pas été mis de collyre d'atropine encore, j'en conseillai l'usage, et en même temps je prescrivis des pilules de 0,10 de calomel et digitale, des transpirations et des sangsues Heurteloup à la tempe. Au bout de deux jours la dilatation était presque maxima, sauf en haut, où une adhérence fixait l'iris à la capsule ; au bout de huit jours, l'exsudat capsulaire était presque entièrement résorbé, la salivation commençait à s'établir ; je prescrivis le chlorate de potasse et le malade fut obligé de repartir, je lui conseillai de continuer le traitement, après avoir suspendu pendant quelques semaines et lorsque je l'ai revu quinze mois après, j'ai constaté la phthisie du globe et j'ai appris que petit à petit, presque sans réaction inflammatoire l'œil s'était rapetissé et finalement s'était atrophié.

Le traitement que j'avais institué n'avait été suivi que très-irrégulièrement.

Les **iritis** inscrites sont au nombre de 228, soit 0,024, parmi lesquelles on compte :

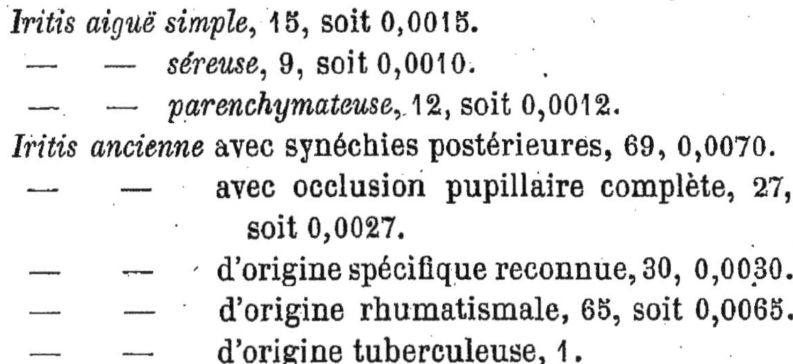

Iritis aiguë simple, 15, soit 0,0015.
— — *séreuse*, 9, soit 0,0010.
— — *parenchymateuse*, 12, soit 0,0012.
Iritis ancienne avec synéchies postérieures, 69, 0,0070.
— — avec occlusion pupillaire complète, 27, soit 0,0027.
— — d'origine spécifique reconnue, 30, 0,0030.
— — d'origine rhumatismale, 65, soit 0,0065.
— — d'origine tuberculeuse, 1.

Les malades qui se présentent à la consultation y viennent plus rarement pour une iritis aiguë que pour une iritis déjà ancienne. Cela tient à ce que l'iritis est souvent prise à son début pour une conjonctivite et traitée par les astringents ; ce n'est que lorsqu'on voit que décidément la maladie est rebelle aux moyens employés, qu'on conseille d'aller voir l'oculiste ; malheureusement alors se sont déjà produites des synéchies postérieures, et souvent il n'est plus temps d'agir par une médication locale et générale, il faut y joindre une intervention chirurgicale qu'un traitement bien institué au début aurait sûrement rendu inutile.

Une iritis bien soignée dès le début guérit le plus souvent sans laisser de traces, mais pour peu que des adhérences se soient déjà produites, la guérison est plus apparente que réelle, car rien n'est plus difficile que de les rompre. La durée de la maladie est plus ou moins longue, suivant la nature et la forme de l'iritis, et ce n'est qu'à la condition de surveiller assez longtemps le traitement, qu'on sera sûr d'empêcher la maladie de passer à l'état chronique, et qu'on mettra le malade à l'abri de récidives qu'il est d'autant plus enclin à encourir que la maladie se déclare souvent sans phénomènes réactionnels bien intenses.

Ce sont les synéchies qui, par le trouble circulatoire qu'elles apportent dans l'iris, favorisent l'apparition des rechutes, lorsque à elles seules elles ne les font pas naître, et nécessitent alors une intervention chirurgicale (voir la *seconde partie, opérations*).

Le rhumatisme et la goutte, qui sont la cause la plus fréquente des iritis, d'après notre relevé, impriment à ces inflammations, comme du reste toutes les dyscrasies, une marche particulière que l'observation scrupuleuse des malades peut seule amener à bien connaître, sans permettre cependant de les différencier entre elles.

La *syphilis* porte souvent son action sur l'iris, mais, malgré l'opinion de certains chirurgiens, il ne faut pas chercher à diagnostiquer la cause de l'iritis d'après la forme qu'elle affecte ; les condylomes s'observent, il est vrai, plus souvent dans l'iritis syphilitique, mais on les observe aussi dans l'iritis plastique ou parenchymateuse, et on s'exposerait souvent à se tromper, si de la présence des infiltrations jaunâtres, formant de petites saillies plus ou moins nombreuses, sur le bord de la pupille ou sur tout autre point de la surface de l'iris, on voulait conclure à la nature syphilitique de l'affection.

Les **tubercules** s'observent aussi quelquefois sur l'iris, et après avoir occasionné le développement d'une iritis, ne tardent pas à déterminer une irido-choroïdite avec occlusion pupillaire. Nous en avons observé un cas sur un jeune homme de 15 ans, que nous n'avons malheureusement pas pu suivre assez longtemps, mais chez lequel, par exclusion de toute autre cause morbide, et aussi par l'aspect des infiltrations parenchymateuses et sous-séreuses de l'iris, nous avions dû reconnaître une infiltration tuberculeuse.

Le traitement de l'iritis au début consiste essentiellement dans l'instillation de collyre d'atropine, dans l'emploi des mercuriaux à l'intérieur, dans les onctions de pommade napolitaine belladonée à la région sus-orbitaire, etc. etc., suivant l'intensité du mal, dans l'application de sangsues et les injections de morphine, les dérivatifs intestinaux et les fomentations calmantes ; mais ce n'est pas tout, car, ainsi que nous le disions tout à l'heure, comme dans le plus grand nombre des cas, l'iritis est une manifestation d'un vice constitutionnel, il va sans dire que le traitement devra toujours, pour être complet, s'adresser à la diathèse, syphilis, goutte, rhumatisme, scrofule, si on veut obtenir la guérison de la manifestation. Cependant il nous paraît important de dire que dans cette maladie, plus que dans toute autre, le traitement local est aussi nécessaire et indispensable que le traitement de la diathèse, car il faut avant tout chercher à éviter les synéchies; celles-ci, en effet, sont trop souvent la cause des rechutes, qu'une iridectomie ne réussit pas toujours à arrêter, dans les cas surtout où on a affaire à des synéchies complètes qui ont déjà fait éclater des phénomènes glaucomateux.

Nous en dirons autant, d'une manière générale, pour le traitement des affections des membranes oculaires, sclérotique, choroïde, rétine, ainsi que des milieux intraoculaires qui sont si souvent le siége des localisations de maladies d'organes plus éloignés. Les lésions qui s'y produisent acquièrent ici une importance d'autant plus grande, qu'il ne suffit pas comme ailleurs de les guérir, mais qu'il faut enlever jusqu'à la plus petite trace de leur passage, si on veut que l'organe recouvre l'intégralité de ses fonctions.

L'emploi des altérants, réunis aux sudations forcées, en créant pour ainsi dire une circulation plus active et un échange plus intime, réussissent à amener la disparition de troubles qui aboutiraient bien souvent sans cela à la perte de l'organe.

Le traitement de la diathèse et le traitement chirurgical combinés produisent dans certaines irido-choroïdites, des guérisons parfois inespérées, et celui-ci réussit d'autant mieux ou plutôt ne réussit bien qu'à la condition que le traitement général ait déjà modifié les membranes atteintes. C'est du moins ce qui résulte pour nous de l'étude consciencieuse des faits.

L'iris présente fréquemment des variations de coloration; lorsque ces différences sont peu accusées, on y fait peu d'attention, mais dans certains cas il y a une différence telle, que le contraste est tout à fait frappant; ainsi nous avons noté sur trois personnes qui étaient venues pour autre chose à la clinique, sur l'une un œil bleu clair et l'autre châtain, et sur les deux autres un œil bleu et l'autre châtain très-foncé.

Nous avons observé trois cas de *coloboma de l'iris;* une fois c'était sur les deux yeux, et la division intéressait la partie inférieure de l'iris sans que la choroïde présentât d'arrêt de développement; une autre fois, un seul œil, l'o. d., présentait le coloboma de l'iris et de la choroïde, et enfin dans le troisième cas il y avait double coloboma avec coloboma de la choroïde, également dans la partie inférieure. Il n'y avait pas de consanguinité dans les ascendants.

Nous avons aussi observé sur un enfant de 9 ans, un cas de double *aniridie* congénitale avec opacité des masses corticales de l'hémisphère postérieur du cristallin.

Lésions fonctionnelles de l'iris.

Mydriase, 8—0,0008.— Nous avons relevé 8 cas de mydriase idiopathique, c'est-à-dire indépendante de traumatisme ou de lésion concomitante de la IIIe paire. Dans un de ces cas seulement il n'y avait pas de paralysie de l'accommodation; dans quelques autres, le point rapproché se trouvait plus ou moins difficile à maintenir à une distance voisine de la normale, il y avait parésie de l'accommodation; dans d'autres enfin il n'y avait pas de point rapproché du tout, la paralysie de l'accommodation était complète; dans un cas, la mydriase était d'origine rhumatismale (refroidissement subit de la face en transpiration fouettée par un courant d'air).

La mydriase est l'expression d'une excitation des fibres radiées de l'iris, innervées par le grand sympathique, ou d'une paralysie des fibres du sphincter pupillaire, fournies le plus généralement par la IIIe, et dans certains cas, ainsi que nous en rapportons des exemples plus loin, par la VIe paire crânienne.

Au contraire, le *myosis* résulte soit d'une contraction spasmodique du sphincter pupillaire, soit le plus souvent d'une paralysie des fibres radiées qui, n'opposant plus de résistance au sphincter pupillaire, amènent un rétrécissement d'autant plus prononcé de la pupille, que la paralysie du grand sympathique est elle-même plus considérable.

Nous avons vu de très-fréquents exemples de ce myosis, et ils se trouveront ultérieurement mentionnés à l'occasion des maladies dont le rétrécissement pupillaire (fonctionnel) n'est que l'expression symptomatique.

OBSERVATION 40.— Madame B...., 25 ans, anémique mydriase *o. g.*—*o. d.* S$=\frac{20}{20}$; *o. g.* S $\frac{2}{3}$ *p.* $=7$; avec le sulfate d'ésérine, *p.* est reporté à 4 pouces et s'y maintient. Un traitement tonique amène la guérison en trois mois.

Observation 41.— M. V. n° 3,184, 27 ans, mydriase *o. d.* *o. d.* $S = \frac{1}{2} + 13$ $S = \frac{20}{20}$; *o. g.* $S = \frac{20}{20} + 30$, $S = \frac{20}{20}$. L'ésérine, pendant trois jours à 2 gouttes par jour, n'amène aucun rétrécissement de la pupille ; en portant le nombre de gouttes à 9 dans la journée, le myosis apparaît mais ne se maintient pas plus de deux jours. — Electricité à courants continus.

Observation 42.— Madame L., 39 ans, n° 3,446, mydriase *o. d. o. d.* $S\ \frac{2}{3}$; $p. = 9$; *o. g.* $S = \frac{20}{20}$; $p. = 6$. Sulfate d'ésérine et courants continus.

Observation 43.— Madame B., 37 ans, n° 9192, mydriase *o. g.* se présente à la consultation pour une paralysie de l'accommodation, elle est soumise sans succès à l'ésérine, puis à l'électricité. Elle revient deux ans après avec des troubles cérébraux caractérisés par du délire ambitieux et un ensemble de symptômes qui annoncent l'explosion d'une paralysie générale.

Observation 44.— M. L...., 22 ans, mydriase avec paralysie de l'accommodation *o. d.* Vainement traitée pendant dix-huit mois. Nous avons appris depuis qu' une affection thoracique grave (tuberculose) avait atteint ce jeune homme.

Observation 45.— M. P...., 33 ans, mydriase *o. d.* avec paralysie complète de l'accommodation survenue à la suite d'un refroidissement subit.

Traitement : ésérine et bains de vapeur. Guérison en trois semaines.

Observation 46.— Madame B...., 39 ans, mydriase *o. d.* Electrisée pendant six mois sans succès à la Clinique, continue à se soigner chez elle, et voit au bout de quinze mois son œil gauche se prendre à son tour de la même façon, c'est-à-dire sans paralysie de l'accommodation, mais avec une simple parésie. Cette femme est atteinte d'une affection utérine pour laquelle elle reçoit les soins éclairés de son médecin, et sa mydriase persiste depuis deux ans. La dilatation est moyenne ; elle s'habitue à cet état qu'elle craint bien devoir être définitif.

Observation 47.— Enfant M...., 7 ans, mydriase alternative. Enfant très-forte, d'une très-bonne santé, pas de diathèse vermineuse. Aucune cause appréciable, si ce n'est peut-être des ganglions cervicaux pouvant comprimer le grand sympathique, car l'enfant est très-grosse et d'un tempérament lymphatique. Cette enfant a présenté pendant plus de trois mois, une mydriase très-prononcée de l'o. d. qui a disparu avec quelques gouttes de collyre d'ésérine et un traitement tonique, après quoi sans que la santé fût en rien troublée, celle-ci s'est montrée ultérieurement sur l'o. g. et a disparu pour plusieurs jours à chaque instillation du collyre d'ésérine.

Certaines de ces mydriases sont, ainsi qu'on le voit, rebelles à tout traitement et peuvent faire redouter l'apparition, dans un temps quelquefois peu éloigné, d'une affection des centres nerveux; à ce point de vue il faut toujours, en présence d'une mydriase rebelle, se tenir sur une réserve prudente; il est vrai de dire aussi que, dans certains cas, la mydriase persiste indéfiniment, sans être accompagnée d'aucun désordre ultérieur, et sans qu'on puisse la rattacher à aucune affection des milieux transparents, ni à aucune lésion des nerfs du voisinage.

L'excitation du grand sympathique peut amener une mydriase qui est alors symptomatique soit d'une affection située sur le trajet de ce nerf, depuis le ganglion cervical supérieur jusqu'au ganglion ophthalmique, soit même sous l'influence purement réflexe de causes plus éloignées (vers intestinaux, etc.). Enfin dans un certain nombre de cas, que nous avons observés, la mydriase était symptomatique de certains états dyscrasiques qu'il importe de combattre si on veut mettre fin à ce trouble fonctionnel, car, dans ces cas, il reste rebelle à tout traitement local, et ne disparaît que lorsqu'on a mis un terme à la maladie dont elle est l'expression.

Après certains traumatismes, nous avons observé plusieurs fois une mydriase partielle, portant sur certaines fibres de l'iris et donnant à la pupille, ainsi dilatée inégalement, une forme toute particulière.

Le même fait a aussi frappé notre attention dans des cas

où il y avait des signes évidents d'une affection des centres nerveux.

Irido-choroïdite, 132 cas, soit 0,013.

Irido-choroïdite traumatique, 13.
— *consécutive à des opérations de cataracte*, 11.
— *consécutive à l'iridectomie* (enclav. de l'iris), 3.
— *consécutive à l'opthalmie purulente*, 6.
— *constitutionnelle*, 99 ; comprenant :

Irido-choroïdite consécutive à l'iritis, 70.
— *avec décollement des membranes*, 9.
— *avec myopie très-forte*, 12.
— *avec trémulation de l'iris*, 6.
— *avec nystagmus horizontal*, 2.

L'irido-choroïdite traumatique résulte le plus souvent de lésions de la zone ciliaire par la projection de fragments d'acier ou de pierre qui, déchirant les membranes, pénètrent dans l'œil, traversent les milieux, pour aller frapper la partie opposée, déchirer encore les membranes sans arriver à ressortir de l'œil, et déterminent dans les milieux, une inflammation des plus dangereuses, puisque, après avoir donné lieu à des douleurs atroces, elle a beaucoup de chances de se terminer par le décollement des membranes et la phthisie du globe, non sans faire courir les plus grands dangers à son congénère par le développement d'une ophthalmie sympathique.

Les corps étrangers ne pénètrent heureusement pas toujours dans l'intérieur de l'œil et il arrive fréquemment qu'ils déchirent la sclérotique et la choroïde sans pénétrer plus avant ; d'autres fois, selon la nature du corps étranger, et aussi selon la force de projection dont celui-ci est animé, il n'y a qu'une contusion plus ou moins violente des membranes ; mais il est bien rare que l'irido-choroïdite ne s'accompagne pas presque aussitôt de la formation d'opacités dans le corps vitré, bien plus la production de ces opacités est quelquefois si rapide et la formation du pus venant s'amasser en *arrière de l'iris* si prompte, qu'il est bien difficile de ne pas admettre qu'il n'y ait pas rupture des vaisseaux et migration directe des leucocythes sanguins.

Nous avons vu bien des fois, alors qu'il n'y avait pas d'hypopion dans la chambre antérieure, le pus sortir à travers la pupille dès que nous avions pratiqué, soit l'incision cornéenne précédant l'iridectomie, soit même une simple paracentèse. L'humeur aqueuse entraînait le pus qui s'était amassé en quelques heures et qu'on voyait sourdre de la paroi postérieure de l'iris. Lorsque le corps traverse les milieux, il est bien rare qu'il ne donne pas lieu à une hyalitis purulente qui compromet à jamais la fonction et la forme même de l'organe. Au contraire, lorsque le corps ne pénètre pas, l'irido-choroïdite qu'il fait naître est susceptible de guérir avec des soins appropriés, mais le pronostic est toujours des plus sérieux.

Les opérations de cataracte par discision exposent plus que tout autre mode opératoire (la réclinaison ou l'abaissement exceptés bien entendu) au développement d'une irido-choroïdite ; il en est de même des iridectomies qui sont suivies d'un enclavement de l'iris dans la plaie, et dans un bon nombre de ces cas, on est obligé de recourir à l'énucléation du globe pour délivrer les malades des douleurs persistantes et parfois atroces dont l'organe dégénéré est devenu le siége.

Il n'est pas absolument rare de voir les ophthalmies purulentes graves se terminer par une irido-choroïdite suppurative qui amène lentement la phthisie de l'œil ; les fièvres graves (fièvre typhoïde), ont aussi donné lieu dans certains cas que nous avons observés au même résultat, sans que rien ait pu conjurer la marche fatale e progressive de la maladie.

L'irido-choroïdite constitutionnelle est la plus fréquent de beaucoup et on la trouve souvent chez des myope atteints de myopie forte; elle se complique graduellemen du décollement des membranes, donne quelquefois lieu à une trémulation particulière de l'iris qui se trouve comme flottant entre des parties de densité inégale, ma soutenu qu'il est par une zonule très-relâchée et participant dès lors aux mouvements que lui imprime le corps vitré diffluent. Chose singulière, dans certains cas de ce genre, au milieu de désordres fonctionnels arrivés à l'extrême puisque la vision de même que le champ visue sont abolis, l'iris peut conserver encore une coloration presque normale et réagir, quoique mollement, sous l'influence de la lumière.

Les irido-choroïdites consécutives à des iritis chroniques se rencontrent très-fréquemment et méritent une attention toute spéciale; c'est sur elles que le traitemen général (les purgatifs, les modificateurs constitutionnels) joint à l'iridectomie, peuvent rendre les plus signalés services, ainsi que nous en rapportons de nombreux exemples plus loin. (Voir *Opérations.*)

Les synéchies postérieures qui existent toujours dans cette affection, sont souvent multiples; quelquefois même l'occlusion pupillaire est complète, de telle sorte que les phénomènes glaucomateux sont à l'état d'imminence permanente pour l'œil atteint, et d'un moment à l'autre l'ophthalmie sympathique peut éclater sur l'œil sain.

L'iridectomie faite largement et par incision très-périphérique, de manière à intéresser le canal de Schlem doit être pratiquée le plus tôt possible, si on veut évite une opération plus radicale; cependant, dans quelque cas, il vaudra mieux recourir tout de suite à l'énucléa tion, surtout si déjà une irido-choroïdite sympathique se développe sur l'œil sain.

La question de l'*énucléation* du globe de l'œil dans ses rapports avec l'*ophthalmie sympathique*, a été discutée au Congrès de Genève (1877). Les conclusions proposées par l'honorable président de la section d'ophthalmologie, M. Warlomont, y ont été adoptées à l'unanimité et, comme notre expérience personnelle est tout à fait conforme à l'opinion de notre savant confrère de Bruxelles, nous allons citer ici, parmi les cinquante cas d'énucléation, pour causes diverses, que nous avons pratiquées depuis 1874, quelques observations qui démontreront l'innocuité de cette opération, même dans les cas où l'œil à enlever est en pleine panophthalmie, la conjonctive participant à cette suppuration (capsule de Tenon intacte), et que la choroïde est en pleine suppuration, soit à la suite d'un traumatisme soit par toute autre cause.

Sur ces 50 cas, il n'y a pas un seul malade qui n'ait pu rentrer chez lui au bout d'un séjour de trois jours à la clinique, après l'opération. Deux fois seulement il y a eu hémorrhagie consécutive et encore celle-ci s'est-elle arrêtée très-facilement avec le bandeau compressif; mais je n'ai jamais vu d'érysipèle et encore moins de phlébite pouvant gagner le sinus caverneux, de méningite consécutive à cette extirpation que je considère comme absolument inoffensive.

Autre chose, bien entendu, est l'extirpation du globe, dans les cas de tumeur intra-orbitaire ; je parle seulement ici des cas d'énucléation se référant à une maladie purement localisée dans les membranes, et ma conviction, basée sur les faits, est que la suppuration de ces membranes ne doit pas être une contre-indication à l'énucléation, ainsi que quelques oculistes et chirurgiens le pensent, bien au contraire, même lorsque ces membranes sont réduites en un magma putrilagineux, il faut s'efforcer d'extirper tout ce qu'on peut de la sclérotique afin d'éviter une cicatrisation qui, en comprimant les expansions terminales des nerfs ciliaires courts, expose à l'ophthalmie sympathique dans un avenir plus ou moins éloigné et aussi afin de soustraire le plus vite possible le malade aux chances de phlébite que lui donne la panophthalmie; enfin pour lui enlever les douleurs et amener une guérison certaine dans quelques jours, ce qui est loin d'être indifférent pour les ouvriers, qui, la plupart du temps, sont atteints de ces affections et ne peuvent rester longtemps sans reprendre leur travail.

OBSERVATION 48. — *Panophthalmie consécutive à la section de la paupière et des membranes oculaires par un fragment de faïence. — Enucléation du globe en pleine suppuration. — Guérison rapide.*

Madame W..., de Lagny, est tombée il y a quinze jours sur une cuvette de porcelaine et s'est fait une déchirure de la joue droite, dans une étendue de six centimètres. La paupière inférieure a été traversée elle-même, et les fragments ont pénétré dans l'œil en faisant une section des tissus dans le quart inféro-externe.

Quand la malade s'est présentée à la Clinique le 16 juillet 1877, on voyait au milieu du gonflement dont la région était le siége, un moignon, dans lequel il était difficile de reconnaître un reste de l'œil dont la cornée toute flétrie, ridée et ratatinée s'était retournée de dedans en dehors. La conjonctive herniée adhérait déjà à la plaie externe de la paupière inférieure. De cette masse informe sortait du pus phlegmoneux mêlé de larmes; cette adhésion cicatricielle une fois rompue par une sonde passée sous le pont qu'elle formait, on pouvait constater une plaie béante intéressant la sclérotique par laquelle l'œil s'était vidé, et dans son intérieur, s'étaient logés trois morceaux de porcelaine, chacun d'un centimètre de long sur quatre de large que nous avons successivement retirés. La malade ayant été chloroformée, la sclérotique a pu être disséquée, et séparée des insertions tendineuses qui l'entourent, de telle sorte que l'énucléation a pu être faite complétement et avec la certitude qu'il ne restait plus de fragments de corps étrangers dans la cavité orbitaire.

La malade qui avait des douleurs horribles dans l'œil et à tête, et qui était menacée d'érysipèle phlegmoneux pouvant acquérir la dernière gravité et dans tous les cas d'un symblépharon postérieur et de cicatrice vicieuse de la conjonctive, sans compter la longue durée des souffrances qu'elle aurait eu à supporter, fut débarrassée de ses douleurs le jour même de l'énucléation. Quant au gonflement inflammatoire de la région orbitaire et de toute la moitié correspondante de la face, il ne tarda pas à disparaître, et la malade put quitter la clinique au bout de huit jours en très-bon état.

Autre observation démontrant l'avantage et la bénignité de l'énucléation dans les irido-choroïdites suppuratives :

Observation 49.—M. Goin, 30 ans, irido-choroïdite suppurative consécutive à la pénétration d'un copeau d'acier dans les milieux, à travers la cornée o. g.

Une iridectomie pratiquée le 26 septembre 1877 par notre chef de clinique, n'arrête nullement la marche de la choroïdite suppurative et nous le trouvons le 2 octobre en proie à des souffrances atroces, et réclamant avec instance qu'on le débarrasse de ses douleurs. La conjonctive forme autour de la cornée et jusque dans les culs-de-sac, un chémosis épais, le tissu cellulaire sous-palpébral est infiltré et si on abandonnait la maladie à elle-même, c'est-à-dire si on la traitait avec des émollients, des calmants, et des dérivatifs, le pauvre garçon en aurait pour trois mois au minimum de souffrance avant de voir arriver la phthisie du globe, terminaison qui est loin d'être inoffensive, si on considère les complications sympathiques qu'elle peut entraîner à sa suite ; au lieu de cela, l'énucléation proposée et acceptée est faite le jour même avec le secours du chloroforme et le malade débarrassé à tout jamais de la cause de ses douleurs peut reprendre son travail le 8, c'est-à-dire six jours après l'opération.

Il y eut une très-grande difficulté pour disséquer la conjonctive, qui se déchirait au contact des pinces, sans qu'on pût l'isoler du tissu épicléral ; les tendons furent aussi tres-difficiles à soulever, et surtout leurs expansions fibreuses qui avaient contracté avec la capsule de Tenon et avec le tissu cellulaire sous-jacent, une union intime. Cependant l'excision du globe fut faite convenablement, et chaque coup de ciseaux faisait écouler du sang noir en abondance.

Les tissus, malgré leur attrition, et l'apparence d'un phlegmon commençant de l'orbite, ont pris un très-bon aspect dès le lendemain de l'opération, et le malade débarrassé de ses douleurs peut quitter la clinique dès le 4, c'est-à-dire deux jours après et reprendre son travail le 8. Une pièce d'émail lui a été donnée depuis, et l'accident réparé pour lui dans les meilleures conditions; il est très-content du résultat, du reste comme tous ceux qui ont subi l'énucléation avec l'aide du chloroforme. — Ceux qui n'ont pas été endormis, et qui ont souffert les douleurs de l'énucléation, sont beaucoup plus réservés dans l'expression de leur satisfaction, toujours est-il que nous n'en avons pas rencontré qui ne se soient trouvés heureux de remplacer leur moignon par une pièce artificielle.

OBSERVATION 50. — *Irido-choroïdite ancienne o. g.— Ophthalmie sympathique o. d.— Enucléation*

M. B...., 26 ans, a perdu l'œil gauche depuis plus de quinze ans, et n'en a jamais souffert. C'est pour son œil droit qu'il vient à la consultation, car depuis quelque temps il éprouve des troubles de l'accommodation, sans que l'état de la réfraction soit en cause; son œil se fatigue, il voit des mouches volantes; l'examen ophthalmoscopique ne décèle pas de troubles circulatoires apparents, ni de troubles des milieux, et cependant le malade voit un nuage devant les objets; l'œil gauche n'accuse qu'une faible douleur à la pression; l'énucléation est proposée, et pratiquée, le 16 mai 1877; elle met fin à ces troubles fonctionnels assez mal caractérisés, mais qu'à notre sens il eût été fort imprudent de laisser se développer.

OBSERVATION 51.— *Glaucome absolu o. d.— Ophthalmie sympathique o. g.— Enucléation.*

M. B...., 75 ans, atteint de glaucome absolu de l'o. d. éprouve des douleurs très-violentes à la région sus-orbitaire droite. Il a refusé l'énucléation jusqu'à ce qu'il ait vu se produire ce qui lui avait été annoncé, à savoir que le seul œil qui lui restait se prendrait à son tour, et qu'alors l'énucléation serait peut-être insuffisante. Voyant sa vue s'obscurcir et des douleurs se montrer sur l'o. g., il a demandé lui-même l'énucléation qui a été faite le 9 avril 1877, et depuis il n'y a plus eu aucun trouble fonctionnel.

Observation 52.— Madame R...., 32 ans. Irido-choroïdite o. g., avec cataracte regressive. Le cristallin se trouve luxé en haut par suite de la pression intra-oculaire; de nombreuses ectasies témoignent de la violence de la tension intra-oculaire; cependant elle conserve cet œil qui la fait souffrir cruellement, et ce n'est que lorsque des phénomènes glaucomateux se manifestent sur l'œil droit, par des douleurs ciliaires, de la rougeur périkératique, l'obcurcissement et la fatigue de la vision, que cette femme consent à subir l'énucléation. Celle-ci est pratiquée le 16 mai et tous les phénomènes ont disparu depuis.

Observation 53.— M. G...., 35 ans. Irido-choroïdite glaucomateuse, o. g., suite de traumatisme remontant à l'enfance, et ayant aboli la vision depuis ce moment. Cet œil n'a jamais été douloureux depuis l'accident, jusqu'à il y a deux mois, où sans cause apparente, des crises très-aiguës se sont produites avec tension très-considérable du globe. Les douleurs disparaissent dès que la tension baisse: l'œil droit lui-même devient très-sensible à la lumière; la photophobie, le larmoiement, la douleur à la pression, nous font proposer l'énucléation qui, pratiquée en décembre 1876, met fin à tous ces troubles sympathiques, et en même temps aux douleurs.

Observation 54.— M. M...., 50 ans. Phthisie de l'o. d., survenue petit à petit, et sans cause depuis trois ans; le malade ne s'est pas fait soigner par un oculiste; son œil, sans avoir éprouvé jamais de traumatisme, a vu peu à peu la vision diminuer et s'abolir à la suite de douleurs intra-oculaires et sus-orbitaires, qui n'ont jamais été violentes. Aujourd'hui, en touchant ce moignon injecté et réduit à la moitié environ du volume normal, on sent un corps dur et très-résistant qui devient facilement douloureux. L'œil gauche possède une acuité normale, mais il se fatigue facilement depuis quelque temps; on lui prescrit des lunettes, et nous lui donnons le conseil de se faire enlever le moignon.

L'opération est acceptée et pratiquée quelques jours plus tard, le 23 juillet. L'œil est aplati comme un œil de dinde, et renflé vers les pôles. La section en est faite immédiatement, et on constate à la place du corps vitré une tumeur noire consistante, qui sera examinée ultérieurement. Le nerf optique est visiblement hypérémié.

Depuis l'opération le malade se trouve très-bien.

Observation 55. — M. B...., 35 ans. Irido-choroïdite, o. g., consécutive à une opération de cataracte par incision cornéenne sans iridectomie.

Ophthalmie sympathique éclatant sur l'o. d. quelques jours après, sous forme d'iridochoroïdite exsudative. L'énucléation n'est pas acceptée, parce que le malade suppose qu'il pourra revoir de son œil opéré de cataracte, et qu'au surplus il n'y a pas de douleurs partant de l'œil gauche : l'œil droit seul est douloureux. Pour tous ces motifs, une large iridectomie est pratiquée en haut, le 11 mai, sur l'o. d.; malgré les synéchies postérieures complètes qui existaient, l'opération put être faite très-régulièrement, et jamais on ne put souhaiter plus beau trou de serrure, ainsi qu'il arrive, du reste, lorsque des synéchies fixent le sphincter irien à la capsule.

Malgré cette opération régulière, la pupille alla en se rétrécissant de jour en jour et toujours en gardant sa forme ; le trou de serrure devint tout à fait réduit, et le résultat optique était à peu près nul ; quant aux douleurs, elles furent d'abord enlevées, mais reparurent, quoique fort atténuées, après une quinzaine de jours. Ce malade n'avait toujours pas de douleurs dans l'o. g., qui cependant était dur, présentait une occlusion pupillaire complète et un commencement de phthisie. Le besoin de changer de clinique, puisqu'il en coûtait si peu, le conduisit dans un des nombreux dispensaires de la ville où je ne sais trop dans quelle intention, on lui passa à travers les membranes de l'œil gauche une anse de catgut. Il faut croire que le besoin d'expérimenter exerce sur certains esprits un bien grand empire, car, en dehors du désir de se faire la main, je mets au défi celui qui lira mon observation, d'approuver cette intervention aussi injustifiable que mal avisée.

Qu'arriva-t-il après que ce séton eut été passé dans un œil qui déjà était en voie de s'atrophier et qui ne présentait qu'une tension moyenne et une absence complète de douleurs ? Vous le devinez sans peine, le catgut gonfla, suppura et détermina des douleurs auprès desquelles celles de l'œil droit n'étaient rien. C'est dans ces circonstances que, faisant son mea culpa, et nous contant son affaire, il nous supplia de faire ce que nous avions proposé dès le début, à savoir l'énucléation.

L'énucléation fut faite non sans quelque incident dramatique, car le chloroforme amena une mort apparente par asphyxie noire; nous eûmes la bonne fortune de rappeler la vie dans ce corps absolument inanimé pendant plus de cinq mortelles minutes, et nous eûmes à combattre une hémorrhagie secondaire, qui força d'enlever le pansement une demi-heure après l'opération, et qui s'arrêta du reste par les moyens ordinaires. C'est là une suite, je ne dis pas une complication, excessivement rare après l'énucléation.

Ce malade, qu'il eût été fort intéressant de suivre, ne s'est pas, malgré les recommandations qui lui étaient faites, représenté assez souvent depuis l'opération, pour qu'on puisse donner le résultat définitif de l'énucléation sur l'arrêt de l'irido-choroïdite sympathique que l'iridectomie n'avait nullement enrayée; il allait très-bien de son œil droit, et en voyait assez pour reprendre son travail quinze jours après l'extirpation.

En voilà plus qu'il n'en faut pour démontrer la bénignité de l'énucléation du globe de l'œil; lors donc que cette opération sera jugée nécessaire dans l'intérêt de la conservation de l'autre œil, il est évident qu'on ne devra pas temporiser et qu'aucune considération, tirée du danger de l'extirpation, ne devra être sérieusement mise en avant pour faire retarder une opération dont le patient sera presque toujours assuré de retirer de si précieux avantages.

La **choroïdite séreuse** (9 cas, soit 0,001), comme du reste toutes les affections localisées dans les membranes profondes, est d'origine diathésique, rhumatismale, goutteuse ou syphilitique, et se montre souvent à l'époque de la ménopause chez la femme; nous en avons observé 12 cas. Le traitement général est ici de la plus haute importance et doit être allié à un traitement local (sangsue artificielle à la région temporale, etc.).

La **choroïde parenchymateuse,** 2 cas, le plus souvent liée à une maladie cérébrale de l'enfance ou à un état général grave, quelquefois même au traumatisme, se termine le plus souvent par la désorganisation du globe de l'œil et par la formation d'exsudats qui remplissent plus ou moins le corps vitré, s'y organisent et s'incrustent quelquefois à la surface postérieure du cristallin, de manière à donner au fond de l'œil un aspect rougeâtre et chatoyant qui peut, si on n'y fait attention, donner le change et tout au moins rendre très-difficile la distinction entre une tumeur (gliome, sarcome ou encéphaloïde), et des exsudats plus ou moins vascularisés. Nous en avons vu plusieurs cas, dans lesquels la tension seule permettait de lever les doutes, et de poser le diagnostic. Quelquefois cette affection, d'une excessive gravité, éclate pour ainsi dire sans qu'on puisse lui assigner de cause.

La **choroïdite suppurative,** 3 cas, vient le plus souvent à la suite de traumatismes et d'opérations de cataracte; elle peut cependant survenir sans cause appréciable, et nous l'avons vue dans certains cas, arriver à produire la fonte purulente de l'œil dans un temps très-court et presque sans réaction générale.

Observation 56.— Enfant B...., 14 ans, bonne santé habituelle, est conduit à la clinique pour une ophthalmie qui remonte à douze ou quinze jours.— La choroïde est en suppuration ainsi que le démontrent le chémosis qui entoure la cornée, et la saillie globuleuse que forme la conjonctive soulevée avec le tissu épiscléral à quelques millimètres de la cornée en haut et en dedans. L'enfant ne souffre pas, et n'a pas souffert depuis le commencement de sa maladie. L'énucléation est proposée de préférence à l'incision du globe, et pratiquée le jour même.

Pendant l'énucléation, la sclérotique se déchire au niveau des points ramollis, mais l'extirpation ne se fait pas moins complétement, et l'enfant conserve un moignon capable de porter une coquille d'émail.

L'**atrophie choroïdienne** (41 cas, soit 0,005), est le plus souvent liée à la scléro-choroïdite postérieure, mais elle peut être la conséquence des autres formes d'inflammation, surtout de la forme parenchymateuse; elle est souvent aussi la conséquence forcée des lésions traumatiques qui s'accompagnent de déchirure de la choroïde; enfin on la trouve fréquemment chez les myopes, et nous l'avons souvent observée en même temps que la rétinite et les troubles du corps vitré.

La forme *disséminée aréolaire* a été notée 6 fois (0,0006), et n'est pas toujours facile à distinguer de la forme *exsudative*. Nous l'avons vue se développer, pour ainsi dire, sous nos yeux sur un malade atteint de myopie forte, sujet à des poussées congestives.

Observation 57. — M. G...., 43 ans. Myope 1/3, avec scléro-choroïdite postérieure très-prononcée des deux côtés; fait depuis vingt ans un travail de bureau; a eu, il y a dix ans, une hémorrhagie choroïdienne dans le voisinage de la macula, qui lui enleva la vision directe du côté gauche. A cette époque, une ténotomie fut pratiquée pour arrêter la marche de la myopie progressive et M. G.... reprit malheureusement le même genre de travail au bout de quelques semaines.

Six ou sept ans après, je vis le malade pour une hémorrhagie de la macula du côté droit, pour laquelle je le forçai au repos pendant plusieurs mois, en lui faisant suivre un traitement approprié.

L'œil gauche qui n'avait pas servi à la vision depuis de longues années, resssentit si bien les effets du traitement, qu'il récupéra assez de force pour permettre au malade de reprendre son travail en en diminuant toutefois la durée, et à mesure que l'œil droit se perdait, l'autre gagnait en force de sorte que sauf les poussées congestives auxquelles il est presque toujours sujet, sur les paupières, et sur la choroïde, le malade se trouverait assez bien et croirait difficilement à l'excessive gravité de son état.

A mesure que la résorption de l'hémorrhagie se faisait dans l'œil droit, et faisait place à une plaque d'atrophie mettant la sclérotique à nu dans la région de la macula, on pouvait suivre dans la région équatoriale du même œil, et s'avançant concentriquement vers le pôle postérieur, la formation de plaques irrégulièrement arrondies et de dimension variable, depuis la tête d'une épingle jusqu'à un diamètre papillaire, faisant d'abord une légère saillie sur le plan rétinien pour former finalement autant de plaques atrophiques avec rétraction et disparition de la rétine à ce niveau. A chacune de ces plaques correspondait un scotome, de telle sorte que cet œil qui est privé de la vision centrale, possède en outre un champ visuel criblé de lacunes.

L'œil gauche, malgré la plaque atrophique située au voisinage de la macula, malgré une très-large sclérectasie, et quelques plaques de choroïdite aréolaire disséminée, permet encore un travail régulier de cinq heures par jour sur des chiffres.

Combien durera cette immunité? Nous ne saurions le dire, mais il est certain que le pronostic est de la dernière gravité, en raison de l'imminence du danger de décollement de la rétine. Nous en avons vu bien des fois se produire sans que le terrain fut aussi bien préparé.

Lésions traumatiques de la choroïde.

La *déchirure* de la choroïde peut se produire par perforation des membranes, c'est-à-dire directement, ou bien par contre-coup, dans un choc reçu soit sur l'œil, soit même sur les parties voisines, la région temporale, par exemple. Dans ce cas, le globe de l'œil est soumis à une distension brusque à laquelle la choroïde est impuissante à se prêter, d'où la déchirure en étoile ou en rayons qui se produit alors.

Les déchirures par plaies directes sont de beaucoup les plus fréquentes et tirent leur gravité de l'étendue même de la solution de continuité et surtout de son siége plus ou moins rapproché de la zone ciliaire.

Les déchirures par contre-coup sont beaucoup plus rares, nous en avons observé 3 cas.

Dans toutes les déchirures de la choroïde, il se produit des troubles de voisinage dans le corps vitré et dans la rétine, qui peuvent avoir les plus graves conséquences au point de vue de la fonction. Cependant nous pensons que, lorsqu'elles occupent le voisinage du pôle postérieur, elles peuvent rester tout à fait silencieuses et attirer à peine l'attention de celui qui en est atteint.

OBSERVATION 58.— *Déchirure de la choroïde o. g.— Atrophie consécutive.— Abolition de la vision centrale.— Champ visuel conservé avec des lacunes.*

M. D..., 55 ans. En chassant sous bois a reçu sur l'œil gauche une gaule qui l'a frappé de façon à lui donner un éblouissement intense et une douleur extrêmement vive. Il a aussitôt mis de l'eau froide sur son œil, a continué à souffrir pendant quelques jours, mais pas assez cependant pour appeler un médecin, et quelques mois après, il est tout surpris en fermant son œil droit de ne voir les objets qu'à travers un brouillard.

A l'examen opthalmoscopique fait six mois après, nous trouvons une conformation emmétropique des deux yeux, et dans l'œil gauche, les milieux sont absolument transparents ; la choroïde déchirée en étoile à partir du pôle postérieur, est atrophiée dans une étendue de plusieurs diamètres papillaires ; la rétine paraît à peine tiraillée dans les dépressions au fond desquelles on voit la sclérotique et on remarque en plusieurs points et sur les bords des parties atrophiées, du pigment accumulé en abondance, attestant l'origine traumatique de la lésion ; de plus du tissu conjonctif à reflet nacré réunit les parties divisées de la choroïde.

Enfin la rétine présente une dégénérescence régressive à forme étoilée, au niveau de la macula et revêtant, à s'y méprendre, l'aspect caractéristique de la lésion qu'on observe dans la maladie de Bright ; et tout autour de la papille, elle présente un aspect granuleux. Le long des vaisseaux pas de traces d'hémorrhagie actuelle ou ancienne, ainsi qu'on en trouverait si la lésion était sous la dépendance d'une altération vasculaire.

L'œil ne trahit nullement à l'extérieur les troubles dont les membranes profondes sont le siége, et c'est seulement en cherchant avec insistance l'étiologie de cette lésion, que nous en apprenons l'origine traumatique, laquelle avait absolument échappé au souvenir du malade, tant les troubles du début avaient été fugaces et peu en rapport avec la lésion.

Dans un second cas, il s'agit aussi d'une déchirure de la choroïde pour laquelle le blessé n'a pas cru devoir consulter un oculiste, tant les phénomènes du côté de l'œil étaient peu prononcés.

Observation 59. — M. C....., âgé de 35 ans, a reçu il y a neuf ans sur la tempe droite, une partie de la décharge d'un fusil ; un grain de plomb est même venu frapper le globe de l'œil du côté externe où on peut encore aujourd'hui voir la trace laissée par la poudre.

Il dit qu'aussitôt après l'accident, il éprouva un éblouissement et une douleur assez vive, on lui retira quelques grains de plomb et ce n'est que plus tard, en fermant l'œil gauche, qu'il s'aperçut que, de son œil droit, il ne voyait pas assez pour se conduire.

L'examen ophthalmoscopique permet de constater une conformation emmétropique de l'organe, et révèle l'existence d'une large bande de tissu conjonctif d'un blanc éclatant correspondant à une déchirure de la choroïde, siégeant au pôle postérieur de l'œil, et tout autour de la papille. C'est presque la même image ophthalmoscopique que dans le cas précédent.

L'observation suivante que nous n'avons pas encore publiée, bien qu'elle soit de date ancienne, concerne un militaire qui fut porté à notre ambulance des Quinze-Vingts, en mars 1871, après avoir reçu, à la région temporale, un coup de feu qui lui avait fait par contre-coup une déchirure de la choroïde.

Nous l'avons communiquée à M. Achard, qui a pris pour sujet de sa remarquable dissertation inaugurale, à Paris en 1877, les *déchirures de la choroïde*. En voici du reste la relation :

Observation 60.— *Déchirure en T de la choroïde par contre-coup o. g.— Abolition de la vision centrale.— Champ visuel réduit.*

Le 26 mars 1871 fut conduit à l'hospice des Quinze-vingts, le nommé Bories, âgé de 21 ans, soldat au 37e régiment de ligne, blessé au passage de la Boule-Blanche (rue de Charenton).

Ce jeune soldat venait de recevoir à la région temporale gauche, une balle d'un fusil à tabatière qui en éraflant l'apophyse orbitaire externe avait déterminé dans cette région une plaie de 6 centimètres de longueur sur quatre centimètres de hauteur. La commissure palpébrale externe n'avait pas été intéressée malgré une profondeur considérable de la plaie, cependant la peau avait été en partie enlevée et laissait à nu le rebord orbitaire externe. Une forte ecchymose sous conjonctivale se produisit très-rapidement et l'œil ne conservait au moment de l'examen, c'est-à-dire quelques heures après la blessure, qu'une perception quantitative de la lumière dans le champ visuel externe,

Le champ visuel est complétement aboli en haut, en dedans, et en bas. Du reste, bonne santé générale, intégrité parfaite des facultés intellectuelles, pas de réaction fébrile consécutive. Etat général on ne peut plus satisfaisant.

L'examen ophthalmoscopique permettait de constater une transsudation séreuse péripapillaire, voilant les contours du disque nerveux sans l'effacer complétement. Les veines rétiniennes ne sont pas sinueuses ; la région de la macula lutea présente un aspect blanchâtre et comme une zone légèrement tuméfiée, opaque, à reflets gris bleuâtres, se continuant du côté externe dans une étendue considérable par une déchirure de la choroïde en partie masquée par un vaste foyer apoplectique en nappe rectangulaire, de couleur rouge clair, à contours parfaitement nets.

A la faveur d'une rupture de la rétine qui ne pouvait pas bien se constater, il s'était fait un raptus dans le corps vitré, de telle sorte que dans les mouvements imprimés au globe oculaire, on voyait se déplacer de larges flocons rougeâtres, et on pouvait constater en dehors de la place de l'épanchement sanguin, la rupture de la choroïde avec ses trois irradiations : deux, vers les parties équatoriales en haut et en bas, et une du côté externe suivant l'équateur de l'œil. Le long des vaisseaux que la dilatation pupillaire permettait de voir nettement, on ne distinguait aucun pinceau hémorrhagique.

Le traitement a consisté dans l'emploi, au début, de compresses froides, bientôt remplacées par des compresses chaudes, de l'atropine et une compression méthodique. La dilatation de la pupille resta irrégulière bien qu'il n'y eût aucune synéchie. Avant l'emploi du collyre, la pupille était de forme ovalaire et moyennement dilatée; le collyre n'a provoqué de mydriase sensible qu'au bout de plusieurs jours.

A part l'éblouissement et la douleur qui avaient immédiatement suivi la blessure, ce malade n'a rien ressenti et nous avons eu toutes les peines du monde à le garder à l'ambulance pendant un mois et demi. Au bout de ce temps il voulut sortir bien qu'il fût à peine guéri de sa plaie temporale. Quant à sa vision, elle restait bornée au champ visuel externe et ne s'était guère étendue qu'un peu en haut et en bas.

Cependant la résorption de la nappe sanguine s'était faite rapidement, le corps vitré était limpide et l'on voyait nettement la déchirure de la choroïde, affectant la forme d'un T couché, et dont les bords se chargeaient de pigment.

Ces trois observations démontrent que les déchirures par contre-coup peuvent attirer à peine l'attention du blessé, de sorte que, dans bien des cas d'atrophie choroïdienne, affectant certaine disposition, on sera en droit de conclure à l'origine traumatique de la lésion, bien que les personnes qui consultent ne se rappellent pas avoir reçu de choc sur l'œil.

La choroïde, la rétine et la sclérotique, sont entre elles dans un rapport si étroit qu'il est bien rare que la choroïdite ne se propage pas à l'une de ces deux membranes, et souvent à toutes les deux. C'est ainsi qu'on a la scléro-choroïdite antérieure et postérieure et la choroïdo-rétinite.

La *scléro-choroïdite antérieure* est une affection qui est la plupart du temps liée au rhumatisme et à la goutte, nous en avons vu 12 cas (0,001).

La *scléro-choroïdite postérieure* est le plus souvent l'expression symptomatique de la myopie. (Voir *Réfraction.*)

La *choroïdo-rétinite*, 6 cas, soit 0,0006, nous offre la transition entre la choroïdite et la rétinite. On l'observe souvent dans la syphilis, dans les dyscrasies.

Il arrive aussi quelquefois que la rétinite pigmentaire se présente avec un certain degré de choroïdite, nous l'avons noté deux fois.

Tubercules de la choroïde.

Nous n'avons pas vu un seul cas de tubercules choroïdiens à notre dispensaire, mais nous avons examiné un grand nombre d'enfants à l'hôpital Sainte-Eugénie, dans le service de notre ami Cadet de Gassicourt qui a l'excellente habitude de ne jamais dicter une observation de méningite, de fièvre typhoïde ou de tuberculisation quelconque, sans provoquer l'examen du fond de l'œil et nous devons déclarer que nous n'avons vu, sur un très-grand nombre d'enfants examinés avec soin, que deux cas de tubercules de la choroïde. Dans l'un de ces cas, ils étaient situés dans l'hémisphère postérieur de chacun des yeux, groupés au voisignage les uns des autres et étaient au nombre de cinq sur un œil et de deux seulement sur l'autre ; ils siégeaient entre la macula et le papille, produisant une légère saillie d'un aspect jaunâtre très-facile à voir et ne pouvaient être confondus avec aucune autre affection.

Dans l'autre cas, il y avait aussi des tubercules ayant la même apparence et en nombre à peu près pareil sur l'un et l'autre œil, trois ou quatre de chaque côté.

Enfin, dans un troisième cas, il s'agissait d'une enfant que nous avons soignée en ville.

OBSERVATION 61. — *Méningite basilaire, tubercules choroïdiens. — Mort en douze jours.*

L'enfant J. M...., âgée de 4 ans et demi, fut prise tout à coup au milieu d'une bonne santé et sans qu'il y eût eu aucun des prodromes habituels de la méningite (vomissements, constipation, accès de fièvre, changement de caractère), sans qu'il y eût aucune cause appréciable de maladie, d'une fièvre ardente et d'un violent délire, le 27 janvier 1876.

Le traitement par le calomel à dose fractionnée, le sulfate de quinine, la glace, etc., institué dès le début, ne put enrayer la marche inexorable de cette terrible maladie qui fait de si cruels ravages parmi les enfants de tout rang et de toute condition.

L'examen ophthalmoscopique fait dans le but de contrôler le diagnostic clinique, permit de constater l'existence d'une névro-rétinite double avec stase veineuse et en même temps la présence de tubercules choroïdiens d'un seul côté, du côté droit, en tout semblables à ceux qui sont mentionnés ci-dessus et très-faciles à reconnaître.

Il n'y avait pas de tubercules bronchiques ni mésentériques.

La première convulsion éclata le 31 janvier. L'enfant prit tout à coup une pâleur livide de la face, qui dura pendant plusieurs minutes, puis il y eut une rémission qui laissa espérer aux parents que la maladie céderait, tandis que le résultat de l'examen ophthalmoscopique et les signes d'épanchement à la base du crâne ne nous laissaient aucun doute sur la terminaison prochainement fatale de la maladie. L'enfant expira en effet après une série de convulsions le 7 février.

En voyant des plaques d'atrophie choroïdienne très-limitées et très-peu nombreuses au voisinage du pôle postérieur, chez des adultes qui ne se savaient atteints d'aucune affection intra-oculaire, nous avons été amené à penser que certaines de ces plaques pourraient, avec quelque apparence de raison, être rapportées à une tuberculose de la choroïde qui aurait passé inaperçue dans l'enfance et dont les produits, subissant lentement la transformation regressive, laisseraient la trace de leur passage dans la choroïde sous forme de plaque atrophique arrondie et bordée de pigment. Il est à remarquer que les tubercules de la choroïde, que nous avons observés, bien que le centre de l'un d'eux parût déjà avancé dans son évolution et sur le point de se ramollir, n'avaient pas été le point de départ du dépôt de pigment choroïdien autour d'eux, ainsi que cela s'observe dans la choroïdite disséminée et exsudative.

Nous dirons en terminant que nous avons souvent fait l'examen des yeux de malades atteints de phthisie pulmonaire, succombant à cette affection sans pouvoir rencontrer jusqu'ici de tubercules choroïdiens.

Opacités du corps vitré, 41 cas, soit 0,005. — C'est le sang répandu dans le corps vitré qui a produit le plus grand nombre de ces opacités, à la suite de ruptures vasculaires liées soit à une affection du cœur, soit à une altération des parois des vaisseaux.

Nous avons vu bien des fois les milieux entièrement imperméables à la lumière transmise pendant un temps variable, redevenir transparents et ne laisser même quelquefois aucune trace appréciable de leur passage sous l'influence d'un traitement général approprié : digitale, bromure de potassium, fomentations chaudes, atropine, bandeau compressif, ventouses, etc. Malheureusement, ces épanchements se reproduisent avec la plus grande facilité et laissent, comme trace de leur passage, des opacités filamenteuses plus ou moins épaisses qui flottent dans l'humeur vitrée dissociée et ramollie, et font le désespoir de l'oculiste aussi bien que celui du malade.

Les myopes sont très-sujets à avoir, dans le corps vitré ainsi ramolli, des corps flottants qui tiennent à la choroïdite congestive ou plastique à laquelle ils se trouvent plus particulièrement exposés.

Le *synchysis étincelant* a été observé deux fois chez des

femmes de 55 à 65 ans et une fois chez un homme de 63 ans. Aucun de ces malades n'avait eu de coliques hépatiques, mais ils présentaient tous des signes d'une maladie de foie. Le synchysis existait une fois sur un seul œil, et dans deux de ces trois cas, n'avait nullement attiré l'attention des malades ; c'est pour ainsi dire par hasard que cette singulière affection a été découverte chez eux.

Glaucome, 87 cas, 0,009. — Dans un certain nombre de cas, les malades ne viennent consulter que lorsqu'ils ne possèdent plus de vision, même quantitative. Le globe de l'œil est alors dur et présente l'aspect caractéristique du *glaucome absolu;* il n'y a plus rien à faire, dans ces cas, si ce n'est l'énucléation, lorsque les douleurs deviennent intolérables.

Nous en avons relevé 31 cas; soit une proportion de 0,003, portant quelques-uns sur un œil, mais le plus souvent sur les deux et donnnant lieu à une cécité complète et incurable.

Glaucome chronique simple (anciennement amaurose avec excavation de la papille), 32 cas, dont 24 opérés, soit 0,003.

Glaucome inflammatoire ou *aigu*, 3 cas, opérés tous les trois avec succès.

Glaucome secondaire ou *consécutif* à diverses affections traumatiques ou autres, telles que iritis, kératite, staphylome, etc., ayant pour résultat d'augmenter la pression intra-oculaire et de faire naître les phénomènes glaucomateux, 50 cas, soit 0,005.

Le *glaucome hémorrhagique*, 2 cas, n'est lui-même qu'un glaucome consécutif à l'altération des parois des vaisseaux. Toutes les formes de glaucome, à l'exception de celle-ci, doivent être traitées par l'iridectomie.

Bien que cette opération ne soit pas toujours suivie de succès, nous la préférons à la scléroticotomie qui ne nous a pas donné les résultats qu'elle semble avoir donnés à d'autres, bien que nous ayons largement ouvert le canal de Schlem.

Le glaucome aigu est celui sur lequel l'iridectomie a incontestablement le plus de prise, puis vient le glaucome chronique inflammatoire, le glaucome ophthalmique de Donders et enfin le glaucome chronique simple.

Il existe encore une forme maligne que l'iridectomie n'arrête pas, mais contre laquelle il faut néanmoins l'employer à titre d'essai, sauf à faire l'énucléation si la première *iridectomie bien faite* n'a pas arrêté les douleurs, car une deuxième iridectomie ne fera pas ce que n'a pas pu faire la première.

Le traitement local doit consister, avant d'avoir recours à l'iridectomie, dans les instillations répétées de collyre d'ésérine, par contre, l'usage de l'atropine devra toujours être proscrit. Enfin dans un grand nombre de cas de glaucome inflammatoire, et dans presque tous les glaucomes chroniques, nous pensons qu'il y a lieu, dans bien des cas, de proposer une iridectomie sur chacun des yeux.

L'observation attentive que nous avons pu faire, tant à notre clinique ophthalmologique, que sur le personnel d'aveugles qui compose l'hospice des Quinze-Vingts, de la fréquence du glaucome sur les deux yeux, nous a conduit invinciblement à rattacher la cause de cette terrible affection à une influence générale dyscrasique ou diathésique. Celle-ci se localise dans les membranes oculaires, dès que certaines conditions indispensables s'y trouvent réunies et le processus morbide qui doit entraîner fatalement et par poussées successives, tantôt horriblement douloureuses, tantôt, au contraire, absolument indolentes, la perte de la fonction visuelle, se fixe sur un œil pour ne se montrer sur l'autre qu'à des intervalles variables depuis quelques mois jusqu'à un nombre d'années plus ou moins considérable.

L'hospice des Quinze-Vingts renferme, ainsi qu'il résulte de notre relevé statistique publié en 1876 (1), 15 p. 100 d'aveugles atteints de glaucome régulier survenu sans traumatisme et par le seul fait d'une disposition dyscrasique générale qui, le plus souvent, peut être rangée sous le chef de diathèse arthritique, et, d'une manière plus générale encore, on peut dire que le glaucome, affectant d'abord un œil pour se porter plus tard sur l'autre, s'observe sur des personnes à maladies sous-diaphragmatiques, ce que les anciens avaient parfaitement noté et ce que Beer a lui-même si exactement décrit.

Les affections glaucomateuses consécutives à des irido-choroïdites sont représentées sur les aveugles de l'hospice par un chiffre plus élevé, 30 p. 100.

Mais nous voulons porter seulement notre attention sur le glaucome chronique ou aigu, simple ou ophthalmique, dont nous avons pu suivre les phases d'évolution soit lorsqu'il se développait pour ainsi dire sous nos yeux, soit lorsque nous n'avons eu que le résultat de cette évolution, c'est-à-dire le glaucome absolu et que nous avons dû recueillir les renseignements, des personnes atteintes de cette terrible affection. Eh bien, il résulte pour nous d'une manière évidente de cette dernière enquête faite sur le personnel des aveugles des Quinze-Vingts et aussi de l'observation attentive de notre pratique, que le glaucome qui s'observe d'une manière générale un peu après la période moyenne de la vie, vers la cinquantaine, est souvent héréditaire, presque toujours lié à un état dyscrasique du sang et qu'il frappe les deux yeux.

Il arrive souvent que le premier œil se perd sans que le malade s'en doute, et sans que son attention ait été le moins du monde sollicitée par des douleurs ou des troubles visuels d'aucune sorte ; c'est lorsque la même affec-

(1) *Clinique ophthalmologique de l'hospice des Quinze-Vingts*. Paris 1876.

tion insidieuse porte sur l'œil resté sain; que le malade demande des soins qui trop souvent, hélas! lui sont donnés d'une manière intempestive, de telle sorte qu'après avoir erré de clinique en clinique, le second œil finit par se perdre comme le premier; celui-ci, du moins s'était perdu tout seul, tandis que le second est arrivé au même résultat après que le malade, ayant épuisé la série de médicaments altérants, fondants, révulsifs et dérivatifs, a vu sa santé fortement ébranlée par cette médication à outrance. Fort heureusement pour les malades, on est arrivé aujourd'hui à des idées plus saines, et si on ne guérit pas tous les glaucomes, du moins on peut, dans la plupart des cas, en enrayer la marche et souvent même l'arrêter d'une manière définitive par l'établissement d'une pupille artificielle.

Les diverses théories émises pour expliquer la formation du glaucome et des divers troubles trophiques qui l'accompagnent, bien présentées dans sa thèse inaugurale par notre chef de clinique (1), quelque incomplètes et insuffisantes qu'elles soient, nous paraissent cependant de nature à éclairer d'un nouveau jour, non-seulement la pathogénie, mais encore la thérapeutique qu'on oppose à la marche de cette terrible affection.

C'est à l'illustre de Græfe que revient l'insigne honneur d'avoir, pour ainsi dire, rationalisé l'emploi de l'iridectomie comme méthode curative du glaucome, et nous avons pleinement adopté les vues de cet homme de génie qui, sur tant de points divers, a révolutionné la science ophthalmologique.

Pour nous, sans adopter la théorie névropathique plutôt que la théorie sclérale, et prenant dans chacune d'elles ce qui nous paraît bon à retenir, nous pensons que c'est dans le rapport qui existe entre le cercle ciliaire d'une

(1) *Du Glaucome, sa nature, son traitement,* par le Dr Reeb. Thèse de Paris 1876

part et d'autre part la capsule fibreuse qui renferm les membranes vasculaires, que l'on doit rechercher le conditions de production du glaucome; toutes les forme reconnues de glaucome aussi bien que les processu glaucomateux secondaires, sont en définitive le résulta du défaut d'équilibre entre la pression intra-oculaire et l résistance que la sclérotique oppose à cette dernière.

Nous ne concevons pas le glaucome chronique o aigu, simple ou opthalmique, sans l'intervention d'un augmentation de la tension intra-oculaire, c'est-à-dir sans la rupture de l'équilibre entre les deux forces qu en assurant dans la coque oculaire une distribution égal et régulière du sang et de la lymphe, établissent, si on peu ainsi dire, une véritable balance entre les liquides d'entré et de sortie.

Que, d'une part, cet équilibre soit rompu à la sui d'une irritation directe ou réflexe du trijumeau, dont l conséquence immédiate sera une hypersécrétion, et qu d'autre part la sclérotique résiste à la transsudation, le conditions de production du glaucome se trouveront réa lisées, et l'on aura :

1° Un *glaucome chronique simple*, si la transsudation res tant inférieure à l'hypersécrétion, donne naissance à un pression intra-oculaire lente et continue;

2° Un *glaucome inflammatoire* ou *aigu*, si la transsudatio ne correspond nullement à l'hypersécrétion par le fait d la rigidité de la sclérotique; cette rigidité doit mêm arriver fatalement si l'irritation sécrétoire est rapide, ca alors la tension amène une imperméabilité insurmon table, à la suite de laquelle les désordres nutritifs ne peu vent manquer de se produire et de faire leur évolu tion.

Si l'hypersécrétion, après avoir été lente et avoir é compensée en partie par la faible résistance de la scléro tique, devient tout à coup rapide, le glaucome qui ava été simple jusque-là avec des allures si peu inquiétantes qu'il fallait y porter son attention pour en découvrir l'existence, le glaucome devient tout à coup aigu, *foudroyant* même. En un mot, nous pensons, ainsi que M. le Dr Reeb nous le fait dire dans sa thèse ci-dessus citée, que réduit à ces conditions indispensables, le processus glaucomateux tout entier peut être renfermé dans l'augmentation de la tension intra-oculaire ; de là découle tout naturellement la déduction pratique déjà indiquée, et ainsi se trouve justifiée l'intervention chirurgicale qui seule jusqu'ici, entre des mains habiles, *la pratiquant d'une certaine façon*, a réussi à arrêter la marche du glaucome.

L'iridectomie en effet, quand elle est faite largement et après une incision scléro-cornéenne très-lente et très-périphérique, arrête dans le plus grand nombre des cas la marche envahissante de l'affection glaucomateuse ; les observations 4 et 5, 6, 7 et 11 de notre compte rendu statistique de 1876 en fournissent une preuve éclatante ; aussi ne nous paraît-il pas utile d'insister, la question étant jugée dans ce sens par l'immense majorité des oculistes.

Mais si l'iridectomie, telle que nous venons de la décrire sommairement et qu'on pourrait appeler curative, est une opération passée dans les habitudes les plus courantes, il s'en faut qu'il en soit ainsi de l'iridectomie préventive, c'est-à-dire de l'iridectomie double dont nous sommes arrivé par l'étude des faits à adopter l'emploi, dans les cas si nombreux où l'établissement d'une pupille artificielle est jugé nécessaire pour combattre l'évolution du glaucome sur l'œil qui en est déjà le siége, tandis que l'autre œil n'est encore nullement atteint.

Faut-il donc conclure de là que nous soyons partisan de l'iridectomie à outrance ? Evidement non, car nous savons à merveille que l'iridectomie est toujours une opération difficile, délicate, je dirais volontiers à surprise dans bon nombre de cas, et qu'il faut, par conséquent, se garder de faire à tout propos ou hors de propos, c'est-à-dire sans qu'elle soit nécessitée par les circonstances ; mais d'autre part nous savons également qu'une iridectomie bien faite ne présente le plus souvent que des inconvénients pour ainsi dire cosmétiques, lorsque les membranes oculaires se trouvent entre elles dans un rapport qui assure l'équilibre entre les parties sécrétantes et les membranes qui assurent la filtration. Si ces dernières conditions existent, la cicatrice scléro-cornéenne fera à peine une saillie visible, et cependant le tissu qui unit les lèvres de la plaie sera par sa laxité relative une garantie pour l'avenir ; mais, pour peu que les conditions d'équilibre soient rompues au profit de la sécrétion, c'est-à-dire qu'il y ait déjà une tension notable dans les deux yeux, alors la cicatrice scléro-cornéenne ne se coapte plus aussi bien, le tissu interposé ne forme plus qu'un réseau de mailles relativement peu serrées et une filtration visible à l'œil nu s'opère à travers son épaisseur.

Quand donc, après avoir fait une iridectomie pour un glaucome siégeant sur un œil, on voit sur l'œil sain la cicatrice se soulever, on peut être assuré d'avoir rendu au malade qui s'est décidé à la subir un signalé service ; car selon toute apparence il était en imminence de glaucome, et l'œil, jusque-là sain, se serait pris probablement à l'occasion de l'opération pratiquée sur l'œil atteint de glaucome confirmé.

L'étude attentive de cas analogues, la quasi certitude de voir les deux yeux se prendre de la même façon à des intervalles plus ou moins éloignés, quelque précaution du reste dont on puisse s'entourer, d'autre part l'utilité incontestable de l'iridectomie ou tout au moins son innocuité, nous ont conduit à proposer dans tous les cas de glaucome, quelle que soit du reste la forme qu'il affecte, une double iridectomie, c'est-à-dire une iridectomie curative et une iridectomie préventive. Nous ajoutons que les malades qui ont accédé à notre désir n'ont pas eu à le regretter, ainsi qu'on en pourra juger par la relation des observations qui les concernent ; au surplus cette proposition nous semble plus empreinte de logique que de témérité, et nous serions heureux de la voir adopter ; nous avons lieu d'être surpris qu'elle n'ait pas été plus sérieusement discutée lorsque notre chef de clinique s'appuyant sur des observations consciencieusement recueillies, l'a soumise à la Faculté de Paris et qu'il a rencontré de la part d'un des examinateurs, plutôt des railleries que des arguments.

Il ne suffit pas, en effet, de se retrancher derrière les avantages que peuvent donner une grande pratique et des connaissances approfondies, toutes les fois qu'un observateur appuie sa conviction sur des faits honnêtement recueillis, c'est lui faire injure de ne pas les discuter. Aussi avons-nous résolu de porter la question devant la section d'ophthalmologie du Congrès de Genève en 1877 et de provoquer dans son sein une discussion sur cet important sujet.

Nous ne ferons que mentionner ici l'observation publiée dans notre premier compte rendu et qui démontre combien nous étions bien inspiré en proposant de faire le même jour une double iridectomie pour un glaucome chronique inflammatoire de l'œil gauche, l'œil droit étant parfaitement sain et ne manifestant même pas une tension exagérée des milieux.

L'iridectomie double n'ayant pas été acceptée par la malade, l'œil gauche fut opéré seul le 5 décembre 1873 ; l'opération fut très-régulière et les résultats en ont été jusqu'ici très-favorables ; mais l'œil droit qui n'avait jamais eu la moindre douleur ni la moindre tension, qui n'avait pas de presbyopie prématurée, enfin rien qui pût faire éprouver quelques craintes, fut pris le lendemain d'une violente irido-choroïdite avec exsudats capsulaires, et perte complète de la vision avec des douleurs intolérables. Celles-ci nécessitèrent une iridectomie qui ne fut pratiquée que le 12 décembre, de sorte que les exsudats ont eu toutes les peine du monde à se résorber ; les suites ont été néanmoins très-heureuses ; il y a près de cinq ans que l'opération a été pratiquée, la malade a repris son travail depuis plus de trois ans et n'a plus jamais souffert de son œil gauche ni de son œil droit.

La possibilité de voir une irido-choroïdite éclater sur l'œil sain par le fait de l'opération pratiquée sur l'œil malade, nous a depuis mis en garde et nous considérons comme notre devoir de proposer, dans ces cas particuliers une iridectomie préventive sur l'œil sain en même temps que l'iridectomie curative sur l'œil attaqué.

Avant de rapporter les observations des malades qui ont consenti à subir les deux opérations, nous désirons en faire connaître une qui a déjà été publiée dans le travail de notre chef de clinique ; elle est pleine d'intérêt en ce sens qu'elle montre la supériorité d'une large iridectomie faite à travers une incision sclérale de 9 à 10 millimètres, sur celle qui est pratiquée à la limite sclérocornéenne et à plus forte raison sur celle qui est purement cornéenne, et, pour ce cas particulier, nous conservons la conviction que si les deux yeux avaient été opérés de la façon que nous indiquons, les choses se fussent passées tout autrement.

Observation 62.— *Glaucome chronique à l'œil droit, opéré en* 1871, *perte totale de la vision.— Glaucome chronique à l'œil gauche, survenant quatre ans après ; large iridectomie, conservation de la vision, cicatrice cystoïde ; poussées glaucomateuses revenant régulièrement et se traduisant par des douleurs atroces sur l'œil droit, tandis que l'œil gauche reste mou, n'est pas douloureux, et présente une filtration du liquide intra-oculaire qu'on évacue par des ponctions ; finalement énucléation de l'œil droit.*

M. Mancel, 53 ans, se présente à la consultation de l'hospice des Quinze-Vingts en mai 1874 ; il est atteint de glaucome chronique simple avec poussée inflammatoire à l'œil droit ; il a été opéré dans une clinique de la ville en 1871 ; depuis l'opération il n'a rien gagné comme vision ; celle-ci est abolie complétement ; l'œil est dur, la chambre antérieure est effacée ; la pupille artificielle pratiquée en haut est intra-cornéenne ou tout au plus à la limite de la cornée et de la sclérotique.

L'œil gauche est sujet à des douleurs qui reviennent par crises et la lumière lui paraît irisée, la tension intra-oculaire est considérable, le champ visuel est restreint en dedans, il y a imminence de glaucome aigu greffé sur un glaucome chronique. La papille est sensiblement excavée.

L'iridectomie est pratiquée le jour même en haut et par une incision périphérique et oblique. La chambre antérieure était complétement effacée ; cependant un large lambeau d'iris fut excisé.

Les douleurs cessèrent le jour même ; les suites furent des plus simples, et le malade après avoir quitté la Clinique en très-bon état, constata que sa vision se rétablissait en même temps qu'on pouvait noter une diminution très-considérable de la tension intra-oculaire ; l'excavation glaucomateuse se comblait elle-même d'une manière appréciable. Notre opéré put reprendre son travail, et quatre semaines après son opération, il revenait, se plaignant d'une sensation de boule au-dessous de la paupière qui gênait les mouvements du globe sans que sa vision parût en souffrir.

L'acuité et le champ visuel s'étaient sensiblement améliorés ; mais en regardant l'œil, on voyait la conjonctive soulevée par un chémosis séreux considérable, occupant toute la moitié externe du globe et se continuant visiblement avec une saillie vésiculeuse, qu'au niveau de la plaie sclérale boursouflait la muqueuse, nous avions affaire à une cicatrice cystoïde type, et il nous était impossible de ne pas rapporter à cette même cicatrice le chémosis conjonctival, résultant d'une véritable filtration qui servait pour ainsi dire de soupape de sûreté à l'hypersécrétion, dont les milieux étaient devenus le siége.

Du reste l'opéré n'accusait aucune douleur et ne venait que pour se plaindre de la gêne que lui occasionnait le soulèvement de la conjonctive ; quelques ponctions pratiquées dans le chémosis suffirent pour en amener l'affaisement. Il faut noter que l'œil gauche avait une tension normale, tandis que l'autre avait au contraire une tension très-considérable.

Quelques semaines après, le même phénomène se reproduisit exactement de la même manière, et il fallut cette fois donner quelques coups de ciseaux dans la conjonctive, après quoi le malade retourna à son travail ; il fallut renouveler cette petite opération cinq fois dans le courant de 1874 et 1875.

Nous n'avions pas revu notre opéré depuis longtemps, lorsque le 19 octobre 1876 M. Moncel est revenu à la Clinique non pas pour son œil gauche qui va très-bien, mais pour son œil droit qui est atteint d'une récidive de glaucome aigu avec le cortége habituel de cette terrible affection. Le globe est dur comme du marbre, les milieux sont troubles, impénétrables ; la cornée louche est insensible et présente à son centre une ulcération ; la chambre antérieure est effacée et la cicatrice de l'opération pratiquée il y a cinq ans par un de nos confrères ne se laisse nullement forcer par une tension intra-oculaire, cependant extrême. Pendant ce temps l'œil gauche conserve, grâce à sa filtration, une tension normale qui contraste d'une manière frappante avec la dureté pierreuse de l'œil droit. Une paracentèse fait cesser les douleurs, et bientôt la chambre antérieure se reforme et l'examen ophthalmoscopique permet de revoir le fond de l'œil et de constater l'excavation profonde de la papille atrophiée.

Une nouvelle attaque de glaucome aigu éclate sur l'œil droit et une nouvelle paracentèse fait encore cesser le processus glaucomateux, mais il revient des douleurs ciliaires et sus-orbitaires, et la crainte de voir ces douleurs retentir sur l'œil gauche nous fait proposer l'énucléation qui est acceptée aussitôt. Le 20 août 1877, après avoir chloroformé le malade nous faisons cette opération et nous constatons une friabilité extrême de la conjonctive qui était toute dégénérée à partir de la cornée.

L'œil enlevé a été aussitôt plongé dans le liquide de Muller pour être l'objet d'un examen histologique ultérieur.

Observation 63.— *Glaucome absolu à l'œil droit, rien à gauche ; double iridectomie.*

Madame Chistel, 48 ans, arthritique, se présente à la consultation pour des douleurs persistantes de l'œil droit ; une double iridectomie est pratiquée le 3 mars 1876. Rien de particulier; sort de la Clinique le 12. Cicatrice cystoïde sur l'œil droit avec formation d'un chémosis qu'il faut ponctionner le 30 mars une première fois, et une seconde le 21 avril. Depuis ce moment, rien à noter; plus de douleurs; l'œil a une consistance normale.

L'œil gauche qui avait une S $=\frac{20}{20}$ avant l'opération, guérit en quelques jours de son iridectomie, et présente une cicatrice lâche.

L'acuité prise le 20 avril 1877 est $\frac{20}{20}$, et le champ visuel est intact. La tension est normale des deux côtés et la malade nous remercie de l'avoir opérée des deux côtés.

Observation 64.— *Glaucome absolu à l'œil droit, rien à gauche; double iridectomie; bon résultat.*

Madame Bernard, 60 ans, se présente pour des douleurs intra-oculaires; la vision s'est abolie petit à petit et sans qu'elle y fasse attention; mais les attaques ont été très-violentes et très-répétées dans ces derniers temps; le champ visuel est réduit à un point. C'est à grand'peine qu'elle distingue la croix du périmètre. La tension est au-dessus de la normale; l'œil gauche n'a rien.

Double iridectomie le même jour, 23 février 1876; suites des plus simples; il n'y a même pas eu de rougeur perikératique après l'opération de l'œil gauche et presque pas sur l'œil droit. Plus de douleurs; quitte la Clinique le 1er mars.

Observation 65.— *Glaucome absolu à l'œil gauche; œil droit sain; double iridectomie; bon résultat.*

Madame Demares, 49 ans, œil gauche, dilatation maxima de la pupille, pas de chambre antérieure, tension extrême, douleurs ciliaires très-fortes s'irradiant vers l'œil droit qui ne présente cependant rien à noter; sa tension est normale, le champ visuel intact, l'acuité normale; les milieux ne dénotent aucun trouble de la circulation.

Après avoir chloroformé la malade, une double iridectomie très-périphérique est pratiquée le 14 juin, d'abord sur l'œil droit; beaucoup de sang s'écoule par l'incision et se répand même dans la chambre antérieure, où il reste jusqu'au 19; la chambre se reforme le 21 seulement, mais il n'y a pas eu de douleur, et l'œil droit est en parfait état à sa sortie de la Clinique le 28 juin.

L'œil gauche est opéré aussitôt après le droit, et la suite ne présente rien de particulier en dehors de la lenteur de la formation de la chambre antérieure. Plus de douleur.

Observation 66.— *Glaucome chronique simple à l'œil gauche; l'œil droit est sain, sauf un peu de tension exagérée des deux côtés.*

Madame Chaignon, 47 ans. Réduction considérable du champ visuel interne pour l'œil gauche ; papille excavée et en partie atrophiée ; la perte de la vision est survenue sans que la malade s'en doute. Refuse l'opération sur l'œil sain.

Le 5 janvier 1877, après avoir chloroformé la malade, iridectomie très-périphérique à gauche, excision d'un grand lambeau d'iris avec la pince à griffes ; très-bon résultat, pas la moindre douleur.

Le 12 janvier elle demande elle-même que l'œil droit soit opéré. Incision très-périphérique et excision d'un large lambeau d'iris ; suites très-simples ; la malade sort le 22 janvier avec des pupilles très-régulières et revient le 19 février en très-bon état; la cicatrice est lâche et la tension des deux yeux est normale.

Observation 67.— *Glaucome chronique simple à l'œil droit; œil gauche sain ; double iridectomie.*

Madame Chevillon, 69 ans, arthritique ; glaucome chronique simple à l'œil droit. S = zéro ; excavation avec atrophie de la papille ; effacement complet de la chambre antérieure, bien que la tension soit normale ; iridectomie sur l'œil droit le 23 mai ; le couteau de Græfe avait beaucoup de peine à manœuvrer entre la cornée et l'iris ; cependant une incision périphérique put être pratiquée, et un large lambeau d'iris enlevé très-régulièrement. Aussitôt après, la même opération fut faite sur l'œil gauche, dont la tension était normale et le champ visuel intact, mais qui était atteint de presbyopie $\frac{1}{8}$ avec $S = \frac{2}{3}$.

Les suites ont été des plus simples et la malade a quitté la Clinique en très-bon état le 28 mai.

Observation 68.— *Glaucome chronique simple absolu à l'œil gauche ; et à l'œil droit, tension exagérée ; double iridectomie.*

Madame Brun, 56 ans, a perdu son œil gauche sans douleur, et ce n'est que depuis qu'il est perdu qu'il est survenu des douleurs très-violentes par crises. Effacement complet de la chambre antérieure, dilatation de la pupille, tension considérable; l'œil droit n'éprouve aucun symptôme alarmant, mais en raison de l'effacement complet de la chambre et de la tension considérable qu'il présente, une double iridectomie est pratiquée le 15 juin. Tout va bien jusqu'au 19, où des douleurs commencent à reparaître au-dessus de l'œil gauche. Il n'y a cependant pas trace d'enclavement de l'iris dans la plaie ni à droite ni à gauche ; mais la chambre antérieure est très-lente à se reformer. Pour l'œil droit elle ne commence que le 27 et pour l'œil gauche elle ne se reforme pas du tout. La malade quitte la Clinique le 4 juillet; son œil droit est en très-bon état, mais elle revient pour l'œil gauche dont les douleurs persistent, si bien que l'énucléation est proposée et acceptée le 22 août. L'œil n'a pas encore été examiné ; les douleurs sont entièrement disparues et il est possible que l'iridectomie sur l'œil droit eût pu être évitée, si l'énucléation de l'œil gauche avait été prévue et pratiquée au début.

OBSERVATION 69.— *Glaucome absolu à l'œil gauche; l'œil droit est sain, mais il présente un effacement complet de la chambre antérieure; double iridectomie.*

Madame Nazon, 51 ans, a perdu la vue de l'œil gauche sans douleurs; l'œil droit ne présente qu'un effacement de la chambre antérieure; nous pratiquons néanmoins une double iridectomie le 29 juin, à la suite de laquelle l'opérée a éprouvé une photophobie extrême; l'ésérine a été employée pendant deux jours, après quoi l'on a mis des compresses de décoction de pavot, la chambre antérieure se reformait seulement le 7 juillet, et elle a quitté la Clinique le 9 en assez bon état.

OBSERVATION 70.— *Glaucome chronique simple à l'œil gauche; l'œil droit est sain; double iridectomie; très-bon résultat.*

Madame Lecoupry, 68 ans, arthritique; sa sœur aînée a été soignée par un de nos confrères pour un glaucome. Celui-ci a fait une première opération sur l'œil primitivement pris, et beaucoup plus tard une seconde sur le second œil pris de la même façon. Nous avons examiné cette malade ; elle est atteinte de glaucome absolu, c'est-à-dire frappée de cécité irrémédiable.

Notre malade se présente à la consultation le 12 juillet 1875, pour des douleurs survenues dans son œil gauche qui, dit-elle, n'a jamais été malade; le médecin qui lui donne des soins et qui nous l'adresse, lui a instillé quelques gouttes de collyre d'atropine, et on constate quelques rares dépôts d'uvée sur la capsule ; les milieux sont troubles, la cornée un peu louche. On aperçoit quelques stries radiées dans le cristallin à sa périphérie ; la douleur revient par crises, il n'y a pas d'irisation des flammes, le champ visuel est à peu près conservé, sauf une restriction en dedans. Nous proposons une iridectomie qui n'est pas acceptée à cause même de l'insuccès qui avait suivi l'opération pratiquée il y a quelques mois sur sa sœur ; on se borne à des applications calmantes, à l'usage des dérivatifs intestinaux et à l'emploi d'injections de morphine.

Trois jours après, le 15 juillet, on nous fait appeler et nous trouvons la malade en proie à des douleurs violentes siégeant au-dessus de l'orbite et à des vomissements avec fièvre ; la tension de l'œil gauche est extrême; la cornée tout à fait trouble et la rougeur périkératique caractéristique ; la malade est en pleine attaque de glaucome aigu.

L'œil droit qui n'a jamais rien eu, présente une tension sensiblement accrue, avec projection de l'iris contre la cornée ; c'est plus qu'il n'en faut pour nous déterminer à proposer une opération sur chacun des yeux.

Après bien des tergiversations, la double iridectomie est acceptée et pratiquée après chloroformisation, malgré la période aiguë d'évolution du glaucome sur l'œil gauche.

L'iridectomie est pratiquée très-lentement d'abord, sur l'œil gauche en haut et très-périphérique ; excision d'un large lambeau d'iris devenu déjà très-friable ; et ensuite sur l'œil droit avec les mêmes précautions ; le couteau avait beaucoup de peine à cheminer dans l'œil droit entre l'iris et la cornée. L'opération fut néanmoins pratiquée sans aucune complication et les suites en furent des plus simples.

L'œil droit n'éprouva aucune douleur, et n'eut pas même de rougeur périkératique appréciable; sur l'œil gauche qui présentait déjà des synéchies, une cicatrice légèrement cystoïde succéda à l'opération : dès le 16, l'aspect louche de la cornée commençait à disparaître, la tension intra-oculaire a sensiblement diminué; les sphincters iriens sont bien en place, l'opérée se lève dès le 17 et se trouve on ne peut mieux.

Il y a plus de trois ans qu'elle est opérée, et depuis, elle n'a éprouvé aucune douleur de son œil gauche qui a récupéré une acuité et un champ visuel normaux, et quant à son œil droit elle n'en a jamais souffert, et la pupille artificielle, cachée en grande partie par la paupière supérieure, ne la gêne en aucune façon.

Elle nous a conduit elle-même sa malheureuse sœur, sur laquelle nous avons pu constater l'insuccès de tentatives différemment conçues par l'estimable et distingué confrère de Paris, qui lui donnait ses soins pour une maladie de tous points identique à la sienne.

Les observations qui précèdent ont été prises, comme toutes celles du compte rendu, telles qu'elles sont enregistrées sur nos cahiers d'opération, avec la plus entière bonne foi ; les conclusions qu'elles nous semblent de nature à appuyer ont été soumises à la discussion des membres du Congrès et nous avons eu la satisfaction de les voir adoptées dans une certaine mesure, puisque, par un vote, la section est unanimement tombée d'accord que l'*iridectomie préventive* était pleinement justifiée dans de certaines circonstances.

VI. MALADIES DU CRISTALLIN

(523—0,055).

Lésions traumatiques, 40 cas, soit 0,005. Lorsque le globe de l'œil reçoit un choc par un instrument piquant, tranchant ou contondant, le cristallin qui se trouve suspendu par la zonule, en avant du corps vitré, immédiatement en arrière de l'iris, peut, à l'occasion du choc et à plus forte raison si la capsule qui le renferme vient à être dilacérée, perdre la transparence des fibres qui le composent et se cataracter (cataracte traumatique) ou même se disloquer (luxation du cristallin).

L'opacification peut, dans quelques cas exceptionnels, rester limitée au point où le traumatisme a porté, mais le plus souvent, la lentille tout entière ne tarde pas à s'opacifier, et, pour peu que la déchirure de la capsule ait été considérable, on voit les masses corticales opaques faire hernie à travers la fente capsulaire et flotter dans la chambre antérieure, dont l'humeur aqueuse commence aussitôt à produire le gonflement et la dissolution partielle ou même totale.

Cette période de résorption des masses corticales et même nucléaires doit être surveillée avec le plus grand soin, car il devient urgent d'intervenir dès que se manifestent des douleurs ; celles-ci sont en effet symptomatiques de poussées glaucomateuses qu'il importe au plus haut point d'arrêter, en pratiquant l'extraction de la lentille et en faisant une iridectomie qui contrebalance et annule les effets désastreux occasionnés par les synéchies postérieures qui se sont produites à la suite de l'accident.

Lorsque, au contraire, la résorption se fait sans éveiller de réaction, ce qui arrive encore assez fréquemment, on peut, sans inconvénients, abandonner à la nature le travail de résorption, en l'aidant toutefois par l'usage du collyre d'atropine, les fomentations chaudes et le bandeau compressif.

Il arrive, dans quelque cas exceptionnels, que l'opacité reste localisée au niveau du point de pénétration.

OBSERVATION 71. — *Cataracte traumatique localisée. — Perforation de la cornée et de l'iris dans la partie inféro-interne o. g. par la pointe d'une plume. — Guérison.*

L'enfant G...., âgé de 7 ans, nous est amené à la Clinique quelques heures après l'accident. L'œil est un peu mou, et la chambre antérieure effacée. L'instillation du collyre d'atropine amène assez rapidement la dilatation de la pupille et fait voir une opacité capsulaire, de la dimension d'une tête d'épingle qui tient à la pénétration intra-capsulaire de la pointe d'une plume qui a perforé la cornée et dilacéré l'iris.

Au bout de quelques jours, cette opacité n'avait pas envahi davantage les masses corticales, et l'enfant a guéri en six semaines, sans conserver de traces de son accident ou du moins n'en conservant qu'une tache superficielle, cachée par l'iris revenu sur lui-même, après la cessation du traitement (calomel à dose fractionnée, atropine, sulfate de quinine, fomentatations chaudes).

La lésion évidente de la capsule n'avait, dans le cas actuel, interressé que la couche épithéliale. Les couches sous-capsulaires y ont très-peu participé, et c'est ce qui permet d'expliquer la disparition du trouble de la partie lésée.

Dans certains cas, la cornée n'a pas besoin d'être perforée, et une contusion directe peut suffire pour amener la discision de la capsule.

Observation 72.— *Cataracte traumatique o. g. à la suite d'un coup de doigt.— Résorption sans aucun accident dans l'espace de trois mois.*

L'enfant A...., âgé de 11 ans, était occupé à lier les cordons des souliers de son frère, lorsque tout à coup un de ceux-ci se rompant, la main gauche de l'enfant est venue frapper le globe de l'œil avec assez de violence pour y produire une déchirure de la capsule et une cataracte consécutive.

L'enfant nous fut adressé par notre confrère le Dr Freulet de Courbevoie, et nous dûmes, dans cette circonstance, et nonobstant la conviction que l'enfant guérirait très-bien de son accident, porter un pronostic relativement grave, car en admettant la meilleure terminaison possible de cet accident, l'enfant ne devait plus avoir de son œil blessé et guéri, qu'une vision défectueuse comme il arrive à la suite de toute aphakie, qui exige l'usage de verres forts pour exercer la fonction de l'organe dépourvu de son cristallin.

La résorption se fit lentement, mais sans autre complication que l'adhérence de l'iris à la capsule.

Les cataractes traumatiques, indépendamment même de la violence du choc, exposent trop souvent ceux qui en sont atteints à des complications d'une gravité extrême, et doivent toujours rendre très-réservé au point de vue du pronostic.

Observation 73.— *Cataracte traumatique avec décollement de la rétine et poussées glaucomateuses.*

M. Lig...., 41 ans, n° 12,115, a reçu il y a un mois, un coup de fourchette qui lui a embroché l'o. g. Il y a de nombreuses et fortes synéchies antérieures ; la perception lumineuse, vague en bas, est nulle en dehors. Extraction du cristallin le 13 décembre avec iridectomie, après emploi du chloroforme ; le malade a fait pendant l'opération de violents efforts qui ont fait paraître dans la plaie après l'iridectomie, et après la sortie d'abondantes masses corticales, le corps vitré à l'état de hernie. La membrane hyaloïde a été incisée au niveau de sa plaie, et le pansement par occlusion immédiatement appliqué.

La cicatrisation a marché sans complications, mais il s'est fait depuis une occlusion pupillaire ; cependant, l'œil a conservé sa forme, sans devenir phthisique ; enfin, après quelques douleurs sus-orbitaires, tout est rentré dans l'ordre sans toutefois que la vision se soit rétablie.

Une iridectomie ultérieure pourra lui restituer la fonction, car la perception lumineuse est redevenue bonne.

Observation 74.— M. Tol...., 32 ans, n° 11,740 ; cataracte traumatique o. d. remontant à 8 mois ; (branche d'arbre projetée contre le globe oculaire) ; la cataracte est en partie résorbée et adhérente à l'iris.

Phénomènes glaucomateux survenus depuis quelque temps. Pas de perception lumineuse.

Iridectomie le 17 octobre et évacuation de masses corticales sans noyau. Section des adhérences avec les ciseaux, et aussitôt, tendance à la hernie du corps vitré. Avant l'opération, la chambre antérieure était très-profonde. Pansement serré et ésérine.

Le 18, pas de douleurs, opacité diffuse de la cornée ; sécrétion abondante ; iritis ; compresses de pavot.

Le 19, pas de douleurs, trois points blancs comme des têtes d'épingle se montrent sur ce qui est resté de capsule, et il se produit un léger hypopion. Incision de la plaie et iridectomie ; ésérine et compresses chaudes.

Le 20, pas de douleurs, même état ; irrigations fréquentes avec l'eau phénique à 1/500. La plaie reste blanchâtre, la chambre antérieure s'efface complétement ; des masses corticales obstruent encore la pupille, mais la rougeur périkératique diminue à partir du 24 inclus ; *idem*, les 25 et 26 ; le malade peut quitter la Clinique le 28 en assez bon état.

La cataracte traumatique peut encore devenir le point de départ d'une ophthalmie sympathique qui oblige à pratiquer l'excision de l'œil. Dans certains cas cependant une iridectomie, suivie de l'extraction du cristallin, peut suffire à arrêter la marche de l'ophthalmie sympathique et restituer à l'organe sa fonction lorsque, bien entendu, les phénomènes glaucomateux n'ont pas déjà amené une désorganisation des membranes.

L'observation suivante en fournit une démonstration convaincante :

OBSERVATION 75. — *Cataracte traumatique o. d.— Irido-choroïdite consécutive; ophthalmie sympathique par propagation au nerf optique o. g.— Guérison par l'iridectomie et l'extraction du cristallin o. d.*

M. Lap...., âgé de 31 ans, a reçu le 12 juin 1877 un éclat d'acier dans l'o. d.; très-peu de jours après, douleurs très-violentes o. d., poussée glaucomateuse et phénomènes non douteux d'ophthalmie sympathique sur l'o. g. qui devient douloureux, larmoyant ; la vision se trouble, photophobie très-intense; du reste l'examen fait le 13 juillet permet d'y constater l'existence d'une névrite optique et d'un léger trouble des milieux, les objets sont très-voilés et le malade éprouve la plus grande peine à se conduire. Il n'y a pas de traces d'iritis à gauche et la tension est normale; à droite, cataracte adhérente; le cristallin fait hernie dans la chambre antérieure, et on constate une section très-nette de la cornée avec adhérence de l'iris et de la capsule à la cicatrice cornéenne qui occupe le tiers supérieur de la cornée et est située obliquement dans une étendue de 5 millimètres. La rougeur périkératique est intense, la tension extrême et l'occlusion pupillaire complète : la perception lumineuse est pourtant conservée; après avoir chloroformé le malade, l'iris est détaché de son adhérence à la cornée et un lambeau est excisé, après quoi le cristallin est évacué.

La capsule est restée fixée par son adhérence à l'iris ; pas d'issue de corps vitré, pansement ouaté, ésérine, pas de réaction inflammatoire; dès le 16, le malade aperçoit la main sans pouvoir compter les doigts.

Le 30 juillet, je fais une section de la capsule par plusieurs coups donnés avec les *pinces-ciseaux-bistouri* que j'ai fait construire chez Mathieu, pour pouvoir pénétrer dans la chambre antérieure en un seul temps, de façon à éviter l'évacuation de l'humeur aqueuse. Les adhérences multiples sont divisées, et le pansement ouaté avec instillation d'atropine pour faciliter la résorption des masses corticales, est suivi d'un excellent résultat.

Le 7 août, l'opéré compte les doigts à cinq pieds, l'œil est redevenu blanc et nous paraît être à l'abri de nouvelle poussée glaucomateuse ; quant à l'œil gauche, il est redevenu tout à fait normal, et le malade peut repartir le 8 août relativement en bon état.

Nous avons appris depuis que la vision s'était encore beaucoup améliorée; voilà plus d'une année qu'il n'a souffert de son œil et, selon toute apparence, il n'a plus rien à craindre d'un accident qui s'était annoncé d'une manière si grave au début, et il en est quitte pour une adhérence ou synéchie postérieure, que l'on doit considérer comme un minimum dans les cataractes traumatiques. (Voir *passim*, *Opérations*.)

Les **luxations du cristallin** ont encore un pronostic plus grave, car outre qu'il est toujours très-difficile d'extraire un cristallin luxé dans sa capsule, et non cataracté, il y a dans presque tous les accidents de ce genre, une lésion de la zonule, qui expose l'œil aux plus graves complications, même lorsqu'on emploie le traitement le plus judicieux. Nous avons observé 4 cas de luxation du cristallin.

OBSERVATION 76.— *Luxation sous-conjonctivale du cristallin o. d., Extraction simple.— Guérison.*

M. Bou...., 61 ans, n° 11,906, s'est fait une luxation sous-conjonctivale du cristallin o. d., à la suite d'un traumatisme (coup de queue de billard, remontant à vingt jours.) L'o. d. est perdu depuis trente ans sans qu'on puisse savoir comment : le malade se présente pour être débarrassé non pas de douleurs qu'il n'a jamais ressenties, mais simplement d'une boule qu'il sent sous sa paupière, et qui le gêne dans le mouvement du globe.

Sur la région externe, et tout près de son insertion cornéenne en effet, la conjonctive est soulevée, et fait saillie comme une grosse cerise qui serait coupée par le milieu. La tumeur ne s'étale pas à sa base, de manière à former le plus léger chémosis, on dirait d'un kyste conjonctival : en regardant les milieux, on voit que l'iris est attiré en haut, et manque dans sa moitié supérieure ; la cornée est limpide, la chambre antérieure profonde, et la surface de la sclérotique en haut est violacée ou noirâtre comme dans les ectasies ; les milieux sont impénétrables, il y a du sang dans le corps vitré et le champ pupillaire en est lui-même obscurci.

Le cristallin, dans le choc reçu par l'œil de bas en haut et en dehors, s'est luxé dans le même sens, et s'est frayé une issue sous la conjonctive.

Ces désordres n'ont cependant pas attiré l'attention du malade, qui ne vient demander avis que depuis que les masses corticales désagrégées et gonflées ont déterminé une tuméfaction sous-conjonctivale, devenant gênante par son volume.

La tension du globe est normale, et l'œil gauche sain.

Une incision à travers la base de cette tumeur, a donné issue à des masses corticales en dissolution épaisse et à un noyau sclérosé que le malade a emporté en retournant chez lui après avoir simplement fait bander son œil.

Pendant l'opération, il ne s'est pas écoulé le moindre liquide intra-oculaire, ce qui fait supposer que la sclérotique rompue lors du traumatisme, s'est entièrement cicatrisée depuis.

Les luxations du cristallin sont loin de se passer toujours aussi simplement, ainsi qu'on le verra plus loin, et nous pensons que, dans beaucoup de cas, lorsque surviennent les phénomènes glaucomateux, il serait préférable de faire le sacrifice de l'œil, plutôt que de s'efforcer de le conserver. Il y a des sacrifices utiles qu'il faut savoir consentir avant même qu'ils soient devenus obligatoires; aussi, lorsque toutes les probabilités sont défavorables et que la conservation ne peut être espérée qu'au prix de douleurs, faut-il avoir le courage de les proposer.

Quelquefois, à la suite du traumatisme, le cristallin est luxé en conservant sa transparence et la zonule est arrachée de son insertion périphérique sur une étendue plus ou moins considérable.

OBSERVATION 77. — *Décollement de la zonule o. d. — Dislocation de la lentille; phénomènes glaucomateux.*

M. Vaud...., 44 ans, n° 9,391, se présente à la consultation dans l'état suivant: corps vitré trouble, absence complète de perception lumineuse; cornée elle-même peu transparente;

iris entièrement effacé ; on n'en voit qu'une très-mince bordure en bas, et dans tout le reste de son étendue, il est entraîné en arrière, de façon à être entièrement dissimulé. Pas de chambre antérieure ; tension prononcée. On ne distingue nullement le cristallin qui doit avoir conservé sa transparence. Phénomènes glaucomateux depuis quelques jours.

Le 20 février 1877, incision scléro-cornéenne, périphérique, dans le but de pratiquer une iridectomie ; les pinces n'ont pas pu saisir l'iris, et il a fallu se borner à la sclérotomie. Esérine et bandeau compressif.

A la suite de la sclérotomie, les douleurs ont cédé complétement pour quelque temps ; la plaie s'est cicatrisée en produisant une ectasie à travers laquelle on percevait nettement le corps vitré hernié, ainsi que les franges de l'iris placé immédiatement sous la conjonctive.

De nouvelles douleurs étant survenues, j'ai pratiqué, le 23 mars, l'excision du staphylome qui comprenait l'iris et une partie du corps vitré, sans extraire le cristallin transporté en haut et en arrière. — Pansement à l'ésérine et compression méthodique. Plus de douleurs, le malade distingue même quelques objets : la main, les barreaux du lit, et se trouve satisfait en quittant la Clinique.

Nous sommes, avons-nous besoin de le dire, plus difficile, et le résultat obtenu est loin de nous satisfaire ; cependant nous ne doutons pas que, pour celui qui a déjà été aux prises avec la difficulté qu'il y a à trouver et à maintenir dans sa curette un cristallin transparent luxé, lorsqu'on ne veut pas promener celle-ci à l'aventure en plein corps vitré, nous ne doutons pas, disons-nous, que la double déconvenue, occasionnée par ce malade chez lequel il nous a été impossible d'exciser un lambeau d'iris, et de ramener au dehors le cristallin disloqué, ne soit plutôt une confirmation de ce que lui a appris l'expérience qu'une véritable surprise. La vérité est que dans ces traumatismes qui, outre les douleurs qu'ils occasionnent, font perdre un temps fort long aux malades, la plupart du temps ouvriers ayant besoin de travailler, sans pouvoir leur faire espérer qu'une guérison complète et définitive viendra couronner les efforts de l'oculiste, il vaut beaucoup mieux avoir le courage de proposer l'énucléation et la pratiquer aussitôt que se produisent des phénomènes glaucomateux.

Cataractes.

Cataractes capsulaires, 14 cas, soit 0,0015. — Nous désignons sous ce nom, celles des cataractes qui commencent par la couche épithéliale de la cristalloïde tant antérieure que postérieure; certes, nous sommes loin de vouloir remettre en honneur à titre de variété, avec la signification d'autrefois, l'existence de ces cataractes capsulaires qui ont exercé si longtemps la verve caustique de Malgaigne. Depuis que ce savant anatomo-pathologiste les a fait passer à travers le crible de sa critique aussi judicieuse qu'inexorable, il n'est personne qui admette que la capsule soit susceptible de s'opacifier pour former à elle seule des cataractes capsulaires.

Mais si la cristalloïde est et reste un tissu parfaitement hyalin, il n'en est pas de même de la couche sous-capsulaire, qui est distincte, jusqu'à un certain point, des fibres qui constituent la lentille.

La couche épithéliale de la cristalloïde est, dans certains cas, le point de départ de la dégénérescence granulo-graisseuse, et il importe de le savoir quand on veut faire la kystotomie, car, dans cette variété, on sera souvent obligé de réintroduire le kystotome, et une fois que celui-ci aura pénétré dans l'épaisseur de la capsule, on se trouvera exposé, en voulant terminer la discision, à produire une luxation de la lentille, à cause de la dureté particulière de la cristalloïde dans ces cas.

Il y a encore une raison pour distinguer cette variété de la cataracte sénile ordinaire, c'est qu'il est bien plus difficile que dans celle-ci de débarrasser l'œil par les manœuvres du nettoyage des couches sous-capsulaires, qui exposent l'opéré à une cataracte secondaire, par l'iridophakite à laquelle elles le prédisposent. Malheureusement il n'est pas toujours aisé d'en faire d'avance le diagnostic. Mais il suffit que nous ayons plusieurs fois remarqué ces particularités pour que nous ayons cru devoir les signaler à l'attention des praticiens, et que nous n'ayons pas hésité à admettre une variété basée sur l'observation des faits.

Les cataractes *adhérentes* par suite de synéchies postérieures multiples, consécutives à des exsudats capsulo-iridiens, ne méritent le nom de cataracte que lorsque les fibres cristalliniennes sont elles-mêmes opacifiées, et elles constituent alors une complication (cataractes compliquées).

Les cataractes *polaires antérieures*, 17 (0,0015), résultent le plus habituellement d'une perforation de la cornée pendant une ophthalmie de l'enfance, un abcès central; elles restent limitées au pôle antérieur du cristallin sans faire de progrès; au *pôle postérieur* du cristallin, on observe aussi quelquefois, mais plus rarement, 10 (0,001), une opacité crayeuse de la dimension d'une petite tête d'épingle qu'on ne peut rattacher, selon toute vraisemblance, qu'à une lésion de nutrition.

Les *cataractes corticales postérieures*, 18 (0,0015) s'observent surtout chez les myopes, de même que certaines cataractes corticales antérieures, qui sont alors liées à la scléro-choroïdite postérieure et aux troubles du corps vitré. Nous avons relevé 58 cas de cataracte corticale (0,006).

Les *cataractes ponctuées*, 8, ont été observées, la plupart du temps, chez des personnes atteintes de scléro-choroïdite postérieure; elles ont une marche excessivement lente, et déterminent souvent, chez ceux qui en sont atteints, des troubles de l'accommodation, ainsi que de l'asthénopie rétinienne, longtemps avant d'arriver à produire la cécité.

Les *opacités diffuses* du cristallin qui n'affectent pas la régularité des cataractes séniles, ont aussi une marche lente et sont loin d'avoir un pronostic aussi favorable que ces dernières. Si, en effet, on les extrait avant qu'elles soient complètes, ce qu'on est obligé de faire lorsque la vision est suffisamment abolie pour que le malade demande l'opération, on est exposé à voir une cataracte secondaire succéder à une extraction insuffisamment faite; si, pour éviter cet inconvénient, on se décide à pratiquer une discision pour les compléter, il s'en faut que cette opération, pourtant si simple, soit toujours inoffensive, même alors que l'aiguille n'a fait que piquer la capsule sans la dilacérer et sans s'enfoncer jusque dans la fossette hyaloïdienne.

Il arrive souvent qu'une première et même une seconde discision n'amènent pas l'opacification des masses corticales; celles-ci sont, dans ces cas, comme glutineuses et incapables de se laisser attaquer par l'humeur aqueuse, alors même qu'elle a pénétré bien certainement dans la capsule. Ces opacités diffuses, comme les cataractes ponctuées, sont sous la dépendance d'une altération du tractus uvéal, qui souvent fait éclater des complications inattendues, après une opération dont tous les temps ont été réguliers, et qui ne faisait rien prévoir de fâcheux.

Nous avons relevé 35 cas d'opacités diffuses du cristallin.

Les *cataractes congénitales* sont tantôt *zonulaires*, nous en avons noté 4 cas, tantôt *molles*, 2; l'influence héréditaire a été notée deux fois seulement.

Les *cataractes corticales* observées s'élèvent au nombre de 58 cas, soit 0,006.

Les *cataractes séniles*, 224 cas, soit 0,024.

Les *cataractes régressives*, 22 cas, soit 0,0023.

Les *cataractes nucléaires*, 25 cas, soit 0,002.

Les *cataractes noires*, 2 cas.

La *cataracte verte*, 2 cas.

Les *cataractes secondaires*, 20 cas, soit 0,002.

Les *cataractes compliquées*, 30 cas, soit 0,003 (voir pour toutes ces variétés, la seconde partie *Opérations*).

Nous avons enfin observé 3 cas d'*aphakie* congénitale, l'un sur un enfant de 11 ans et demi, qui n'avait qu'une $S = \frac{2}{5}$; l'enfant T...., n° 11413. $H = +8$ D (ancien 4 $\frac{1}{2}$); le second concerne l'enfant G...., 6 ans, n° 12125, qui a également une très-mauvaise acuité, $S = \frac{2}{5}$, avec $+ 9$ D. (ancien 4").

Enfin, un troisième enfant, n° 251, ayant une cornée un peu conique, les yeux très-aplatis, avec $+ 11$ D (ancien 3 $\frac{1}{2}$), lit le n° 2 et possède de chaque œil séparément une acuité de $\frac{1}{5}$ avec le verre correcteur.

Ces trois enfants sont atteints d'amblyopie hypermétropique et l'étiologie est des plus obscures. Le dernier a, de plus, un strabisme convergent avec nystagmus.

VII. MALADIES DE LA RÉTINE ET DU NERF OPTIQUE.

Les maladies du cœur, rétrécissement mitral, insuffisance aortique, hypertrophie; les lésions parenchymateuses, la dégénérescence granulo-graisseuse des glandes rénales; l'albuminurie des femmes enceintes, l'albuminurie aiguë; certaines maladies de l'axe cérébro-spinal; les altérations dyscrasiques du sang, leucémie, glycosurie; les intoxications, et, par-dessus tout, les maladies du système vasculaire, athérome, artério-sclérose, se traduisant par une modification dans la tension intra-vasculaire, et encore, un nombre considérable d'autres maladies dont l'énumération serait trop longue à faire ici, donnent lieu à des modifications corrélatives dans la circulation rétinienne, ainsi qu'à des altérations plus ou moins profondes de la substance nerveuse. Celle-ci, étalée comme on sait au-dessus de la choroïde, se présente pour ainsi dire toute découverte au regard de l'oculiste, et lui offre des aspects variés qui sont souvent caractéristiques de l'existence de certaines lésions, pour la recherche desquelles, l'examen à la fois fonctionnel et ophthalmospique de la rétine, permet de lever des doutes que l'observation scrupuleuse du malade n'avait souvent pu que faire concevoir au médecin.

Que de fois, en examinant le fond de l'œil d'un malade qui se présentait pour la première fois à la consultation, nous est-il arrivé de reconnaître l'existence d'une altération parenchymateuse des reins, d'une hypertrophie ventriculaire compensatrice d'un rétrécissement valvulaire, d'une glycosurie, etc., que l'examen ultérieur du malade ne faisait que confirmer; c'est qu'en effet, une foule de maladies impriment sur la membrane rétinienne une sorte de cachet de leur existence, et font de celle-ci, dans une foule de circonstances, comme un écho fidèle des souffrances de l'organisme, qui se révèlent d'une manière irréfragable à l'examen ophthalmoscopique, et viennent prêter un concours si précieux et parfois si indispensable à la clinique médicale.

La rétinite est rarement une maladie idiopathique ; le plus souvent elle est sous la dépendance d'un vice de l'organisme, et réclame par conséquent un traitement variable selon la cause qui la produit, artério-sclérose, altération des reins, syphilis, glycosurie, myopie progressive, etc.

Sur les 153 malades atteints d'affection rétinienne que nous avons observés, nous avons trouvé l'*hypérémie rétinienne* inscrite 15 fois (elle s'accompagnait d'hyperesthésie de la rétine et siégeait le plus souvent sur les deux yeux).

L'*anémie* ou *ischémie rétinienne*, 3 fois (chez des jeunes filles ou femmes chlorotiques sujettes à des métrorrhagies).

La *rétinite séreuse*, 13 fois.

— *exsudative*, 6 fois.

— *parenchymateuse*, 3 fois.

— *interstitielle*, 1 fois.

— *apoplectique*, { dont brightique, 4 / glycosurique, 3 } 7 fois.

— *hémorrhagique*, 14 fois.

La *thrombose des veines*, 1 fois.

L'*embolie rétinienne*, 2 fois.

La *rétinite syphilitique*, 32 fois.

(Sous forme de *chorio-rétinite*, 23 fois.)

La *rétinite pigmentaire*, 14 fois.

Le *décollement de la rétine*, 32 fois.

L'*asthénopie rétinienne*, 10 fois.

Les **hémorrhagies rétiniennes** se rencontrent tantôt sur un seul œil, tantôt sur les deux, et sont souvent exemptes de réaction inflammatoire. Elles n'affectent pas toujours une forme qui permette de les distinguer les unes des autres, pas plus, du reste, que les plaques exsudatives ou régressives qui constituent les rétinites albuminuriques ou brightiques, ou les rétinites glycosuriques. Dans beaucoup de cas, il est possible de distinguer la lésion brightique de la lésion glycosurique, mais, dans certains autres, cette distinction est tout à fait impossible, et c'est l'examen de l'urine (analyse qualitative et microscopique) qui permet seul de faire le diagnostic.

Ce qui caractérise les affections vasculaires, c'est la reproduction parfois désespérante des raptus hémorrhagiques qui se font à travers les parois des vaisseaux, de façon à simuler tantôt de petits pinceaux striés appliqués parallèlement à ces vaisseaux, tantôt des plaques plus étendues, tantôt enfin de véritables lacs ou nappes qui soulèvent la limitante interne et viennent faire irruption dans le corps vitré. Les petites hémorrhagies, même nombreuses, peuvent disparaître sans laisser aucune trace de leur passage; nous avons quelquefois vu des hémorrhagies monoculaires en nappe, disparaître, sans qu'il fût possible de reconnaître dans lequel des deux yeux avait eu lieu l'épanchement; malheureusement ces hémorrhagies, tenant à une affection cardiaque ou pulmonaire, se reproduisent très-fréquemment; et, malgré le traitement le plus approprié, se terminent par la formation de corps flottants dans le corps vitré ou par une dégénérescence granulo-graisseuse de la membrane nerveuse.

Les hémorrhagies rétiniennes s'accompagnent quelquefois d'atrophie papillaire et de tension intra-oculaire, et nous allons rapporter un cas dans lequel cette tension avait pu donner le change, et faire croire à l'existence d'un glaucome justiciable d'une iridectomie. Tout partisan déclaré que nous soyons de l'iridectomie dans le glaucome, nous croyons que les hémorrhagies rétiniennes constituent pour celle-ci une contre-indication dont il faut tenir le plus grand compte, car nous pensons que ce ne serait pas sans le plus grave préjudice pour le malade, qu'on se déterminerait à pratiquer l'excision de l'iris dans les cas d'hémorrhagie rétinienne; la diminution brusque de tension occasionnée par l'ouverture de la chambre antérieure, devant amener une hémorrhagie beaucoup plus abondante et compromettre peut-être à tout jamais la fonction de l'organe.

OBSERVATION 78. — *Hémorrhagies rétiniennes de la macula et le long des vaisseaux, avec excavation atrophique de la papille o. g. — T. normale ; champ visuel intact. — Excavation atrophique de la papille o. d. — T. + 1; champ visuel conservé en dedans, mais un peu réduit concentriquement.*

Nous avons été appelé en consultation vers la fin de 1876, avec nos honorables confrères Panas et Giraud-Teulon, pour examiner une dame âgée de 47 ans, qui, avant d'être opérée d'iridectomie, voulut bien demander notre avis. Nous tombâmes d'accord avec nos estimés confrères, sur l'existence des hémorrhagies, mais non sur la nature véritable de l'excavation que nous considérions comme atrophique, tandis que nos confrères étaient d'accord pour reconnaître l'existence d'un glaucome chronique simple et aussi pour pratiquer une iridectomie sur l'œil droit et peut-être aussi sur l'œil gauche.

L'œil droit avait éprouvé quelque temps auparavant un obscurcissement pareil à celui de l'œil gauche et était resté très-mauvais depuis; cependant malgré une tension au-dessus de la normale, le champ visuel était légèrement réduit concentriquement mais d'une manière à peine appréciable en dedans ; de plus l'excavation nous paraissait présenter les signes qui constituent l'atrophie grise, plutôt que ceux qui sont caractéristiques du glaucome chronique; enfin l'œil gauche pour lequel on nous faisait appeler, nous parut simplement atteint d'artério-sclérose qu'il était difficile de rattacher, soit à une lésion cardiaque puisque la percussion et l'auscultation n'en décelaient pas l'existence, soit à une lésion des reins, l'examen des urines ne donnant qu'un résultat négatif, soit enfin à une altération du système nerveux.

Notre conviction fut que l'œil droit avait dû ressentir la même lésion, quelques années avant l'œil gauche, et que l'atrophie du nerf optique qui avait commencé consécutivement aux hémorrhagies dont il n'y avait plus de trace au moment de notre examen, se montrerait aussi sur l'œil gauche dans un temps plus ou moins éloigné, et comme conséquence de l'artério-sclérose observée actuellement dans les vaisseaux rétiniens.

Cette opinion excluant toute intervention chirurgicale nous nous séparâmes et n'entendîmes plus parler de la malade.

Environ quinze mois après, nous apprenions en revoyant cette dame dans notre cabinet, qu'elle avait refusé l'opération que mes confrères avaient proposé de lui faire, et qu'elle avait suivi depuis ce temps les soins d'un quatrième oculiste renommé, qui l'avait traitée purement et simplement pour les hémorrhagies rétiniennes. Enfin s'apercevant que sa vue diminuait de jour en jour, malgré le traitement, elle revenait vers nous, pour nous prier de lui donner des soins et nous conjurer d'arrêter les progrès de sa maladie.

L'examen ophthalmoscopique nous fit reconnaître en même temps que la disparition des foyers hémorrhagiques, dans l'œil gauche, l'existence d'une excavation atrophique (dégénérescense grise) un peu plus prononcée à gauche qu'à droite. La réduction du champ visuel interne, dans les mêmes proportions que le supérieur, l'inférieur et l'externe, ne laissait pas pour nous de doute sur la nature non glaucomateuse de l'affection.

L'acuité pour l'œil droit et pour l'œil gauche était très-défectueuse. Il y avait de la dyschromatopsie et nous apprenions en même temps que la malade était et avait toujours été névropathe.

Nous avons conseillé l'emploi des courants continus, des révulsifs cutanés, et les eaux de Néris, sans nous faire d'illusion sur l'incurabilité de l'affection, mais aussi avec le sentiment que l'iridectomie pratiquée au début n'eût pu être d'aucune utilité.

La *maladie de Bright* donne presque toujours lieu à des troubles dans la circulation rétinienne et à des exsudats qui, dans certains cas assez nombreux, se produisent sans que le malade s'en doute. Ce n'est souvent que lorsque les plaques de rétinite viennent occuper la macula, que le malade se plaint de troubles visuels.

OBSERVATION 79.— *Hémorrhagies rétiniennes multiples ; apoplexie papillaire ; hémorrhagie dans la macula; maladie de Bright.*

Madame V...., 66 ans, se présente à notre examen le 22 février 1876 avec une véritable apoplexie de la papille, un soulèvement péri-papillaire de la rétine, une hémorrhagie dans la macula, ainsi que de nombreux pinceaux striés couchés le long des vaisseaux. Elle est atteinte d'une affection cardiaque et présente une quantité énorme d'albumine dans les urines, (néphrite interstitielle tubuli rénaux, dans les urines).

Traitement. — Diète lactée, digitale, bains de vapeur.

Le 14 mars, on peut noter la disparition du sang, on voit une plaque de pigment dans la macula, et des plaques blanches le long des vaisseaux; les pinceaux hémorrhagiques persistent le long des veines ; le 23, la rétine présente un état piqueté et granuleux entre la papille et la macula, et une plaque de la dimension d'un diamètre papillaire, n'affectant pas encore la forme étoilée caractéristique. Corps flottants du corps vitré.

OBSERVATION 80. — *Rétinite apoplectique monoculaire ; artério-sclérose.*

M. B...., 42 ans, très-bien portant jusqu'à ce jour, ne se croyant nullement malade ; habitudes alcooliques et de bonne chère, présente dans l'o. d. de nombreux pinceaux hémorrhagiques le long des vaisseaux. La rétine est comme criblée et présente un état sablé et piqueté caractéristique.

Rien d'appréciable au cœur, mais les vaisseaux sont évidemment altérés dans leur tunique, par suite des habitudes alcooliques.

OBSERVATION 81.— *Hémorrhagies rétiniennes multiples o. d. — Apoplexie. — Rétrécissement mitral.*

M. M...., 58 ans, goutteux, se plaint de voir un voile devant les objets depuis quelque temps, qu'il ne sait à quoi attribuer. Il est atteint d'un rétrécissement de l'orifice mitral compensé par une hypertrophie du cœur qui ne lui a pas encore donné de signes de son existence, et il est tout surpris d'apprendre qu'il a une lésion organique du cœur qui est la cause des hémorrhagies multiples qu'on observe dans son œil droit.

OBSERVATION 82.— *Rétinite hémorrhagique avec œdème sous-rétinien et plaques exsudatives péri-papillaires.*

M. L...., 27 ans, se présente le 15 mai 1876 à la Clinique, o. d. S = 1/5 o. g. S = 1/7. Dans les deux yeux on trouve des pinceaux hémorrhagiques le long des vaisseaux, et des plaques exsudatives dans tout l'hémisphère postérieur ; en même temps existe une rétinite séreuse.

Les urines renferment une grande quantité d'albumine.

Régime lacté, cinq litres de lait par jour à l'exclusion de tout autre aliment, ventouses le long de la colonne vertébrale, bains de vapeur.

Le 27 mai o. d. S = 1/3, o. g. S = 1/4.

Le 19 juin o. d. S = 1/2, o. g. S. = 1/2.

Le 28 juin o. d. S = $\frac{20}{20}$, o. g. S = $\frac{20}{20}$.

Le jeune homme est guéri, les signes ophthalmoscopiques ont tout à fait disparu, si ce n'est les plaques exsudatives qui persistent encore en partie.

La *glycosurie* produit souvent, sur la rétine, des désordres en tout semblables à ceux de la néphrite brightique.

OBSERVATION 83.— *Hémorrhagies rétiniennes multiples avec exsudats rétiniens.— Glycosurie.*

M. B...., 42 ans, vient nous consulter pour des troubles de la vision qui ont déjà porté il y a quelques années sur l'o. d., sans qu'il y ait fait grande attention, sous prétexte qu'il se portait très-bien, et qui, dans ces derniers temps, ont aussi porté sur l'o. g.

M. B...., a des habitudes alcooliques, et fait habituellement très-bonne chère. Il a soif et boit toute la journée de la bière, du vin ou des liqueurs. Il a maigri un peu depuis quelque temps et ses forces diminuent. Il n'a plus aucun goût pour la viande. L'examen du fond de l'œil, nous fait découvrir des plaques régressives nombreuses dans la rétine à droite, avec aspect étoilé au niveau de la macula, et atrophie commençante de la papille. L'œil gauche présente de très-nombreux pinceaux hémorrhagiques le long des vaisseaux, un état flexueux et cirsoïde des veines rétiniennes. Enfin une véritable apoplexie de la papille et une hémorrhagie au niveau de la macula.

La face est très-congestionnée, vultueuse, les veines du front et de la tempe très-marquées et sinueuses; les dents manquent en grande partie.

L'examen des urines nous fait reconnaître la présence de 65 grammes de sucre par litre. Le traitement par les alcalins est institué d'après la méthode de Mialhe, et des bains de vapeur sont ordonnés en même temps que des purgatifs et des ventouses sèches, enfin une alimentation appropriée, beaucoup de poisson et de viande, très-peu de pain et quelques légumes verts. En un mot changement complet de ses habitudes. Au bout de quelques jours, et avant que le traitement fût institué, une nouvelle hémorrhagie paraît cette fois dans l'œil droit, et est suivie bientôt d'une seconde qui se produit sous l'influence de la toux, et pour la troisième fois depuis deux années dans ce même œil.

La menace de perdre la vue lui fait aussitôt commencer et suivre ponctuellement le traitement.

Deux mois après, le sucre a considérablement diminué, l'état général est très-amélioré et l'individu transformé ; malheureusement du côté de la rétine, tout est loin d'être fini, et une nouvelle hémorrhagie se produit dans la macula de l'o. g. La papille est apoplectique ; on dirait que les vaisseaux vont se rompre pendant l'examen. Puis au bout de quelques jours une nouvelle rupture se fait cette fois sur le disque papillaire et pour ainsi dire sous nos yeux. — Cependant l'état général s'améliore de plus en plus et le malade n'est plus reconnaissable.

Qu'adviendra-t-il de ce diabète ? Nous croyons à la curabilité de cette forme, mais nous n'en voudrions pas dire autant de la dégénérescence granulo-graisseuse de parois vasculaires et des couches envahies de la membrane rétinienne. Celle-ci, en effet, à la suite de si fréquentes récidives, perdant chaque fois une partie de s conductibilité, doit, dans un temps plus ou moins pro chain, arriver presque fatalement à la destruction com plète de sa fonction.

Observation 84. — *Hémorrhagies rétiniennes multiples des deu yeux avec infiltration séreuse péri-papillaire. — Glycosurie. — Guérison.*

M. D...., âgé de 38 ans, très-belle santé jusqu'à ces dernier temps, habitudes alcooliques et de bonne chère; apparenc athlétique. Se plaint de soif extrême depuis quelque temps et de troubles visuels qui l'empêchent de se livrer à son tra vail.

L'examen ophthalmoscopique fait découvrir l'existence d très-nombreux pinceaux hémorrhagiques le long des vais seaux, d'une infiltration séreuse péri-papillaire, et de plaque exsudatives dans tout l'hémisphère postérieur de chacun de yeux.

L'examen des urines décèle la présence de 53 gr. de gly cose par litre; c'était au mois de juillet 1876. Le malade e aussitôt envoyé à Vichy; et, sous l'influence du traitemen hydro-minéral, l'amélioration se produit très-rapidemen tant dans l'état local que dans l'état général. A l'examen qu nous fîmes deux mois après, nous pouvions constater la re sorption complète des hémorrhagies, et en même temps nou notions une acuité presque normale de chacun des yeux.

Le malade a pu reprendre ses occupations et n'a rie éprouvé depuis. Il est retourné à Vichy et y retournera que que temps encore.

Embolie de l'artère centrale de la rétine. — Nous avons noté deux cas d'imperméabilité de l'artèr centrale sur deux femmes, l'une âgée de 76 ans et l'autre d 63 ans. Elle était survenue à peu près dans les mêmes con ditions; chez la première, la vue de l'œil droit s'était per due subitement pour ne plus reparaître, et nous avon constaté la pâleur excessive de la rétine avec l'imperméabilité des vaisseaux artériels qui étaient transformés en un cordon blanchâtre ; chez la seconde, la vue avait disparu tout à coup, puis était revenue au bout de vingt-quatre heures, pour disparaître de nouveau définitivement au bout de quinze jours ; chez cette dernière, que nous avons examinée quelques jours après la seconde attaque, nous avons observé une coloration gris-cendré de la rétine, qui donnait au fond de l'œil un aspect caractéristique. Les vaisseaux artériels étaient réduits à l'état de cordon, les veines encore perméables.

Il y avait chez l'une et l'autre des troubles cardio-pulmonaires (asthme et catarrhe bronchiques).

La *syphilis* porte souvent sur la rétine et de préférence sur les couches externes. Il est fréquent de la voir porter en même temps sur le nerf optique et donner naissance à ces névro-rétinites circonscrites autour de la papille, qui permettent souvent à la simple inspection de reconnaître la cause spécifique, rien qu'à la disposition de l'anneau grisâtre péri-papillaire qui forme comme un *halo* sur l'expansion des fibres nerveuses autour de la papille.

Lorsqu'elle porte sur la chorio-capillaire, elle forme la chorio-rétinite qui se rapproche assez de la rétinite pigmentaire pour pouvoir être confondue avec cette dernière ; cependant, avec un peu d'attention, on pourra toujours éviter de tomber dans l'erreur, malgré les signes communs qui appartiennent à ces deux maladies.

Nous avons observé 32 cas de rétinite syphilitique, soit 0,003, dont 23 cas de chorio-rétinite, soit 0,0023, toutes à peu près semblables et ne se différenciant que par des degrés dans l'atrophie de la couche chorio-capillaire et de la choroïde avoisinante. Le traitement, dans ces formes anciennes et chroniques, n'a que fort peu de prise, il faut en convenir, et tandis que dans les rétinites circonscrites et récentes, il fait souvent merveille, dans celles dont nous nous occupons il y a une altération déjà ancienne, et telle, que l'atrophie de la choroïde, de la rétine et de la papille sont déjà en voie de formation ou même confirmées; heureusement le mal est souvent monoculaire.

Les 23 cas que nous avons relevés sont à peu près identiques et présentent à considérer des plaques plus ou moins nombreuses de choroïdite atrophique, du pigment accumulé par places, mais sans l'abondance qu'on rencontre dans les choroïdites; enfin une atrophie papillaire plus ou moins avancée et un champ visuel plus ou moins concentriquement réduit. Pour tous la syphilis remonte à plusieurs années ; 9 seulement sur les 32 ont eu de l'iritis. Les autres ont eu comme première manifestation oculaire la rétino-choroïdite ou la rétinite des couches externes, enfin 9 autres ont présenté la forme circonscrite autour de la papille et ont guéri complétement avec le traitement approprié.

Observation 85.— *Chorio-rétinite avec atrophie papillaire blanche. — Syphilis ancienne. — Hémiopie latérale droite. — Hémiplégie droite.*

M. D...., n° 8877, se présente à la Clinique avec un embarras très-prononcé de la parole, des fourmillements et une hémiparésie de tout le côté droit ; il est en outre atteint d'aphasie depuis quelques jours et se trouve dans un état des plus graves, car il présente des signes irrécusables d'une tumeur de la base du crâne qui doit siéger vers les tubercules quadrijumeaux ou les bandelettes optiques gauches, attendu que le champ visuel relevé avec soin présente une lacune dans toute la moitié droite.

L'examen ophthalmoscopique révèle l'existence d'une rétinite avec plaques d'atrophie chorio-rétiniennes et atrophie de la papille à droite; à gauche, mêmes lésions moins avancées. L'acuité est cependant réduite pour chacun des yeux séparément à 1/5.

M. D...., âgé seulement de 28 ans, présente les apparences de la sénilité; il est profondément cachectique et atteint depuis l'enfance d'un catarrhe bronchique avec asthme. La syphilis, qu'il a contractée il y a six ans, a trouvé chez lui un terrain propice à la malignité, aussi sans donner lieu à l'iritis, qui sert pour ainsi dire de mise en garde, a-t-elle frappé d'emblée la rétine et les enveloppes du cerveau.

Malgré les apparences si défavorables et l'état chétif du malade, le sirop de Gibert est administré concurremment avec l'iodure de potassium et le chlorate de potasse, et déjà, au bout de quelques jours, on pouvait s'assurer, rien qu'à la démarche et à la parole de M. D...., que la résorption de la gomme cérébrale se faisait, et de la sorte le pronostic favorable, que l'origine syphilitique de ces troubles cérébraux nous avait fait porter, recevait sa consécration.

Après plusieurs intermittences et des rechutes, la guérison définitive a couronné la thérapeutique spécifique mise en œuvre. Malheureusement la chorio-rétinite dont il était atteint n'a pu être modifiée pour l'œil droit, mais de l'œil gauche il a récupéré assez de vision pour pouvoir reprendre du travail; en même temps son état général s'est beaucoup amélioré.

C'est là une guérison relative si l'on veut, mais pour ainsi dire inespérée, et dont il faut reporter tout le bénéfice à l'origine spécifique de la lésion.

La **rétinite pigmentaire** s'est présentée à notre observation 21 fois sur 12,668. Ce nombre représente tous les malades inscrits à notre Clinique depuis l'année 1873, soit 12,393, et, en y ajoutant les 275 membres aveugles de l'hospice des Quinze-Vingts, 12,668, ce qui donne, pour les rétinites pigmentaires, une proportion de 0,0017.

Nous avons relevé avec soin les cas de consanguinité et d'hérédité dans ces 21 cas, et nous devons déclarer qu'avant d'avoir fait ce relevé statistique, nous pensions que la consanguinité jouait un rôle prépondérant dans l'étiologie de cette affection, de même que pour la surdi-mutité; de sorte que nous nous plaisons à constater que la statistique, dans ce cas particulier, comme dans un grand nombre d'autres, a servi à redresser un jugement erroné.

Mais encore faut-il que la statistique porte sur des cas bien comparables, et par conséquent qu'il n'y ait pas d'erreur de diagnostic ; de plus, il convient de faire observer que les cas de rétinite pigmentaire, reconnus sur divers frères issus de consanguins, grossissent singulièrement la part qu'il convient de faire à cette consanguinité, même, dans l'étiologie de cette affection; tandis que les cas de rétinite pigmentaire, observés sur des malades issus de parents non consanguins, seront beaucoup plus rarement relevés ou même ne le seront pas du tout; et par conséquent la part de la consanguinité sera toujours la plus favorisée dans le relevé d'un nombre de cas donné de rétinite pigmentaire.

Hé bien, malgré ces considérations favorables à l'intervention de la consanguinité, comme cause de la rétinite pigmentaire, sur les 21 cas relevés, nous n'avons trouvé que 8 fois la consanguinité et 13 fois la non-consanguinité ; et cependant avant d'avoir fait ce relevé, nous avions la conviction que les cas de consanguinité l'emportaient sur les autres ; c'est qu'en effet les cas dans lesquels il y a consanguinité ou hérédité, frappent plus l'attention que ceux dans lesquels ces antécédents n'existent pas ; et je n'en veux pour preuve que le fait rapporté ci-après, et qui semble si éminemment favorable à l'influence consanguine.

Il importe d'abord de bien s'entendre sur ce qu'on doit considérer comme étant la rétinite pigmentaire. Quant à nous, nous n'avons rangé sous ce titre, dans ce relevé, que les faits caractérisés comme phénomène de début par l'apparition de l'*héméralopie* ou de la *nyctalopie;* plus tard, en général vers l'adolescence, par la *réduction concentrique du champ visuel*, et finalement par l'*atrophie blanche* de la papille optique, arrivant plus ou moins rapidement vers l'âge de trente ans, quelquefois beaucoup plus tôt, rarement beaucoup plus tard.

Tous les oculistes ne s'entendent pas bien sur les caractères propres de la rétinite pigmentaire et beaucoup de nos confrères ont pu lire, il y a quelques mois, dans la *Gazette des Hôpitaux*, une observation qualifiée de rétinite pigmentaire type, qui était tout simplement et d'une manière indiscutable un cas de chorio-rétinite syphilitique.

La femme qui en était atteinte s'est présentée à ma Clinique le jour même où avait été publiée, par un de nos confrères, la relation de sa maladie ; après que j'eus reconnu et démontré aux assistants l'erreur de diagnostic, involontairement commise par l'auteur de l'observation, un des assistants de la Clinique déclara en effet avoir vu la malade quelques années auparavant à Lourcine, dans le service de Lancereaux, où elle était entrée pour des accidents non douteux de syphilis. Du reste, voici son observation telle qu'elle est inscrite sur notre registre :

OBSERVATION 86. — *Chorio-rétinite syphilitique. — Destruction de la couche chorio-capillaire.— Pigment disséminé dans tout le fond de l'œil.— Atrophie papillaire double.*

Madame B...., n° 8675, âgée de 41 ans, dit avoir eu une bonne vue jusqu'à l'âge de 26 ans, en 1857, époque à laquelle elle contracta la syphilis de son mari et fit une fausse couche à six mois de grossesse. Elle entra à Lourcine où elle fut soignée pendant deux mois, puis eut un enfant à terme en 1863, et un deuxième en 1865, tous les deux très-bien portants.

Quant à elle, elle a commencé par être nyctalope il y a plusieurs années déjà, puis sa vue a baissé de plus en plus, au point qu'elle ne peut plus se conduire seule, et qu'elle réclame un certificat pour les Quinze-Vingts. L'examen ophthalmoscopique démontre l'existence d'une chorio-rétinite double avec pigment parsemé le long des vaisseaux et accumulé par plaques dans l'hémisphère postérieur ; les papilles sont blanches, atrophiées, et les vaisseaux comme épaissis par les restes d'une péri-vasculite qui en a amené l'oblitération ; il n'y a plus de perception lumineuse d'une manière appréciable.

L'origine syphilitique de cette affection ne faisait aucun doute dans mon esprit ; cependant, poussant plus loin mon investigation, j'appris de la malade qu'elle avait eu une tumeur de l'aine, extirpée par le Dr Lancereaux, à Lourcine, en 1874, puis qu'elle y était revenue encore pour une monoplégie gauche d'origine hystérique et pour un ulcère de la région inguinale guéri par l'iodure de potassium.

La malade nous mit, du reste, elle-même au courant de l'invasion de sa maladie, et à la manière dont la vision s'était perdue, et aussi d'après l'aspect du fond de l'œil, on pouvait s'assurer que cette malade n'avait de la rétinite pigmentaire que le pigment, et que sa maladie (chorio-rétinite syphilitique) ne devait pas être confondue avec la rétinite pigmentaire décrite avec tant de soin par de Graefe, Donders, et si bien étudiée par Hocquart dans ces derniers temps.

Ces confusions sont très-regrettables, car, si elles étaient fréquentes, elles empêcheraient de trancher les questions de consanguinité et d'hérédité dans les cas de rétinite pigmentaire ; aussi dans le relevé que je présente ici, me suis-je attaché à exclure de mon cadre tous les cas de chorio-rétinite, le plus souvent de nature spécifique, pour n'y faire figurer que les cas de rétinite pigmentaire vraie, soit congénitale, soit postérieure à la naissance, et sans traces de lésions inflammatoires autres que la migration à travers les diverses couches de la membrane nerveuse du pigment, affectant la disposition typique des corpuscules osseux ; ce pigment se trouve toujours, quand il existe, situé dans le plan rétinien, et disséminé spécialement à partir de l'ora serrata. Mais outre les caractères ophthalmoscopiques qui peuvent être insuffisants, ou même faire défaut, il faut pour que les rétinites pigmentaires méritent véritablement cette dénomination, que les signes fonctionnels ci-dessus signalés soient bien constatés; c'est de la dernière importance, car il faut savoir que, de même qu'on a décrit des scarlatines et des varioles sans éruptions, on a signalé aussi et avec raison, selon nous, des rétinites pigmentaires sans pigment; enfin pour servir de transition à ces deux états si différents, dans un certain nombre de cas, c'est à peine si l'examen ophthalmoscopique en révèle l'existence alors que les signes fonctionnels ne laissent aucun doute sur la réalité de cette affection particulière.

Le diagnostic étant donc bien posé, la consanguinité a été notée 8 fois seulement sur 21 cas; dans les 13 autres cas, il n'y avait pas de consanguinité.

Parmi les 275 membres de l'hospice des Quinze-Vingts, il y a 2 cas seulement de rétinite pigmentaire, l'un avec, et l'autre sans antécédents de consanguinité. L'un de ces deux aveugles présente deux cataractes aujourd'hui complètes, ne permettant plus d'explorer les membranes profondes; il y a cinq ans au contraire, la cataracte, plus avancée à gauche, permettait après la dilatation de la pupille de faire la constatation de l'existence de plaques de pigment disséminées dans la région équatoriale; l'o. d. présentait une cataracte polaire postérieure et on pouvait constater facilement par l'examen ophthalmoscopique en même temps que l'atrophie blanche de la papille, la diminution remarquable du calibre des vaisseaux rétiniens, artères et veines qui offraient un trajet rectiligne caractéristique; de plus, on observait la dissémination du pigment rétinien dans toute la région équatoriale et jusque vers la région polaire postérieure.

La cataracte est aujourd'hui complète, aussi bien à droite qu'à gauche, de telle sorte qu'il serait impossible d'être renseigné sur la nature de l'affection des membranes profondes qui complique la cataracte, dans le cas dont il s'agit, si l'examen du fond de l'œil n'avait été fait avant que la cataracte fut complète.

L'observation scrupuleuse d'un pareil fait permet d'affirmer, contrairement à l'opinion de certains auteurs, que la cataracte complique dans certains cas la rétinite pigmentaire ; en second lieu, elle démontre qu'un certain nombre de rétinites pigmentaires doivent fatalement échapper à la constatation ophthalmoscopique par le fait du développement ultérieur de la cataracte chez les sujets atteints de cette forme de cécité.

Si donc l'on s'en rapporte au relevé statistique qui précède, bien qu'il ne contienne qu'un chiffre restreint d'observations, on sera fondé à n'attribuer à la consanguinité qu'une part très-restreinte dans la séméiologie des rétinites pigmentaires, et c'est là-dessus que je voulais appeler l'attention de mes confrères. Je citerai néanmoins en terminant un fait très-intéressant, qui donne un appui très-sérieux à ceux qui font jouer un rôle important à l'hérédité et à la consanguinité dans l'étiologie de la rétinite pigmentaire. Je n'ai pu examiner que trois des enfants et pour les autres j'ai recueilli les renseignements que la mère m'a fournis.

Il s'agit de la famille D...., demeurant à Paris, rue du Parc-Royal, n° 13. Père et mère cousins germains et ayant toujours joui d'une très-bonne santé :

Le premier enfant issu de ce mariage est mort à l'âge de 18 mois d'une bronchite, sans renseignements sur la vision.

Le deuxième, aveugle de naissance, âgé aujourd'hui de 22 ans, présente une rétinite pigmentaire double, avec atrophie papillaire et absence de vaisseaux rétiniens qui sont réduits à deux filets, un inférieur, l'autre supérieur.

Le troisième, mort pendant l'accouchement, aurait présenté, d'après le médecin assistant, une organisation incomplète des os du crâne.

Le quatrième, une fille âgée de 19 ans atteinte d'héméralopie.

Le cinquième, une jeune fille âgée de 17 ans, aveugle de naissance, reçue aux Jeunes-Aveugles.

Le sixième, une jeune fille de 15 ans à vue très-mauvaise et intelligence obtuse.

Le septième, un enfant âgé de 10 ans, atteint d'hydrocéphalie avec strabisme alternant ; vision très-mauvaise.

Le huitième, enfant mort à 2 ans et demi de bronchite.

Le neuvième, enfant mort à 10 mois de même maladie.

Le dixième, enfant mort-né après accouchement laborieux.

Le onzième, jeune fille âgée de 5 ans atteinte de nystagmus très-prononcé avec rétinite pigmentaire.

Le douzième, enfant mort à l'âge de 2 ans, sans renseignements.

Il y a en plus deux enfants jumelles mortes par suite d'accouchement prématuré à l'âge de 7 mois.

La relation de ce fait n'est certes pas de nature à encourager les mariages entre cousins germains, et cependant je ne crois pas qu'il faille y voir autre chose qu'un fait isolé, qu'une coïncidence, car il ne manque pas d'exemples contradictoires, et en définitive rien ne me semble plus logique que de penser que les enfants héritent, en les accumulant, des qualités ou des défectuosités de leurs parents, que ceux-ci du reste soient unis entre cousins germains ou entre étrangers, de telle sorte que me basant sur des faits irrécusables d'enfants issus de parents atteints de rétinite pigmentaire et cependant n'en étant pas eux-mêmes atteints, d'autre part ayant remarqué que souvent un seul enfant d'une même famille est affecté de rétinite pigmentaire alors que les autres en sont exempts ; enfin que les enfants d'une même famille peuvent être les uns à l'exclusion des autres, atteints de rétinite pigmentaire, alors que les parents sont eux-mêmes exempts de cette infirmité ; j'en arrive à croire que non-seulement la rétinite pigmentaire n'est pas l'apanage des mariages consanguins, mais je serais même tenté de n'accorder qu'une part restreinte et nullement fatale à l'hérédité.

Voici du reste quelques observations à l'appui :

1° PARENTS ATTEINTS *de rétinite pigmentaire, et donnant le jour à des enfants* TOUS INDEMNES.

OBSERVATION 87.— M. D...., 65 ans, pensionnaire de l'hospice, héméralope depuis l'enfance (7 ans), est atteint de rétinite pigmentaire qui l'a rendu complétement aveugle à l'âge de 35 ans. Père de trois filles que j'ai examinées et qui sont absolument indemnes ; la plus jeune a 18 ans, l'aînée qui est d'un premier lit a 26 ans et la seconde en a 24.

2° PARENTS ATTEINTS.— *Enfants atteints* ISOLÉMENT.

OBSERVATION 88.— M. H...., 55 ans, n° 12,329, atteint de rétinite pigmentaire type, avec atrophie blanche de la papille et disparition presque complète des vaisseaux ; père de sept enfants ayant tous une bonne vue, excepté le sixième qui est âgé de dix ans et atteint d'héméralopie.

3° PARENTS INDEMNES.— ENFANTS ATTEINTS.

OBSERVATION 89.— M...., ne présente aucun signe de maladie d'yeux, il a une acuité $\frac{20}{20}$ avec une h. m. 1/42. L'examen ophthalmoscopique minutieusement fait ne décèle pas le moindre trouble rétinien ; la mère est également exempte de toute affection oculaire, mais la grand'mère a, paraît-il, une mauvaise vue et on la croit atteinte de cataracte ; pas d'examen. Il y a trois enfants, deux frères qui présentent les signes évidents de la rétinite pigmentaire ; quant à la sœur, nous ne l'avons pas examinée, mais les parents affirment qu'elle n'a aucun trouble de la vision ; dans tous les cas elle ne présente pas les phénomènes qui ont frappé l'attention des parents et ils la croient indemne.

Décollement de la rétine, 32 cas, soit 0,003.—Sur ces 32 cas, il y en a 16, la moitié, qui se sont montrés sur des yeux atteints de scléro-choroïdite postérieure avec myopie plus ou moins forte ; dans certains cas, la myopie était de 13 à 9 ou 10 D. (anciennement M. 1/3 à M. 1/4) ; mais souvent aussi la myopie était bien moins forte, une fois 1/6 ou de 6 D., et trois fois 1/7 ou de 5 dioptries.

Dans 3 cas, il y a eu des phénomènes glaucomateux nécessitant deux fois l'iridectomie, et, dans un troisième, l'énucléation.

Dans 5 cas, il n'y avait pas de myopie et le décollement tenait à une forme séreuse de rétinite liée à un état rhumatismal, et, dans certains cas, à une rétinite exsudative. Dans un autre, l'œil était emmétropique et la rétine était soulevée par un épanchement séreux, sans cause appréciable.

Observation 90.— M. R...., 21 ans, est atteint de décollement de la rétine depuis 14 mois. Le 31 mai 1875, après avoir dilaté la pupille, je l'opère dans son lit en divisant à l'aide du couteau de Cusco, la rétine soulevée et le corps vitré. Il y eut un écoulement de sérosité citrine et d'un peu de corps vitré ; le malade resta couché jusqu'au 10 juin, et son champ visuel relevé est complet tandis qu'avant l'opération toute la moitié supérieure manquait.

Le champ visuel, repris un mois après, était encore conservé, bien que le jeune homme eût été conduit à la prison du Cherche-Midi pour ne s'être pas présenté à l'appel de son service de réserviste. Nous avons perdu de vue ce jeune homme et nous ne pouvons dire si le résultat de l'opération s'est maintenu.

Dans 3 cas, le décollement était occasionné par la rétraction du corps vitré blessé directement à la suite de traumatisme, perforation des membranes par une pointe d'acier, coup porté sur le globe.

Dans les 3 autres cas, il était consécutif à des tumeurs intra-oculaires, gliome et glio-sarcome, dont les porteurs ont refusé de subir l'extirpation.

Observation 91.— *Décollement de la rétine o. g. par une tumeur.*

L'enfant M...., nº 3,509, âgée de 12 ans, se présente à la consultation au mois de mars 1876, pour une maladie de l'œil gauche qui lui a déjà fait perdre la vue, sans qu'elle ait éprouvé la moindre douleur; elle a déjà été conduite dans une clinique de la ville où elle ne s'est plus représentée parce qu'on avait proposé de faire l'énucléation du globe.

L'o. d. présente un M. faible 2 D (1/18) avec une légère scléro-choroïdite postérieure et S = 2/3; o. g. S = zéro.

L'aspect extérieur de cet œil ne décèle nullement la maladie du fond, il n'y a pas même de strabisme divergent, pas la moindre rougeur périkératique, une dilatation pareille à celle de l'autre œil, enfin une tension un peu supérieure mais peu prononcée, et absence complète de douleurs.

L'examen ophthalmoscopique fait reconnaître un décollement de la rétine occasionné par une tumeur qui la soulève dans toute la moitié interne, ce qui présente un aspect gris rougeâtre; elle est très-vascularisée et ne peut être qu'un sarcome de la choroïde ou un glio-sarcome; nous avons conseillé aux parents de ramener l'enfant et nous avons pu constater pendant plus de deux années consécutives qu'elle s'est présentée, tous les huit ou quinze jours les phénomènes suivants :

A mesure que la tumeur se développait et offrait au regard des aspects variés et tous fort intéressants à suivre dans leur évolution, des plaques d'atrophie choroïdienne se sont montrées dans des points divers du fond de l'œil. Puis au bout de deux ans, le cristallin s'est opacifié, et dès ce moment il a été impossible de continuer à suivre les phases diverses de ce processus dégénératif des membranes internes que nous observions avec tant d'intérêt depuis plus de deux années.

La désorganisation des membranes, s'est faite silencieusement sans éveiller la moindre réaction générale ou locale, la moindre douleur et sans faire naître aucun phénomène glaucomateux.

Nous avions prévenu les parents qu'il fallait exercer la plus active surveillance sur cet œil, pour se tenir prêt à agir dès que le moment serait venu, c'est-à-dire avant que le mal eût franchi la coque isolante que lui fournit la sclérotique, et certes, ce n'est pas le désir qui nous manquait de nous assurer de la nature exacte de la tumeur.

Dans un troisième cas, il s'agissait d'un enfant de quelques mois, qui présentait un double décollement de la rétine soulevée évidemment par un gliome double, et qu'on a dû conduire dans bon nombre d'autres cliniques.

Observation 92.— L'enfant L...., n° 10,295, âgé de cinq mois, présente dans chacun des yeux une tumeur jaunâtre avec reflet d'un blanc éclatant, plus avancée o. d. La chambre antérieure est effacée, et la tension considérable. A gauche la lésion est plus limitée et on voit bien la tumeur repousser en avant la rétine et occasionnant des troubles dans le corps vitré.

Malgré les instances faites auprès de la mère pour pratiquer l'extirpation des globes, seul moyen d'éviter une propagation et une généralisation rapidement mortelle de la maladie, elle n'a pas consenti à cette opération dont la proposition, il faut l'avouer, ne pouvait être excusée que par la certitude que nous avions de voir succomber l'enfant si on ne la pratiquait pas.

Il n'y a pas, en effet, de maladie qui revête un caractère plus marqué de malignité, encore faut-il, pour opérer avec des chances de non repullulation, se rapprocher le plus possible de la période de début de ce néoplasme.

Nous avons encore vu un enfant auquel un de nos confrères avait fait l'énucléation de l'œil droit, se présenter à la consultation quelques mois après, avec un gliome de l'autre œil. Les parents n'ont pas voulu consentir à l'énucléation du second œil, et, s'il faut le regretter au point de vue anatomo-pathologique, on comprend le sentiment auquel ils obéissaient, et on ne peut que l'excuser tout en le regrettant.

L'asthénopie rétinienne a été observée 9 fois et était due à la chlorose, à un travail excessif, à des taies, ou plutôt à de simples néphélions. Ces derniers, tout en étant à peine apparents à l'extérieur, n'en sont pas moins une cause réelle de diminution de l'acuité visuelle et de fatigue pour ceux qui, en étant atteints, veulent faire un travail soutenu; nous l'avons observée aussi à la suite de métrorrhagies, et souvent chez des personnes très-nerveuses qui éprouvaient une lassitude extrême dans tout travail et même quelquefois de véritables scotomes faisant naître les craintes les plus sérieuses. Enfin, l'usage de mauvais verres est une cause fréquente de ce trouble plus désagréable, dans la plupart des cas, que réellement dangereux; un traitement tonique général, les nervins, l'usage de bons verres, et le repos aidé de verres colorés en bleu ou simplement enfumés, nous ont suffi, dans la plupart des cas, pour guérir l'asthénopie rétinienne.

Névro-rétinites, 27 cas, soit 0,0025. — L'origine *syphilitique* a été reconnue dans 7 cas et portait sur les deux yeux; dans trois cas elle était monoculaire, et dans trois également il y avait iritis ancienne. La syphilis remontait, chez tous ces malades, à plusieurs années, quelquefois à vingt ans, mais le plus souvent à quinze mois ou deux ans, et n'avait pas été traitée avec assez de soin. La névro-rétinite était symptomatique d'une affection cérébrale dans 8 cas.

OBSERVATION 93.— *Névro-rétinite double.— Hémiplégie droite.— Tumeur cérébrale.*

Madame M...., 52 ans, présente une paralysie de la moitié droite du corps qui s'est produite lentement et progressivement depuis cinq ans ; sa vue a commencé à se troubler il y a un an, et l'examen ophthalmoscopique démontre une double névro-rétinite. Les douleurs de tête sont très-violentes et l'acuité est réduite à 1/3 pour l'o. d. et 1/5 pour l'o. g.; sous l'influence du sirop de Gibert et de l'iodure de potassium, l'amélioration est survenue rapidement.

OBSERVATION 94. — *Névro-rétinite double; céphalée; hémiplégie gauche. — Guérison.*

M. P...., 36 ans, a contracté la syphilis il y a douze ans et a été soigné pendant trois mois. Depuis il été sujet à des douleurs de tête pour lesquelles il a été soigné par l'homœopathie, puis la vue s'est obscurcie et les mouvements sont devenus embarrassés ; lorsqu'il est conduit à notre consultation, il présente une hémiplégie gauche et une névro-rétinite double avec boursouflement de la papille optique et suffusion sous-rétinienne, péri-papillaire. — Les vaisseaux décrivent des sinuosités et revêtent une forme cirsoïde.

Le traitement par le sirop de Gibert et par l'iodure de potassium a produit un effet immédiat, et le malade au bout de huit jours, pouvait venir seul à la Clinique.

L'amélioration s'est continuée, et la guérison dans ce cas a été complète. Au bout de quatre mois de traitement, le champ visuel est intact et l'acuité normale.

Les tumeurs de la base du crâne donnent, dans quelques cas, lieu à une névro-rétinite monoculaire, et la vision peut se perdre définitivement de cet œil sans que les malades s'en soient pour ainsi dire aperçus.

OBSERVATION 95. — *Névro-rétinite descendante o. d. — Atrophie papillaire consécutive.*

Mademoiselle G...., 42 ans, couturière, n° 11,109, s'est présentée à la consultation pour des maux de tête et un léger brouillard devant les objets, qui la forçait d'interrompre son travail.

L'examen minutieux du fond de l'œil, faisait découvrir l'existence d'une rétinite séreuse, ou plutôt d'un très-léger œdème rétinien péri-papillaire ; puis à quelque temps de là, sans que la patiente s'en doutât, le gonflement de la papille devenait considérable, la saillie de la papille et le soulèvement de fibres rétiniennes écartées, prenait l'aspect typique des névrites optiques descendantes, et petit à petit le tissu nerveux remplacé par du tissu conjonctif, donnait au fond de l'œil l'aspect caractéristique des atrophies papillaires symptomatiques des dégénérescences grises des cordons postérieurs.

Le travail dégénératif s'est accompli en dix-huit mois, sous nos yeux et d'une manière silencieuse pour la malade chez laquelle on ne pouvait mettre en cause ni une maladie syphilitique, ni l'albuminurie, ni la glycosurie et pour laquelle nous avons pensé, par voie d'exclusion, à une méningite chronique circonscrite, causée par des tubercules ou par toute autre néoplasie mais ne donnant lieu à aucun des symptômes habituels paralysie ou parésie, anesthésie ou analgésie, etc.

La névro-rétinite peut se présenter dans la *grossesse* indépendamment des causes qui la font naître habituellement; c'est ainsi que nous avons observé un cas de névro-rétinite double chez une jeune femme enceinte, qui ne présentait pas d'albuminurie. Cette femme venait régulièrement à la consultation pour se faire mettre des ventouses et, en dépit de tout traitement, l'exsudat péri-papillaire envahissait de plus en plus l'hémisphère postérieur des deux yeux; et cependant, malgré les signes si irrécusables d'une névro-rétinite, l'acuité restait bonne; c'est tout au plus si le champ visuel renfermait quelques lacunes. La santé générale se maintenait en bon état et la grossesse continuait son cours.

Nous n'avons pas revu la malade après sa délivrance qui a eu lieu à terme, d'après les renseignements que nous avons pu obtenir.

Nous avons encore observé un cas de névro-rétinite chez une jeune fille de 12 ans qui, au cours d'une *fièvre typhoïde* à forme cérébrale, a contracté une névro-rétinite double, terminée par une atrophie papillaire et des plaques de rétinite circonscrite avec cécité complète.

La *méningite basilaire* s'accompagne souvent, mais non dans tous les cas, de névrite ou de névro-rétinite. Parmi les nombreux enfants que nous avons examinés à l'hôpital Sainte-Eugénie, et atteints de méningite de façon certaine, plusieurs n'ont présenté aucun trouble dans la circula tion rétinienne ; le plus grand nombre ont présenté des signes de stase veineuse, un voile grisâtre sur la papille et un œdème rétinien péri-papillaire ; enfin un certain nombre présentent dans un œil des signes évidents de névrite optique descendante, et sur l'autre œil la névro-rétinite.

Observation. 96.— *Névrite optique o. d. — Névro-rétinite o. g. Méningite basilaire. — Mort.*

L'enfant L...., 6 ans et demi, atteint de méningite basilaire présente sur l'o. g. une névrite optique par étranglement. La papille est soulevée par un exsudat qui s'irradie autour de la papille dans une étendue très-limitée. L'o. d. présente les mêmes signes, avec une extension des exsudats dans tout l'hémisphère postérieur, les vaisseaux rétiniens sont interrompus par places et la rétine est le siége de nombreuses plaques granuleuses.

Les enfants présentent, dans certains cas, des névro-rétinites qui se produisent à leur insu, ainsi qu'à l'insu des parents, et nous constatons seulement la dégénérescence du tissu nerveux lorsqu'on nous les apporte. Souvent alors il y a du nystagmus, et on trouve, dans la conformation de la tête l'explication de la dégénérescence de l'appareil de conductibilité du sens de la vue ; d'autres fois on ne trouve aucune cause palpable de cette atrophie et les parents disent que l'enfant a eu des convulsions internes. Heureusement, dans beaucoup de ces cas, l'altération est monoculaire, mais il est rare que l'intelligence ne soit pas obtuse et que les centres ne soient pas sérieusement atteints.

Observation 97.— *Névro-rétinite double.— Tumeur frontale.*

L'enfant P...., âgé de 4 mois et demi, présente tous les signes d'une névro-rétinite par compression ; la région frontale fait une saillie un peu conique, qui permet d'affirmer l'existence d'une tumeur des sinus frontaux poussant quelques prolongements du côté de la selle turcique. Les sutures frontales sont déjà complètes, l'enfant prend le sein, mais déjette sa tête en arrière et a l'aspect d'un petit idiot. La cécité est complète.

Nous avons revu cet enfant un an et demi après, et les choses étaient encore à très-peu près dans le même état, sauf l'atrophie papillaire qui avait fait de notables progrès.

Cet enfant est né de parents très-bien portants dont les autres enfants se portent très-bien.

Névrites optiques, 33 cas, soit 0,003. — La syphilis est la cause la plus fréquente des névrites optiques que nous avons observées (17); ce sont le plus souvent des tumeurs gommeuses ou des exostoses, qui amènent une compression du nerf, une gène dans la circulation et finalement conduisent à l'atrophie papillaire par étranglement du nerf optique et névrite consécutive ; ou bien la syphilis porte d'emblée sur le nerf optique, de manière à y produire une véritable névrite (3).

L'examen du champ visuel permet, dans certains cas, de localiser le siége de la tumeur dans telle ou telle partie du cerveau, et nous avons vu quelquefois le traitement spécifique produire un résultat tout à fait inespéré.

Parmi les maladies du nerf optique, nous avons vu un cas de névrite optique double, survenu chez un homme de 40 ans, qui avait eu une *fièvre intermittente* paludéenne grave, à forme cérébrale. La dyschromatopsie était complète, bien qu'on ne pût constater dans ce cas aucune lésion rétinienne ; une autre fois, c'était une névrite optique, consécutive à un *traumatisme* (coup sur l'orbite). Le corps vitré présentait quelque léger trouble, et la pupille, inégalement arrondie, présentait une mydriase moyenne.

Tous les autres cas observés de névrite optique (11) se réfèrent à une affection aiguë ou chronique du cerveau (base du crâne), et présentent, avec les névro-rétinites, dont nous avons ci-dessus rapporté quelques observations, la plus grande analogie, avec cette différence toutefois qu'ici le processus pathologique se borne au nerf optique qui se trouve enflammé par propagation descendante de l'inflammation centrale.

Les cas d'*atrophie papillaire* que nous avons observés, sont très-nombreux et présentent une variété symptomatique qui n'est pas toujours en rapport avec la monotonie de la lésion anatomique.

Il faut bien se garder de se contenter de la constatation physique de l'état du disque papillaire révélé par le miroir-plan, à l'image droite, pour établir un diagnostic définitif; et bien que cet examen, fait avec soin, fasse reconnaître des particularités de coloration, d'excavation ou de saillie, qui mettent sur la voie d'un diagnostic différentiel, il faut toujours compléter ce mode d'examen par le relevé du champ visuel et de l'acuité, par l'exploration de la faculté chromatique, ainsi que par celle de la sensibilité générale et de l'état fonctionnel de l'axe cérébro-spinal. Ici, plus que partout ailleurs, l'oculiste a besoin de faire appel à ses connaissances générales de pathologie, et souvent il lui arrive de trouver, entre les symptômes accusés par le malade, une relation qui avait échappé au médecin, ou bien il peut donner au diagnostic de celui-ci, un degré de certitude qu'il n'avait pas sans le secours de l'examen ophthalmoscopique.

Cet examen bien fait permet, en outre, d'éviter aux malades un traitement souvent aussi inutile que cruel; lorsqu'il a permis, en effet, de constater la transformation atrophique ou la sclérose des fibres du nerf optique, il faut bien accepter une terminaison définitive, et prendre son parti de la mort partielle comme on le prend de la mort de l'individu. L'important c'est d'avoir des signes certains de cette mort partielle, car alors ce sera un devoir étroit d'épargner au malade un traitement douloureux, dans l'espoir décevant de lui faire recouvrer une fonction irrévocablement perdue.

Atrophie papillaire, 244 cas, soit 0,025.

1° L'*atrophie blanche*, simple, progressive ou essentielle, a été notée 35 fois :

L'*atrophie congénitale*, 2 fois.

L'*atrophie* par *intoxication saturnine*, 2 fois.

L'*atrophie* par *athérome vasculaire* (base du crâne); par *hémorrhagie* soit dans la *gaîne du nerf optique*, soit au *niveau des tubercules quadrijumeaux*; soit *par sclérose des bandelettes optiques*, 74 fois.

L'*atrophie* (d'aspect blanc sale) consécutive à la *rétinite*, à la *chorio-rétinite*, à la *rétinite pigmentaire*, à la *scléro-choroïdite*, à la *choroïdite atrophique*, 21 fois.

L'atrophie incontestablement *blanche* dans certaines affections spinales, *sclérose des cordons postérieurs* (atrophie tabétique), *sclérose en plaques disséminée*, *pachyméningite hypertrophique*, 29 fois.

2° L'*atrophie grise* a été notée 81 fois :

Avec des signes de *tumeur cérébrale*, 5 fois ;

Avec *dégénérescence grise des cordons postérieurs*, avec *paralysie motrice* dans diverses régions, 33 fois ;

Consécutivement à des *névrites* diverses, 40 fois ;

Sans aucun autre signe, 3 fois.

L'atrophie papillaire qui succède à la névrite ou à la névro-rétinite, se distingue facilement de l'atrophie blanche par son aspect peu ou point excavé, par l'état des vaisseaux, par le halo particulier qui en voile le contour, enfin par la coloration grise ou gris-bleu qui lui est spéciale dans certains cas. Cependant il y a des cas dans lesquels, rien dans l'aspect de la papille, ne peut faire reconnaître une atrophie blanche d'une atrophie grise. Certains tabétiques, par exemple, ont une atrophie grise ou blanche, bien qu'ils présentent la même lésion spinale.

L'atrophie blanche est souvent la conséquence d'une compression lente des parties diverses du cerveau (méningite basilaire, affections des pédoncules cérébraux, péri-encéphalite diffuse, athérôme des vaisseaux de la base du crâne, etc.), et se distingue le plus habituellement par sa couleur de la variété grise. Celle-ci est toujours liée à une affection cérébrale ou bien à une lésion spinale (sclérose des cordons postérieurs) ; c'est la lésion caractéristique de la maladie tabétique ; par conséquent, elle s'observe concurremment avec des douleurs fulgurantes et des hypéresthésies ou même des anesthésies partielles. Nous devons dire cependant que nous avons quelquefois observé la dégénérescence grise, indépendamment de tout symptôme de lésion spinale, et dans des cas assez fréquents, nous avons vu l'atrophie grise survenir sans douleur de tête et sans aucun trouble de la santé ; elle n'était alors caractérisée que par la réduction du champ visuel, la diminution de l'acuité et l'atrophie grise avec myosis, amenant la cécité complète dans un temps plus ou moins long.

Dans quelques cas, nous n'avons pas noté de paralysie des paires nerveuses qui se distribuent aux moteurs oculaires.

Dans bon nombre d'autres, au contraire, il y avait eu paralysie soit de la IIIe, de la IVe ou de la VIe paire isolées, soit quelquefois réunies sur le même sujet.

Dans certains cas, nous avons vu l'atrophie grise être et rester le seul symptôme d'une affection médullaire ou cérébrale.

Observation 98. — *Atrophie grise complète o. d. moins avancée o. g. avec hémiopie inférieure sans lésion des cordons médullaires.*

M. L...., 53 ans, très-nerveux ; syphilis il y a 25 ans ; présentait lorsqu'il est venu nous consulter une atrophie grise complète à droite et commençante à gauche. Il avait consulté un grand nombre de médecins de Paris qui lui avaient fait subir le traitement anti-syphilitique sans qu'il en eût retiré le moindre bénéfice. Il avait une réduction du champ visuel de l'o. g. en bas et en dehors. L'hémiopie inférieure était nettement marquée et le malade a plusieurs fois été placé devant le périmètre pour contrôler son dire, en raison de la rareté du fait.

M. L.... ne pouvait apercevoir le trottoir à ses pieds, et ne présentait du reste rien, ni dans l'orbite, ni dans les milieux qui pût expliquer cette hémiopie inférieure par une compression du segment supérieur de la rétine ou par une altération appréciable de la membrane nerveuse. L'acuité de cet œil était encore de 15/40, et sa presbyopie corrigée par un verre de 3 D. (ancien 12), lui permettait de lire le journal. Il y avait de la dyschromatopsie pour le bleu, le vert et le rouge. Tout lui paraissait à peu près gris.

Le malade examiné avec le plus grand soin, ne présentait pas de signes d'une affection médullaire et n'en présente pas encore, depuis plus de trois ans que je lui donne des soins. Cependant son champ visuel se réduit concentriquement, et l'atrophie a fait des progrès tels, qu'il ne peut plus lire même avec les verres convexes forts et qu'il a de la peine à se conduire.

Le traitement a été impuissant à arrêter la marche progressive de son mal et dans ce cas, comme dans quelques autres la sclérose des cordons postérieurs se fera peut-être encore attendre quelques années.

Observation 99.— *Atrophie blanche commençante, suite de traumatisme.— Commotion cérébrale.*

M. T...., n° 3,709, 29 ans, ouvrier couvreur, est tombé d'une échelle et s'est fait une violente commotion cérébrale. Il n'y a pas de fracture, du reste le malade ne présente ni paralysie ni engourdissement, ni même fourmillement. Les forces ont un peu diminué du côté gauche, mais la mémoire fait entièrement défaut et la parole est d'une lenteur extrême. Le malade qui est conduit à la Clinique, et qui se promène dans les salles, présente un air d'hébétude qu'il n'avait pas avant sa chute ; à la moindre question, il se met à rire comme un idiot. Du reste il ne se plaint pas de douleurs vives dans la tête.

L'examen ophthalmoscopique fait reconnaître une pâleur marquée des deux papilles, surtout de la gauche. L'acuité est réduite à 1/2 pour l'o. d. et 1/3 pour l'o. g. Le champ visuel n'a pu être pris à cause de l'état des facultés intellectuelles du malade.

Un traitement énergique employé immédiatement, modifia les symptômes de désordre cérébral, mais la papille gauche subit la dégénérescence graisseuse, et au bout de deux mois présenta déjà les signes évidents de l'excavation par affaissement des fibres nerveuses.

Nous avons employé la strychnine en injections à la tempe avec des résultats variables ; dans quelques cas, l'amélioration a été très-appréciable après l'injection, mais peu durable ; dans bon nombre d'autres, nous n'avons pas eu d'effet, même immédiatement.

Observation 100. — *Atrophie blanche double commençant sans lésion appréciable, éclatant brusquement en pleine santé.*

M. Der...., 40 ans, n° 617, a toujours joui d'une bonne santé, n'a jamais eu de syphilis, ni aucun antécédent morbide ; marche une bonne partie de la journée, et dit avoir été pris subitement il y a dix jours, pour la première fois, de vertige ; à partir de ce jour, tous les matins, une ou deux heures après le réveil, la vue se voile, s'obscurcit, et il lui est impossible de lire un journal. Il y a cécité des couleurs, et réduction du champ visuel en dedans pour les deux yeux.

L'examen ophthalmoscopique révèle une conformation emmétropique, et une excavation atrophique déjà marquée des deux côtés.

Aucun signe de sclérose médullaire, l'atrophie des nerfs optiques est la seule qu'on puisse constater. Il n'y a jamais eu de paralysie des muscles oculo-moteurs.

Au bout de quelques injections de strychine, la dyscromatopsie disparaît, et la vision s'améliore d'une manière notable, mais se voile de nouveau quelques heures après.

OBSERVATION 101.—*Atrophie blanche commençante.— Tumeur de la base du crâne.*

Madame D...., 37 ans, n° 9,390, se présente à la consultation pour des douleurs dans la tête et un obscurcissement de la vision. Elle a eu la syphilis il y a douze ans et en l'examinant nous découvrons l'existence d'une parésie du nerf laryngé, de l'auditif, du glosso-pharyngien, et de l'olfactif. En même temps il y a eu des fourmillements ; l'acuité pour l'o. d. est de 5/70, et pour l'o. g. 1/20 seulement, c'est la cécité à peu près complète.

Les deux papilles sont atrophiées, et présentent une excavation par affaissement, caractéristique de l'atrophie simple. Le champ visuel est intact. Le traitement par le sirop de Gibert, l'iodure de potassium et les révulsifs cutanés amène un amendement notable des symptômes, mais la vision reste défectueuse.

L'*hypérémie papillaire* a été relevée 24 fois.

L'*excavation physiologique* très-prolongée au delà de la lame criblée, de façon à faire voir dans l'intérieur même du nerf optique, a été notée 5 fois.

La *papille en éventail* a été rencontrée 5 fois. Dans trois de ces cas, il y avait sur les deux yeux des fibres à myéline qui s'épanouissaient au-dessus et au-dessous de la papille en formant un éventail rappelant la papille du lapin, et dans les deux autres cas, un seul œil portait une houppe de fibres a double contour dirigée en haut et en dehors, et l'autre fois en haut et en bas.

Enfin nous avons observé un cas d'*arrêt de développement* du nerf optique avec diminution considérable du calibre des vaisseaux rétiniens et pâleur de tout le fond de l'œil, chez une femme âgée de 25 ans, dont un frère présente le même vice de conformation.

Pâleur de la papille, 33 cas, soit 0,003.— Nous avons rencontré cette pâleur, cette véritable ischémie de la papille, chez des personnes ayant éprouvé des *pertes sanguines* abondantes, chez des personnes sujettes à la *migraine régulière*, chez les *nerveux* et surtout chez les *buveurs et fumeurs*. Chez ces derniers l'intoxication nicotico-alcoolique marche de pair, et au lieu de se borner à faire naître une pâleur marquée de la moitié externe du disque papillaire, peut, par l'intermédiaire du système vasculaire, entraîner dans les fibres nerveuses une véritable dégénérescence graisseuse et conduire, par des degrés divers, ceux qui en sont atteints, de l'amblyopie à l'atrophie blanche progressive.

C'est pour nous une conviction établie sur des faits, que le tabac n'est pas bon pour le cœur, ni pour les vaisseaux, ni pour les nerfs, et que ceux qui en abusent ne possèdent que les apparences d'une immunité morbide dont ils sont bien loin d'avoir la réalité. Nous en dirons autant de l'alcool qui, sous n'importe quelle forme, favorise les transformations graisseuses; son accumulation dans l'organisme, résultant d'un usage journalier, nous semble de nature à favoriser la transformation régressive du tissu nerveux, dont la cellule est, comme on sait, un réactif si sensible pour les poisons de cette catégorie.

Nous avons noté l'*amblyopie nicotique et alcoolique* 43 fois. Nous réunissons à dessein ces deux causes d'amblyopie parce que, la plupart du temps, elles se trouvent réunies chez le même malade, de sorte qu'il devient difficile de savoir à laquelle des deux il convient d'attribuer la plus grande part dans le résultat, et aussi parce que celui-ci est bien plus sûrement atteint, quand à l'excès de tabac, qu'il soit fumé, mâché ou prisé, viennent se joindre les habitudes alcooliques.

Il y a, parmi ceux qui sont atteints d'amblyopie, des

gens qui fument jusqu'à dix et quinze cigares par jour, d'autres qui fument dix et douze sous de tabac en cigarettes ou en pipe; il y en a qui en même temps prisent et chiquent, selon le genre d'occupation qu'ils ont, de façon à ne jamais perdre pour ainsi dire le contact du tabac. Or, quand on connaît les effets de l'absorption de ce narcotico-âcre sur la cellule nerveuse, on demeure convaincu qu'il n'est pas possible que ceux qui en font un abus pareil, n'arrivent pas à des lésions multiples, parmi lesquelles l'amblyopie nicotique se place sinon au premier rang, puisque c'est le système nerveux du cœur qui est le premier frappé, du moins immédiatement après celui-ci, et par voie de conséquence physiologique.

Est-ce à dire que nous proscrivions absolument le tabac? Non assurément, mais nous sommes convaincu qu'on n'en abuse pas impunément. Aussi le mieux sera-t-il, à notre avis, si on ne peut s'astreindre à ne pas fumer du tout, du moins de ne pas fumer avec excès, surtout dans une chambre fermée, et de ne pas faire un séjour prolongé dans les estaminets, où on absorbe la fumée des autres.

Le traitement de cette forme d'amblyopie consiste dans la suppression de la cause, et dans l'usage des préparations opiacées et de l'ergot de seigle qui nous a donné d'excellents résultats.

Amblyopie, 87 cas, soit, 0,009, se décomposant de la manière suivante :

Amblyopie nicotique et alcoolique, 23.
— nicotique, 11.
— alcoolique, 9.
— congénitale, 3.
— de cause cérébrale, 20.
— avec nystagmus horizontal, 5.

Amblyopie avec hémiopie, 8.
— gastro-intestinale, 3.
— par suppression menstruelle, 3.
— par chloro-anémie, 2.
— hystérique, 2.

L'amblyopie est assez fréquemment de cause cérébrale, c'est-à-dire qu'elle résulte de petits foyers apoplectiques ou de noyaux de ramollissement situés soit sur le trajet de l'appareil conducteur, soit vers le centre d'élaboration ou de perception des sensations visuelles, sans que le nerf optique ou la rétine dévoilent la lésion centrale par une altération concomitante, appréciable à l'ophthalmoscope ou aux moyens d'analyse habituellement employés. La vue baisse, le champ visuel diminue légèrement ou bien il reste intact ; dans certains cas, il se réduit d'une façon particulière, qui devient caractéristique d'une lésion des bandelettes optiques ou des tubercules quadrijumeaux, et produit l'hémiopie *homonyme* quand le champ visuel manque dans la moitié interne d'un œil et externe de l'autre, ou bien *croisée* quand c'est la moitié de même nom qui manque dans les deux yeux. L'hémiopie croisée n'a été notée qu'une fois, tandis que l'hémiopie homonyme a été relevée 7 fois.

Dans trois cas, nous avons, par voie d'exclusion, rattaché l'amblyopie à des *troubles gastro-intestinaux*, et nous l'avons vue céder à des évacuants (cathartiques associés à l'usage des alcalins et des amers).

Dans un cas, chez une fille âgée de 30 ans, mademoiselle H..., n° 9,464, sujette à de violents maux de tête depuis une *suppression menstruelle*, remontant à six semaines, nous avons noté une véritable amblyopie avec intégrité du champ visuel, réduction de l'acuité visuelle à 2/5 pour l'o. g. et 2/3 pour l'o. d. sans amélioration par l'usage de verres. L'acuité est remontée à mesure que ses maux de tête cessaient et que l'époque cataméniale reparaissait.

Chez une dame de 49 ans, madame R..., n° 8,032, chez laquelle l'*anémie* était extrême, survint une amblyopie que nous n'avons pu rattacher à une autre cause. Le champ visuel était intact, et l'acuité était réduite à 2/7 et à 1/5.

Chez une jeune fille de 20 ans, mademoiselle B..., n° 11,313, la chloro-anémie avait amené une amblyopie notable; l'acuité était réduite à 2/100 sans aucune lésion bien appréciable.

Dans deux autres cas, nous avions cru aussi à une amblyopie de nature anémique, lorsque l'observation attentive des faits, nous amena à admettre l'origine *hystérique* de la maladie. Voici la relation d'un de ces cas :

OBSERVATION 103.— *Amblyopie hystérique double sans accès convulsifs.— Analgésie et anesthésie de toute la moitié droite, et plus tard de l'autre moitié du corps.— Dyschromatopsie; insuffisance des droits internes, métalloscopie.— Guérison par la métallothérapie interne et externe.*

Mademoiselle M...., 17 ans, mercière, n° 9,571, se présente à la Clinique le 12 mars 1877, pour une fatigue de la vue qui ne lui permet plus depuis quelque temps de se livrer à son travail habituel. Elle a les apparences d'une bonne santé, n'a pas eu de maladie grave et ne sait à quoi rapporter ce changement dans sa vision. Elle avait, nous a-t-elle appris plus tard, l'habitude de prendre beaucoup de café ; ainsi il lui arrivait régulièrement en compagnie de quelques camarades d'atelier, d'en boire quatre ou cinq tasses par jour, quelquefois davantage. Elle dit être bien réglée et ne rien éprouver de ce côté. En l'absence de lésion ophthalmoscopique, et en présence de la diminution de l'acuité visuelle, le diagnostic amblyopie chloro-anémique, avec anisométropie hypermétropique et asthénopie accommodative est inscrit sur le régistre.

Pour l'o. d., S=2/3, avec+0,75 D. (ancien+48, S=2/3;

pour l'o. g. S = 2/3 avec + 1 D, (ancien 36), S = 2/3. Après paralysie de l'accommodation, on trouve pour l'o. g. H = 1 D et pour l'o. g. H = 1,25 D. sans amélioration de l'acuité visuelle qui est réduite à 2/3. Le champ visuel est intact; il y a dyschromatopsie pour le violet et pour le vert, et une légère insuffisance des muscles droits internes qui lui occasionne une diplopie assez gênante. Quelques mouvements choréiformes se remarquent dans les muscles de la face.

Au bout de quelques semaines, l'examen de la malade nous fait découvrir une diminution notable de la sensibilité sensorielle ; le goût, l'ouïe et l'odorat se montrent pervertis et bientôt même abolis en partie, présentant des phénomènes de même ordre que l'organe de la vision ; l'œil droit se prend pendant quelques jours de nystagmus horizontal et on peut noter à ce moment sur l'o. g. une hypérémie papillaire qui persiste pendant quelques semaines et qui tranche avec la pâleur de la papille droite. Cependant la vision diminue de plus en plus, et le 22 juin, elle est réduite à $\frac{20}{400}$ pour l'o. g. et à $\frac{10}{200}$ pour l'o. d., si bien que la jeune fille voit à peine pour se conduire ; en même temps, les troubles de la sensibilité (anesthésie et analgésie) augmentent dans toute la moitié droite du corps, la dyschromatopsie s'accentue ; ce n'est qu'à ce moment, c'est-à-dire deux mois après le début des accidents, que nous avons pensé à l'origine hystérique de l'amblyopie. Dès lors, nous avons pu en groupant l'ensemble des symptômes éprouvés par cette jeune fille, reconstituer de toutes pièces la névrose ovarienne, à laquelle manquaient toutefois les phénomènes habituels du côté de l'ovaire, la sensation de boule et les attaques. C'était une diathèse hystérique latente.

Le traitement par le bromure de potassium, le fer et l'hydrothérapie ayant été employés dès le début sans le moindre succès, nous eûmes un jour l'idée de faire appliquer une pièce d'or sur l'avant-bras droit (côté insensible), pour voir si la jeune fille accuserait par ce moyen indiqué par Burcq, depuis si longtemps, un retour de la sensibilité dans le voisinage. La pièce fut fixée avec un tour de mouchoir sur l'avant-bras, et vingt minutes s'étaient à peine écoulées qu'on pouvait déjà constater en même temps qu'une rougeur dans le voisinage une zone de sensibilité et même d'hypéresthésie. La jeune fille fut alors adressée à M. Charcot, dans le dessein de lui fournir un cas que nous jugions éminemment favorable à ces analyses délicates de symptômes qu'il excelle si bien à faire ressortir et à mettre en lumière.

C'était au moment de l'absence de M. Charcot et il fallut attendre, pour avoir l'avis de l'éminent professeur, deux mois, pendant lesquels l'électricité à courants continus fut employée concurremment avec l'hydrothérapie méthodique, sans plus de succès que toute la série des médicaments variés employés jusqu'à ce moment. Bien plus la névrose s'aggrava au point que, plusieurs fois, il arriva à la jeune fille de s'affaisser et de tomber même dans la rue, par le fait de l'insensibilité, qui après avoir été localisée sur la moitié droite du corps, s'était étendue aussi au côté gauche. Ces chutes n'avaient aucun des caractères propres, soit à l'hystérie, soit à l'épilepsie, attendu que jamais il n'y avait eu crise ou attaque, ni perte de connaissance. Cependant la sensation de constriction à la gorge se montra vers le mois de novembre avec quelques autres signes non douteux d'hystérie.

M. Charcot occupé en ce moment à donner aux recherches si judicieuses et si obstinées de Burcq, la consécration de l'expérience, voulut bien accueillir la jeune fille; et après avoir constaté comme nous, qu'elle était sensible à l'or, lui prescrivit la préparation du chlorure d'or qui amena rapidement la diminution et la disparition des troubles sensoriels déjà graves éprouvés par notre malade; celle-ci lui servit en outre de prétexte pour faire un jour à ses nombreux auditeurs de la Salpétrière une leçon magistrale sur les troubles de la vision chez les hystériques.

Voici le détail du traitement institué par M. Charcot au commencement de décembre 1877 :

1° A l'intérieur, 15 gouttes de chlorure d'or, à dose progressive de deux gouttes par jour jusqu'à 45 gouttes.

2° Application sur l'avant-bras droit d'un bracelet d'or, et de trois pièces d'or sur le front; mais la malade ne pouvait supporter le bracelet pendant le jour, cette application lui donnant de la somnolence; la nuit, cauchemars qui cessaient dès que le bracelet était enlevé.

Ce double traitement fut continué pendant trois mois, au bout desquels la malade recouvra d'une façon définitive la perception des couleurs, tandis que l'acuité visuelle continuait à diminuer sans lésion ophthalmoscopique appréciable.

Au mois de janvier on constata :

O. d. S = 1/20; o. g. S = 1/5.

Après trois mois de ce premier traitement, la malade fut soumise à un nouvel essai : Le bracelet d'or fut remplacé par des plaques d'argent appliquées sur l'avant-bras droit ; en même temps la dose des gouttes fut diminuée à raison de deux par jour, jusqu'à 10 gouttes. (Dose qui a été maintenue jusqu'à ce jour, août 1878.)

La sensibilité du côté gauche du corps était revenue au bout de très-peu de temps, tandis que ce n'est que vers le milieu de mai, à la suite d'applications pendant quinze jours de plaques d'*argent* sur le front, que la sensibilité revînt du côté droit; la surdité disparut à son tour, et l'odorat, quoique plus rebelle que l'ouïe et moins étendu qu'à gauche, reparut en même temps.

D'un autre côté, la vue s'est améliorée très-sensiblement, et les symptômes de guérison s'affirment de plus en plus.

L'acuité de la malade est augmentée (21 août); mais il reste encore une légère insuffisance des droits internes, ainsi que quelques mouvements choréiques de la face :

o. d. } S = 1/2 + 1 D, ancien + 36, S = 2/3.
o. g. }

La malade est-elle guérie définitivement, nous n'oserions l'affirmer ; mais il est incontestable que la métallothérapie a produit, dans ce cas, un résultat que tous les traitements antérieurs avaient été impuissants à fournir. Il n'est que juste d'en rapporter tout l'honneur à la métalloscopie et à l'infatigable promoteur de cette méthode nouvelle qui consiste à provoquer, par l'application d'armatures métalliques sur les points anesthésiés, le retour de la sensibilité, dans le but de donner à l'intérieur le métal sensibilisateur, en même temps qu'on applique à l'extérieur des armatures du même métal.

Les recherches de Burcq, sur ce sujet, remontent déjà à une trentaine d'années, mais tout le monde sait qu'elles furent accueillies avec peu de faveur ; on ne leur fit pas, en effet, l'honneur de les discuter et il arriva pour la métallothérapie, ce qui arrive trop souvent pour les nouvelles découvertes, on préféra déverser la calomnie et le ridicule sur l'inventeur, plutôt que de prendre au sérieux sa découverte et de la passer au crible de l'observation et de l'expérience.

La grande situation scientifique et l'absence de parti pris de M. Charcot, donnent aujourd'hui une éclatante consécration aux recherches persévérantes de M. Burcq; et si, grâce à ses observations, la métallothérapie s'établit comme méthode thérapeutique, M. Burcq lui devra une réparation qui, bien qu'elle ait été longue à venir, nous paraît de nature à lui faire oublier les déboires dont il a été si longtemps abreuvé.

On trouvera, dans le *Progrès médical* du 19 janvier 1878, la leçon du professeur Charcot sur les troubles de la vision chez les hystériques, avec les résultats des recherches très-intéressantes que M. Landolt a faites sur les malades du service et desquelles il ressort que le champ visuel des couleurs, le plus étendu à l'état normal, concerne le bleu, tandis que le plus restreint porte sur le violet, qui ne serait perçu que par les portions les plus centrales de la rétine.

Chez les hystériques, atteints de dyschromatopsie, les couleurs *centrales* disparaissent les premières ; et consécutivement arrive le tour des couleurs dites *périphériques;* c'est ainsi que la perception du violet disparaît la première, puis la maladie progressant, ce sera le tour du vert, puis celui de l'orangé ; le rouge persiste quelquefois autant que le jaune et le bleu, qui ne disparaissent qu'à mesure que la maladie s'aggrave et que l'achromatopsie succède à la dyschromatopsie. Dans le retour à la sensibilité sensorielle, la réappartion des couleurs se fait constamment dans l'ordre inverse, c'est-à-dire du bleu au violet.

Nous devons ajouter ici un fait très-intéressant à connaître, à savoir, que la métalloscopie serait non-seulement capable de faire reparaître la sensibilité des parties anesthésiées, mais qu'elle serait comme un critérium de la guérison de la maladie; ainsi, par exemple, pour qu'on puisse dire qu'une malade n'est plus en puissance de sa diathèse hystérique, et, partant, susceptible d'en voir reparaître les crises, il faut, d'après les recherches de M. Charcot, que l'application du métal ne produise plus aucun effet; car alors même qu'une hystérique est guérie, si l'application de l'armature qui a provoqué le retour de la sensibilité au début du traitement, est capable de faire naître de l'engourdissement et de faire disparaître la faculté de distinguer les couleurs, on peut affirmer que la diathèse est silencieuse et que la malade n'a de la guérison que l'apparence et non la réalité. Le métal jouerait donc le rôle de réactif de la diathèse et, à ce point de vue, la métalloscopie nous offre un précieux moyen de contrôle.

VIII. MALADIES DES NERFS ET DES MUSCLES DE L'ŒIL.

Nous avons relevé 97 cas de *paralysie* des moteurs oculaires, soit 0,01, parmi lesquels, il faut attribuer :

A la IIIe paire, 59 cas.
A la VIe paire, 36.
A la IVe paire, 2.
Pour la IIIe paire, il y avait *paralysie complète*, 39 fois.
— — *parésie*, 20.
Pour la VIe paire, il y avait *paralysie complète*, 19.
— — *parésie*, 17.

Nous avons observé en outre :
La *paralysie* de la VIIe paire, 3 fois.
La *névralgie* de la Ve paire, 6.
L'*anesthésie* de la Ve paire, 2.
Nous avons rencontré le nystagmus 25 fois, et une fois la paralysie du facial et de l'hypoglosse.

La paralysie de la IIIe paire, même lorsqu'elle est complète, n'est pas toujours suivie de mydriase ; nous avons observé trois cas dans lesquels il n'y avait pas de changement d'un côté à l'autre dans l'état de la pupille, par contre nous avons observé deux fois la mydriase dans la paralysie de la VIe paire ; la provenance des fibres motrices du ganglion ophthalmique, tantôt de la IIIe, tantôt de la VIe paire, donne la raison anatomique de cette anomalie.

Les dégénérescences des centres nerveux, les exsudats, les néoplasmes d'origine le plus souvent syphilitique, strumeuse ou cancéreuse, le rhumatisme, mais par-dessus tout les affections spinales, sont la cause des paralysies oculaires que nous avons observées, et à ce propos nous dirons que la paralysie symptomatique d'une affection tabétique, par exemple, ou d'une sclérose à foyers disséminés, peut se montrer plusieurs années avant que la maladie spinale fasse explosion, et être le symptôme d'une dégénérescence des cordons antérieurs ou postérieurs de la moelle.

La IIIe paire, la VIe et la IVe sont, par ordre de fréquence, celles qui sont le plus habituellement prises; cette paralysie ou cette parésie est assez souvent, dans les cas graves, d'assez courte durée, quelques semaines à quelques mois, et tient à un mouvement congestif passager qui se fait sur quelque point du trajet des nerfs, sinon à leur noyau d'origine; mais, dans d'autres cas, ces nerfs sont pris, dès le début, de paralysie définitive, et c'est alors une sclérose partielle de même nature que celle qui se montrera plus tard dans les centres nerveux.

Il est assez fréquent de trouver, sur le même malade, une double paralysie de la IIIe paire, une paralysie de la IIIe et de la IVe paire ou des deux VIe paires seules; le plus souvent alors, on observe en même temps l'incoordination des mouvements, les douleurs fulgurantes, les fourmillements et tout le cortége symptomatique des affections spinales; par contre, il arrive dans certains cas que la lésion fonctionnelle du muscle est la seule observée, et que la diplopie seule attire l'attention du malade, et vient le tirer de la quiétude que lui causait la pensée qu'il avait une santé parfaite. Dans bon nombre de cas, en effet, ce désordre fonctionnel surgit à la manière de ces éclairs qu'on observe dans un ciel sans nuages, par les chaudes soirées de l'été, annonçant l'explosion d'un orage lointain dont rien dans l'atmosphère ne faisait supposer l'existence, et auxquels par opposition à ceux qui éclatent pendant l'orage, on a donné le nom d'éclairs de beau temps. De même, l'apparition de la diplopie, même au milieu de la plus belle santé, indique à peu près toujours l'existence de troubles éloignés dont un observateur scrupuleux devra tenir le plus grand compte, car il faut la regarder, à de très-rares exceptions près, comme le prélude de désordres plus profonds, véritables bourrasques, dans lesquelles est destinée à sombrer la cellule nerveuse, incapable désormais de fonctionner, détruite qu'elle est, ou remplacée par de la graisse ou du tissu conjonctif.

OBSERVATION 104.—*Paralysie complète de la IIIe, de la IVe et de la VIIe paires gauches; hémi-anesthésie faciale.*

Madame R...., 40 ans, a eu la syphilis il y a neuf ans et n'a été soignée qu'imparfaitement; a été prise d'abord de paralysie de la IIIe et de la IVe paire; plus tard est survenu, du même côté, une paralysie faciale indiquant ainsi la formation dans le faisceau antéro-latéral ou moteur de la moelle, d'un exsudat néoplasique intéressant aussi le nerf de la VIIe paire et la grosse racine du tri-facial.

Onctions d'onguent napolitain. — Iodure de potassium, amélioration rapide.

OBSERVATION 105.— *Paralysie de la IIIe paire d'origine cérébrale; spécifique.— Guérison en moins de deux mois.*

M. A...., 40 ans, n° 11,979, a eu la syphilis il y a trois ans ; il se présente à nous le 25 novembre 1877 avec une paralysie complète de la IIIe paire survenue depuis deux jours. Il a de violents maux de tête et des fourmillements depuis trois mois, avec vertige et chute.

Traitement par le sirop de Gibert et l'iodure de potassium ; amélioration très-rapide, toujours soutenue, et guérison définitive le 15 janvier.

Si les paralysies, d'origine syphilitique, sont en général susceptibles de guérison complète par l'emploi d'un traitement bien surveillé, il n'en est pas de même des paralysies symptomatiques d'une lésion spinale; celles-ci, lorsqu'elles ne cèdent pas soit d'elles-mêmes, soit au traitement, dans l'espace de quelques mois, ont bien des chances de devenir définitives, car alors elles tiennent à la sclérose du nerf paralysé.

Nous citerons, parmi les nombreux faits observés, et pour ne pas nous exposer à des répétitions sans intérêt, un cas concernant un malade, qui nous a été adressé par notre excellent ami le Dr Mauduit.

OBSERVATION 106.—*Paralysie de la IIIe paire o. d.— Sclérose du nerf. — Pas de signes de sclérose correspondante de la moelle, ni trouble d'aucune sorte.*

M. S...., âgé de 48 ans, jouit d'une très-bonne santé, n'a jamais eu de maladie d'aucune sorte, acquise, ni héréditaire; c'est un homme très-sobre, qui n'a commis aucun excès; il est devenu chauve de très-bonne heure sans présenter pour cela de signe de la diathése arthritique. L'examen le plus attentif ne fait découvrir chez lui qu'une paralysie de la IIIe paire de l'œil droit, qui lui est survenue sans que rien lui annonçât le plus léger trouble de la santé.

L'examen le plus attentif ne nous fait découvrir aucun signe de maladie cérébro-spinale, la paralysie de la troisième paire est complète avec ptosis, mydriase et paralysie de l'accommodation. Le releveur de la paupière n'a été paralysé que consécutivement aux autres branches du moteur oculaire commun.

Le malade a été soumis pendant un an et demi, sans aucune amélioration, à divers traitements qui ont été scrupuleusement suivis. Il a eu l'électricité à courants continus, trois fois par semaine (réophore conique porté sur le muscle droit interne) pendant trois mois; les injections de strychine à la tempe pendant trois mois également; les pilules de nitrate d'argent, l'arséniate de soude, l'iodure de potassium et le bromure de potassium; enfin l'hydrothérapie méthodique, tout a échoué. Il conserve sa paralysie définitive; la paupière n'est plus tombante, mais le strabisme est permanent. L'acuité est la même pour les deux yeux et la paralysie de l'accommodation n'a pas cédé.

Ce malade est évidemment atteint d'une paralysie définitive d'origine centrale avec sclérose descendante des fibres nerveuses, et cependant il n'y a pas le plus petit trouble de voisinage depuis deux ans qu'est apparue la diplopie. Sa santé générale est très-bonne, il n'y a pas de trouble sensoriel ni intellectuel, pas de désordre dans les mouvements, aucune douleur, de telle sorte que, si une tempête se prépare dans son crâne, il faut convenir qu'elle est tout à fait silencieuse et qu'elle fait ses ravages à la manière du termite.

La paralysie n'est pas toujours d'origine cérébrale, elle peut être périphérique et sous la dépendance d'un refroidissement (VIe et VIIe paires), ou même causée par une tumeur intra-orbitaire qui comprime les filets nerveux.

Observation 107.— *Paralysie de la VIe paire et du releveur de la paupière supérieure o. g., d'origine syphilitique.*

M. R...., 35 ans, a eu la syphilis il y a douze ans, et présente une paralysie qui s'est établie d'une manière progressive; la paupière supérieure a d'abord eu de la peine à se relever, puis la diplopie s'est montrée et le strabisme interne s'est accentué.

Ce malade était soigné par notre excellent ami le Dr Laborde et, lorsque nous l'avons vu, il présentait des signes évidents de compression du nerf oculo-moteur externe ; nous avons dû exclure l'idée d'une lésion de la pyramide antérieure, ou de tout autre lésion sur le trajet intra-crânien de ce nerf, car nous avons pu sentir sur la paroi orbitaire, la présence d'une gomme qui avait comprimé le nerf et avait produit en même temps le ptosis, probablement par une action directe sur les fibres sympathiques de Muller qui innervent le releveur.

Les maux de tête étaient très-persistants et avaient bien le caractère des céphalées syphilitiques, du reste le traitement qui était déjà mis en usage et qui fut continué, ne tarda pas à amener la diminution et enfin la disparition complète de la paralysie.

OBSERVATION 108.— *Paralysie de la VIe et de la VIIe paires o. d. avec ulcère névro-paralytique; hémianesthésie faciale et paracousie correspondante.— Tumeur de la base du crâne.*

M. Aux...., 58 ans, ancien militaire, dit avoir reçu fréquemment des coups sur la tête. Jamais de syphilis ; présente des maux de tête très-tenaces depuis cinq ans ; presque en même temps, son œil droit a été atteint de strabisme convergent, puis la cornée, devenue insensible, s'est opacifiée dans le quart inférieur de son limbe et s'est ulcérée consécutivement à la non-occlusion de la paupière (paralysie faciale) et à l'insensibilité dans le territoire du trijumeau.

Sa mémoire a disparu avec les maux de tête, puis la surdité a envahi l'oreille droite, et en même temps il y a eu hyperesthésie de l'ouïe du côté gauche.— Douleurs très-vives le long des nerfs maxillaires supérieur et inférieur. Anesthésie cutanée faciale et sensorielle dans tout le côté droit.

Cet ensemble de symptômes indique l'existence d'une tumeur de la base du crâne au niveau de la protubérance, comprimant l'oculo-moteur externe, le trijumeau, l'auditif et le facial et l'absence de syphilis fait redouter la nature cancéreuse ou kystique du néoplasme.

L'iodure de potassium est donné sans aucun succès, et en revoyant le malade six mois après, nous constatons l'exagération de tous les symptômes observés, mais de plus l'introduction du doigt dans la bouche pour explorer la sensibilité sensorielle, nous fait découvrir une très-grande inégalité dans les deux côtés de la paroi du palais. Le côté droit est surbaissé, comme repoussé par une tumeur qui remplirait le sinus maxillaire et se prolongerait en arrière sur le sphénoïde avec lequel on peut s'assurer que la tumeur a des connexions étroites.

Nous avions examiné la bouche et le palais à nos premières visites, et rien de pareil n'existait à ce moment où nous n'avions que les signes fonctionnels auxquels s'ajoutaient des fourmillements sans paralysie, pour nous faire admettre l'existence d'une tumeur cérébrale à la base de la protubérance.

Dans l'espace de six mois, pendant lesquels le malade a été à la campagne, le néoplasme a donc envahi le sinus maxillaire de manière à venir faire saillie dans la bouche en déformant en même temps toute la moitié droite de la face, et il menace de tuer rapidement le malade qui ne peut déjà plus manger qu'avec de grandes difficultés. Nous déplorons que le malade ne soit pas à notre portée, car il serait bien intéressant de pouvoir examiner la nature et le siége du néoplasme. Il est probable qu'il en existe deux, à moins que celui qui a débuté par la base du crâne soit parvenu à franchir les limites de la boîte osseuse en suivant les gros vaisseaux et les nerfs.

L'observation suivante nous présente un exemple d'ataxie locomotrice qui n'est pas accompagnée d'altération trophique des nerfs optiques, et qui a eu pour point de départ une paralysie motrice, suivie, au bout de quelques années, de la sclérose des cordons postérieurs de la moelle, avec des phénomènes réflexes d'hyperesthésie extrêmement pénibles.

OBSERVATION 109.— *Paralysie des deux VIe et de la IVe paires; sclérose des cordons postérieurs sans atrophie des nerfs optiques.*

Mademoiselle C...., 48 ans, a été atteinte de paralysie des deux VIe et de la IVe paires en 1868. Elle fut une année plus tard, opérée de strabisme interne par un oculiste de Paris qui lui donnait des soins. La diplopie verticale n'en persista pas moins, un certain temps après, puis cessa pour reparaître en 1876. Nous l'avons examinée à ce moment : elle n'a pas d'antécédents spécifiques; il y a eu quelques attaques de rhumatisme; depuis quelques années, mademoiselle C.... a noté une disparition sensible de la mémoire ; elle a de la céphalalgie, de l'insommie, de l'excitation, des douleurs fulgugurantes et de l'incoordination des mouvements; je trouve un léger myosis o. g. et une mydriase o. d. $S = \frac{20}{30}$ pour les deux yeux. Les pupilles ne réagissent pas sous la lumière ; il n'y a cependant pas d'atrophie papillaire et le diagnostic n'étant pas douteux, nous avons institué un traitement qui a été très-ponctuellement suivi depuis deux ans et demi que nous soignons cette malade. Elle a pris des pilules de nitrate d'argent, puis du bromure de potassium, de l'arsenic; elle a fait de l'hydrothérapie chez le Dr Keller, tant qu'elle a pu supporter les douches, puis sont revenues des douleurs articulaires et musculaires plus violentes que jamais, et l'insomnie a reparu de plus belle en janvier 1877. La sensation de vacillement s'accuse dans la station et les phénomènes d'incoordination deviennent marqués sans qu'il survienne aucun trouble de la sensibilité. L'analyse des urines faite au microscope accuse la présence de nombreux cristaux d'oxalate de chaux en même temps qu'une diminution notable de l'urée.

A ce moment, nous avons appliqué des raies de feu sur la colonne vertébrale et les douleurs violentes que le bromure de potassium à haute dose, le cyanure de zinc, ni la belladone n'avaient pu calmer, ont cédé pour quelques mois. La malade a été envoyée à Uriage, et il y a eu une sédation dans les douleurs, puis sont survenus des épreintes horriblement douloureuses qui ne laissaient pas un moment de repos à la malade pendant la nuit, avec des coliques qui la forçaient constamment à se mettre sur le vase sans besoin réel, et avec un mouvement fébrile des plus pénibles; en même temps un amaigrissement considérable sans atrophie musculaire.

Outre la médecine des sympômes, bien souvent insuffisante dans ces crises si douloureuses, nous avons appliqué une série de cautères volants sur la colonne vertébrale et ils ont été suivis d'une sédation marquée, sans faire autant souffrir la malade que les cautérisations transcurrentes. La maladie continue son cours et rien ne saurait arrêter cette dégénérescence ; si du moins on pouvait calmer les douleurs atroces de ces malades, mais, hélas ! trop souvent tous les moyens échouent et on assiste à une mort partielle, dont on peut localiser la marche progressive grâce aux admirables recherches de l'école de la Salpêtrière. C'est une consolation pour le médecin, mais ce n'en est pas une pour le malade.

Outre les paralysies du facial, de cause périphérique, que nous avons relevées et rapportées ci-dessus (affections des paupières), nous allons rapporter un cas de paralysie du facial et de l'hypoglosse, de cause syphilitique, ayant donné lieu à la paralysie concomitante des régions innervées par ces deux paires crâniennes.

OBSERVATION 110.—*Paralysie partielle du facial et de l'hypoglosse du côté droit.— Glossoplégie incomplète.— Tumeur de la base du crâne d'origine spécifique.— Guérison.*

M. C..., 43 ans, fut pris, le 15 novembre 1876, au moment de prendre un bain, d'une véritable attaque avec perte de connaissance qui nécessita son transport à son domicile, mais qui lui permit, au bout de quelques heures, de se reconnaître et de se rendre compte de sa position.

M. C.... a eu la syphilis il y a 18 ans et dit avoir toujours joui d'une très-bonne santé. Il est fortement incommodé par un âcné rosacé de la face, pour lequel il a été fort longtemps en traitement, auprès des spécialistes les plus en renom, sans pouvoir s'en débarrasser. Il a été sujet depuis longtemps à des vertiges et à des tournements de tête qui avaient disparu totalement depuis plus de trois mois, lorsqu'il a été pris subitement de son attaque. Sa mémoire lui fait un peu défaut depuis quelque temps, mais il n'a pas été averti par des fourmillements, ni par aucun signe de faiblesse musculaire. Il était ou se croyait en pleine santé, lorsque l'accident lui est arrivé en entrant dans l'établissement de bains.

Le lendemain nous constatons l'état suivant : paralysie partielle du facial et de l'hypoglosse du côté droit ; l'œil ne peut se fermer, les lèvres ne peuvent se rapprocher assez pour permettre de siffler ou de souffler une bougie ; la langue se meut difficilement ; la sensibilité est diminuée dans tout le département du nerf facial, ainsi que dans la main droite qui ne sent un peu de chaleur que lorsqu'il y a déjà brûlure ; ainsi il lui est arrivé d'avoir dans la main une allumette dont le phosphore s'est enflammé sans qu'il s'en soit aperçu assez tôt pour éviter une brûlure assez profonde ; il s'est mordu la joue et la langue du côté droit sans s'en apercevoir, il éprouve une sensation de chatouillement dans la langue, et il a conservé le sens du goût.

Il parle très-difficilement, oublie des syllabes dans le corps des mots qu'il écrit, mais il est capable de se corriger si on lui dit de le faire.

Il a perdu la mémoire des choses à faire, plutôt que celle des mots, et il lui est impossible de se conduire seul dans Paris.

La contractilité musculaire est intacte.

En présence de ces phénomènes, nous avons pensé à l'existence d'une production néoplasique à la base du crâne, très-probablement une gomme ou une périostose développée lentement et comprimant le bulbe.

Le traitement anti-syphilitique, institué immédiatement, a rapidement amené une amélioration et montré une fois de plus la vérité de l'adage *naturam morborum curationes ostendunt.*

Sous l'influence du sirop de Gibert et de l'iodure de potassium donnés concurremment, tous les phénomènes se sont amendés et la guérison était à peu près complète en un mois et demi.

Cependant, quelques jours après le début de la maladie, le malade accusait une excessive lourdeur dans le bras droit et une sensation très-persistante de froid dans le pied correspondant. En même temps, il accusait une lassitude extrême de tous ses membres. Au bout de quinze jours, il marchait assez bien, commençait à lire, mais avait la plus grande peine à continuer quelques instants et à faire les opérations arithmétiques les plus simples. Il avait beaucoup de peine à exprimer convenablement sa pensée, et outre la difficulté mécanique qu'il avait à se servir de sa langue, il sentait lui-même que très-facilement il perdait le fil de ses idées et qu'il était réduit à patauger. Entre temps, il se mordait encore la langue toujours du côté droit.

Au bout d'un mois de traitement, l'amélioration était fort sensible, il pouvait sortir sans écrire tout ce qu'il avait à faire : il commençait à jouer aux dames avec les enfants, et il ne lui restait qu'une difficulté pour parler et pour écrire ; en même temps un état nauséeux s'établissait, qui persista pendant plus d'un mois. Durant tout le temps du traitement, un mois et demi, à trois cuillerées à bouche de sirop de Gibert et deux cuillerées, c'est-à-dire 2 grammes, d'iodure de potassium par jour, il n'y a pas eu la moindre salivation. Le malade, dont l'état général avait toujours été excellent, n'accusait que la sensation d'une saveur métallique.

Au bout d'un mois et demi, la paralysie faciale avait entièrement disparu, l'écriture était devenue à peu près normale, mais la mémoire ne revenait pas d'une façon assez assurée pour lui permettre de reprendre ses occupations. Nous avons fait cesser un mois le traitement pour le reprendre au bout d'un mois, et ainsi pendant un certain temps, de façon à surveiller le malade et à lui éviter une nouvelle poussée dans laquelle d'autres facultés intellectuelles seraient tout au moins exposées à sombrer.

Les cas dans lesquels le sirop de Gibert seul ou associé à l'iodure de potassium, nous a donné des résultats pour ainsi dire tangibles, sont extrêmement nombreux et c'est seulement pour éviter des répétitions que nous nous bornons à en rapporter quelques exemples. Si nous remarquons que le sirop pris aux repas soit mal supporté, nous lui associons une petite quantité d'opium ; si nous trouvons que le résultat se fait trop attendre, nous lui associons l'iodure ou même nous lui substituons l'emploi des onctions napolitaines. Il est rare qu'avec ces moyens, employés judicieusement, on ne parvienne pas à faire résorber les exsudats néoplasiques dus à la syphilis, et à faire cesser des accidents de compression qui devenaient menaçants pour la vie. Mais il est rare aussi qu'il ne reste pas une lacune dans la fonction de l'organe atteint, car la résorption de l'exsudat ne peut pas annihiler la transformation de tissu qui a déjà eu lieu sous l'influence d'un virus morbide qu'on est trop longtemps resté sans combattre.

Névralgie de la Ve paire. — Nous avons noté six fois la *névralgie de la Ve paire*, indépendamment de toute lésion oculaire. Elle siégeait sur la branche sus-orbitaire dans trois de ces cas; dans le quatrième c'était la branche maxillaire se distribuant aux dents de la mâchoire supérieure qui était prise; les dents étaient en partie tombées et toutes cariées. Dans un cinquième cas, c'était un nodule cicatriciel de la région temporo-frontale qui était le siége de la névralgie, et dans le sixième c'était une névralgie de presque toutes les branches de la Ve paire, avec lésion concomitante ou réflexe du nerf facial, une véritable *prosopalgie* accompagnée de tic douloureux de toute la moitié droite de la face et hyperesthésie de toute la région innervée par le trijumeau.

OBSERVATION 111.— Ce dernier cas a été observé sur un homme âgé d'environ 60 ans, rhumatisant, arthritique, d'un tempérament nerveux, grand fumeur de cigarettes et d'une activité physique et cérébrale considérables. Il fut pris de bonne heure de tremblement des mains, puis les douleurs se montrèrent dans la mâchoire, les dents du côté correspondant tombèrent ou furent arrachées, puis survint une paralysie sensorielle, goût et odorat, avec hyperesthésie à la fois muqueuse et cutanée, donnant lieu à des paroxysmes extrêmement douloureux, s'accompagnant de contraction spasmodique des muscles de la face du côté droit. Chaque rameau du trifacial est hyperesthésié, à l'exception toutefois du nerf ciliaire qui, comme on sait, contribue, avec le moteur oculaire commun, à constituer le ganglion ophthalmique ; en effet, le globe de l'œil n'a subi aucune atteinte de l'altération des branches du trijumeau, et il n'y a pas eu propagation aux rameaux ophthalmiques, bien que les autres branches soient prises depuis plusieurs années déjà.

Ce sont les branches maxillaires, le nerf sus et sous-orbitaire et le lacrymal du côté droit qui sont surtout le siége de l'altération qui entretient la prosopalgie.

La question causale ne manque pas de soulever, dans le cas actuel, de grosses difficultés ; cependant, malgré les motifs qu'on peut alléguer en faveur d'une dégénérescence du tronc du trifacial, soit au niveau du pont de Varole, soit au niveau du ganglion de Gasser, par une tumeur, un anévrysme ou autre cause organique, nous pensons qu'en raison de l'absence de troubles cérébraux et de troubles oculaires, l'hyperesthésie doit ici être considérée comme étant d'origine périphérique. Dans ce cas, le pronostic offre nécessairement moins de gravité sans pour cela cesser d'être grave, car l'atrophie des branches nerveuses peut survenir, remonter jusqu'au tronc, et amener des troubles nutritifs considérables dans tout le département du nerf trifacial.

Le traitement des névralgies de la Ve paire consiste dans l'emploi des injections hypodermiques de morphine et de sulfate d'atropine, ces dernières doivent être faites avec la plus grande précaution, à cause du danger qu'elles font courir, mais elles sont très-énergiques ; nous avons employé quelquefois avec succès l'électricité à courants continus, les frictions à le vératrine, les fomentations chaudes, le sulfate de quinine; le carbonate de fer à très-haute dose, selon la méthode de Hutchinson, nous a donné bien des fois des résultats inespérés. Enfin l'azotate d'aconitine a donné, entre les mains du Dr Laborde, des résultats également recommandables dans les cas de névralgie de cause périphérique. Il faut toujours chercher à faire la compression des branches nerveuses malades, au niveau de leur trou de sortie, car dans ces points le nerf peut être facilement comprimé, et souvent cette compression suffit pour amener la cessation du spasme ou de la douleur; dans quelques cas on peut être conduit, si la compression est utile, à faire la névrotomie; dans d'autres cas, cette compression n'exerce aucune influence et la névrotomie ne produit qu'un résultat momentané.

Les cas d'*anesthésie* de la Ve paire ont été déjà cités (Observations 31, etc.).

Nystagmus (25 cas, soit 0,002). — Le spasme clonique des muscles droits ou des obliques, associés ou isolés, a été noté 25 fois et observé tantôt sur des enfants, tantôt sur des adultes, les uns atteints d'affections cérébrales, nystagmus cérébral, ayant déterminé un atrophie des nerfs optiques; les autres atteints d'affections oculaires, telles que rétinite pigmentaire, chorio-rétinite, cataractes polaires, taies, leucomes ou même seulement d'astigmatisme et en général d'affections ayant entraîné une diminution plus ou moins considérable de l'acuité visuelle. Enfin, dans plusieurs cas (3), il était congénital et coïncidait, pour un de ces cas, avec un arrêt de développement de la rétine; c'était un enfant de 2 ans et demi, l'enfant L..., n° 10,931, issu de consanguins, qui présentait un nystagmus horizontal et souffrait d'une photophobie extrême.

Nous avons vu trois cas, dans lesquels le nystagmus horizontal siégeait sur un seul œil. Nous avons vu le spasme musculaire se développer pour ainsi dire sous nos yeux quand nous voulions faire exécuter brusquement un mouvement au malade. Dans le plus grand nombre des cas, il était déjà très-ancien et permanent pendant la veille, à la manière des mouvements choréiques, qui cessent comme on sait pendant le sommeil.

Nous n'avons pas eu l'occasion d'observer le nystagmus des mineurs dont le Dr Dransart fit, à l'Association française au Havre, l'objet d'une très-intéressante communication et dont un de nos confrères de Liége, le Dr Romiée, vient de faire une étude consciencieuse.

Nous n'avons vu que le nystagmus symptomatique d'une affection cérébrospinale, ou d'une affection de l'appareil dioptrique oculaire.

La *nictitation*, c'est-à-dire la contraction involontaire et spasmodique du releveur et de l'orbiculaire des paupières, a été notée sept fois. Le *blépharospasme*, indépendant d'une lésion oculaire (conjonctivite, corps étranger, affection des membranes), a été noté trois fois. Dans un cas, il était intermittent, à accès plus ou moins fréquents, et tenant bien certainement à une lésion cérébrale (telle qu'un ramollissement). Dans les deux autres, c'était une lésion du nerf trijumeau qui, par action réflexe sur le facial, déterminait une occlusion spasmodique des paupières durant quelques instants, mais se reproduisant à des intervalles tellement rapprochés qu'il était impossible à ces malades de se livrer à leur travail.

La compression au niveau du nerf sus-orbitaire, ainsi qu'au niveau du trou stylo-mastoïdien, faisait cesser pour quelques instants le spasme; et les malades, après avoir été soumis à l'iodure et au bromure de potassium, après avoir fait usage sans succès réel de l'électricité à courants continus, ont cessé de se présenter à la Clinique lorsqu'il s'est agi de tenter la névrotomie.

Strabisme, 154 cas, soit 0,015. — Indépendamment des cas de paralysie mentionnés ci-dessus et qui ne doivent figurer dans le cadre des strabismes paralytiques que tout autant que la paralysie du muscle, en devenant définitive, a rendu le strabisme permanent, nous avons observé 154 cas de strabisme, dont 122 de strabisme convergent, pour 32 de strabisme divergent.

Parmi les strabismes paralytiques définitifs, devant nécessiter une ténotomie pour faire cesser la diplopie, nous comptons :

1° Dix strabismes convergents par paralysie de la VIe paire : chez un de ces malades qui avait été atteint de syphilis, il y avait eu paralysie des deux VIe paires, et l'acuité était fortement réduite ;

2° Trois strabismes divergents par suite de paralysie de la IIIe paire.

Dans les 112 cas restant de *strabisme convergent* il y avait :

Insuffisance d'un ou des deux droits externes, 5 fois.

Strabisme intermittent ou *périodique*, 1 fois.

— *alternant*, 21 fois.

— *monolatéral*, 78 fois.

— *avec nystagmus*, 3 fois.

— *sans vice de réfraction*, 3 fois.

— *avec myopie*, 2 fois.

— *avec hypermétropie*, 65 fois.

Sur les 29 cas de *strabisme divergent*, il y avait :

Insuffisance d'un seul ou des deux muscles droits internes, 11 fois.

Strabisme alternant, 2 fois.

— *monolatéral*, 8 fois.

Strabisme sans vice de réfraction, 2 fois.
— *avec hypermétropie*, 2 fois.
— *avec myopie*, 21 fois.
— consécutivement *à la myotomie*, 3 fois.

La cause la plus fréquente de la déviation des axes oculaires réside dans l'inégalité de puissance, native ou acquise, des muscles antagonistes, dans l'inégalité de la réfraction qui existe souvent entre les deux yeux et par-dessus tout, ainsi que cela a été établi par Donders, dans l'état de la réfraction oculaire, qui, selon qu'elle est en excès ou en déficit, par rapport à la position de l'écran rétinien, engendre le strabisme divergent ou au contraire le strabisme convergent.

Que l'une de ces causes préexiste, et le strabisme se développera sous l'influence de la plus légère opacité de la cornée, ou à la faveur de l'occlusion d'un œil pendant la durée d'une ophthalmie. Nous avons vu un très-grand nombre de strabismes, tant convergents que divergents, qui n'avaient pas d'autre origine ; dans quelques cas même, nous avons pu guérir sans opération le strabisme convergent que nous avions vu se développer pour ainsi dire sous nos yeux.

Observation 112. — *Abcès de la cornée o. g. — Strabisme convergent monoculaire. — Guérison.*

L'enfant M...., 4 ans, fut atteint, au mois d'avril 1876, d'abcès de la cornée soigné par l'atropine, les fomentations chaudes et un carré de soie, car l'enfant ne voulait pas porter de lunettes. L'abcès guérit dans l'espace de deux mois et demi, ne laissant plus qu'une très-légère tache de la cornée. Malheureusement, ainsi que cela arrive la plupart du temps, cette tache était devant la pupille.

J'ordonnai une pommade qui en amena la disparition complète ; mais je m'aperçus, quand on me conduisit l'enfant, que l'œil gauche se déviait en dedans dans le regard indifférent et de près de cinq millimètres dans la fixation.

Je fis mettre, pendant deux mois, une goutte de collyre d'atropine dans chacun des yeux, tous les cinq jours, pour annihiler tout effort d'accommodation ; et, au bout d'un mois et demi, le strabisme avait disparu et ne s'est plus remontré depuis.

Il n'en fut pas de même dans le cas suivant, relatif à un enfant myope, car l'atropine, en empêchant sur les deux yeux tout effort d'accommodation, pendant que l'un d'eux est seul en état de recevoir l'impression nette de la lumière, l'atropine, disons-nous, peut bien, par le repos forcé qu'elle occasionne, aider à rétablir l'équilibre musculaire un instant rompu, et rendre par là définitive la guérison d'un strabisme qui s'est produit pendant l'exercice simultané de deux yeux hypermétropes, l'un d'eux étant voilé, mais elle ne peut pas, on le comprend, dans une myopie de courbure, rendre le même service. Il est fréquent de voir, dans les cas d'abcès de la cornée arrivant chez un myope, la légère tache qui les accompagne, devenir le point de départ d'un strabisme divergent qui, sans cela, ne se serait peut-être jamais produit et serait toujours resté pour ainsi dire imminent.

OBSERVATION 113.— *Abcès de la cornée o. g. — Taie légère consécutive. — Myopie. — Strabisme divergent.*

L'enfant G...., 4 ans, fut atteinte d'abcès de la cornée gauche qui guérit en laissant une légère tache au niveau de la pupille. Avec l'usage du calomel et de la pommade au bioxyde, la tache disparut entièrement, si bien qu'aujourd'hui, on ne peut plus en voir de traces ; cependant l'enfant commença à loucher et fut prise d'un strabisme divergent en même temps qu'on lui soignait sa taie. Le père est très-myope 1/5, et j'ai tenu à examiner l'enfant qui est elle-même affectée d'une très-large scléro-choroïdite postérieure congénitale, avec une conformation extérieure apparente qui ferait bien plutôt penser à l'hypermétropie.

L'enfant est atteinte de M. 5,50. D. (ancien 6 1/2) o. d.
— M. 7. D. (ancien 5 1/2) o. g.

Les parents ont refusé l'opération, c'est-à-dire la ténotomie du droit externe, ou peut être l'avancement du droit interne qu'il aurait fallu faire, dès qu'on a vu que la vision binoculaire n'existait plus. Ils veulent attendre que l'enfant soit formée, espérant qu'à cette époque ses yeux se redresseront, et ils ne veulent pas comprendre qu'indépendamment de l'effet disgracieux, la déviation permanente d'un œil, a pour conséquence inévitable la perte plus ou moins complète de la fonction (amblyopie par défaut d'usage).

Il est rare de rencontrer le strabisme sans qu'il existe un vice de réfraction, hypermétropie, myopie, astigmatisme, aniso-métropie ; lors donc qu'on a un strabisme à traiter il faut toujours se préoccuper de l'état de la réfraction, en corriger le vice par les verres sphériques ou cylindriques et faire le reculement ou l'avancement du tendon selon les cas. D'une manière générale, et à de très-rares exceptions près, on peut dire que l'hypermétropie est le vice de réfraction concomitant du strabisme convergent, de même que la myopie est celui du strabisme divergent ; aussi est-il très-rare de trouver le strabisme convergent associé à la myopie, ou l'hypermétropie accompagnant le strabisme divergent ; nous avons cependant observé deux fois le premier cas, et deux fois aussi nous avons trouvé le strabisme divergent avec l'hypermétropie ; enfin nous n'avons trouvé aucun vice de réfraction dans deux cas de strabisme convergent, ni dans trois cas de strabisme divergent.

Tous ces cas exceptionnels s'expliquent la plupart du temps par une insuffisance musculaire ; de même qu'on explique l'absence du strabisme dans les cas avérés d'anisométropie ou même d'amblyopie d'un œil et hypermétropie, myopie ou emmétropie de l'autre, par une répartition proportionnelle de la puissance musculaire dans les mouvements associés, ainsi qu'on peut, du reste, s'en assurer en faisant usage des verres prismatiques.

Nous avons relevé trois cas de strabisme divergent consécutifs à des opérations faites en vue de corriger le strabisme convergent. C'est là, nous pouvons le dire, un accident qui ne doit pas arriver quand on fait convenablement la ténotomie, c'est-à-dire quand on détache de son insertion scléroticale le tendon du muscle raccourci, au lieu de faire, comme autrefois, la section du muscle ; à cette époque, il était fréquent de rencontrer ce déplorable résultat qui devient de nos jours de plus en plus rare, et il ne faut pas s'étonner si, après avoir été l'objet d'un véritable fanatisme, la strabotomie, ainsi pratiquée, tomba dans une défaveur qui n'était pas tout à fait imméritée ; la vérité est que c'est une opération tout à fait inoffensive, et une des plus belles conquêtes de la chirurgie oculaire, à la condition qu'elle soit sagement dosée et surveillée. (Voir *Opérations.*)

IX. MALADIES DE LA SCLÉROTIQUE.

Lésions traumatiques. — Nous avons noté trois fois la déchirure de la sclérotique, une fois avec un poinçon d'acier, une fois avec un fragment d'acier projeté avec violence sur la région équatoriale, et dans le troisième cas avec une pointe de ciseaux.

Il est fréquent de voir survenir le staphylôme sclérotical au niveau du point qui a été déchiré ; nous en avons observé sept cas. Mais il arrive assez souvent que ces déchirures, qui se font avec la netteté d'un coup de bistouri, guérissent assez facilement. Le pronostic varie selon leur étendue, leur profondeur et surtout leur siége, plus ou moins rapproché de la zone ciliaire ; dans quelque cas très-léger, dans d'autres au contraire de la dernière gravité, puisqu'il peut survenir un décollement de la rétine consécutivement à l'inflammation et à la rétraction cicatricielle.

Maladies de la sclérotique.— Le vice goutteux, rhumatismal, la syphilis, envahissent souvent la tunique fibreuse qui revêt et protége les membranes vasculaire et nerveuse du globe oculaire, et il importe au premier chef de ne pas confondre l'*épisclérītis* et la *sclérotite*, ainsi que cela arrive trop fréquemment, avec une conjonctivite dont elles se distinguent, du reste, pour peu qu'on y porte son attention, par une injection fine, serrée et sous-conjonctivale, avec absence de sécrétion. Ici, comme dans tous les tissus fibreux, l'inflammation est tenace et d'une durée souvent capable de faire perdre patience. Les gommes syphilitiques s'y observent assez fréquemment ; nous en avons relevé deux cas, treize cas d'épiscléritis et sept cas de sclérotite d'origine rhumatismale.

Le traitement général devra s'adresser à la diathèse; localement nous nous sommes toujours bien trouvé des compresses chaudes et des collyres d'atropine et d'ésérine employés alternativement, de sangsues, etc.

Il faut s'efforcer d'empêcher la maladie de gagner l'iris et la choroïde et on n'y parviendra pas toujours, même avec les soins les plus assidus.

Phthisie ou **atrophie du globe**, 129 cas, 0,13. — Le nombre considérable d'atrophies du bulbe s'explique par cette circonstance, que beaucoup de ces malheureux s'adressent à nous pour avoir un certificat de cécité qui les fasse admettre à l'hospice.

Les causes, par ordre de fréquence, peuvent se ranger de la manière suivante :

Phthisie par suite d'ophthalmie purulente, 49 *cas*.

Phthisie sans cause connue, très-probablement aussi l'ophthalmie purulente de l'enfance, 29 *cas*.

Phthisie par suite de traumatisme, 25 *cas*.

Phthisie consécutive à l'opération de la cataracte, 13 *cas*.

Phthisie consécutive à l'iridectomie pour glaucôme, 6 *cas*.

Phthisie consécutive au staphylôme cornéen, 6 *cas*.

Phthisie consécutive au décollement de la rétine, 1 *cas*.

L'atrophie du globe oculaire, qui est la phase ultime des processus inflammatoires mentionnés ci-dessus, n'est pas toujours une terminaison exempte de danger pour l'œil sain, et le mieux serait, dans les cas où cette terminaison n'a pu être évitée, de faire l'énucléation du globe. Malheureusement beaucoup de malades refusent cette opération, qui cependant, lorsqu'elle est bien faite, est exempte de danger, et permet le port d'un appareil prothétique tout aussi aisément que lorsque le moignon reste fixé dans la cavité orbitaire. Il n'y a que les cas où la phthisie porte sur l'œil d'un jeune enfant, qu'on peut attendre, pour en faire l'énucléation, que la face ait acquis son entier développement; on met ainsi l'enfant dans de meilleures conditions pour éviter l'atrophie consécutive de la moitié correspondante de la face, et c'est une considération qui ne manque pas d'importance.

Nous allons citer quelques cas qui militent en faveur de cette manière de voir, et qui montrent que l'ophthalmie sympathique peut éclater sur l'œil sain par le fait de la conservation du moignon de son congénère, quelquefois un nombre considérable d'années après la perte de l'œil, et sans que le malade ait été averti assez tôt pour se mettre à l'abri de l'éventualité terrible de la cécité incurable.

Observation 114.— *Phthisie de l'o. d., suite de traumatisme. — Ophthalmie sympathique éclatant quatre ans après sur l'o. g. et non arrêtée par l'énucléation du moignon.*

Mademoiselle L...., 20 ans, nº 7,385, a beaucoup souffert, il y a quatre ans, pour perdre l'œil droit, à la suite d'une perforation de la cornée et de la sclérotique, phthisie consécutive et cessation des douleurs; l'œil gauche n'avait jamais rien eu depuis l'accident, lorsqu'il fut pris, il y a quelque temps, d'irido-choroïdite sympathique avec exsudats capsulaires, tension considérable, phénomènes glaucomateux. L'énucléation du moignon ne suffit pas à arrêter l'ophthalmie sympathique, et il fallut pratiquer aussi une iridectomie qui, bien que faite avec succès, ne redonna pas à l'œil gauche l'acuité normale; du moins les douleurs cessèrent-elles après cette double opération.

Observation 115.—*Phthisie de l'o. d.— Ophthalmie sympathique. Énucléation.*

M. A...., 46 ans, nº 8,207, a perdu l'œil droit depuis longtemps, n'a jamais souffert depuis. Tout à coup après des douleurs violentes dans le moignon et dans la région sus-orbitaire, l'œil gauche contracte une iritis avec des synéchies postérieures; T + 3. Champ visuel interne manque.— Enucléation immédiate et cessation des douleurs.

Observation 116.— *Phthisie de l'o. d., suite d'ophthalmie morbilleuse.— Commencement d'ophthalmie sympathique.—Enucléation, Guérison.*

L'enfant P...., 13 ans, nº 8,892, a perdu l'œil droit dans son enfance à la suite d'une ophthalmie purulente morbilleuse. Il a des taies sur la cornée gauche, et depuis quelque temps, le moignon, devenu douloureux, ne peut supporter la plus légère pression ; l'œil gauche devient douloureux depuis quelque temps, la vue se trouble, il y a des élancements, qui font craindre la propagation à l'œil sain. Énucléation du moignon, très-bon résultat.

C'est assez pour démontrer l'utilité de l'intervention chirurgicale ; du reste, l'examen histologique des moignons, en faisant connaître les transformations ultérieures des membranes oculaires dans certains cas, donne la raison du processus sympathique, et doit engager le chirurgien à conseiller l'excision du globe dès que le moignon présente la moindre douleur, et dans tous les cas justifiera le conseil que l'oculiste devra donner dès qu'il lui sera démontré que la phthisie de l'œil commence à s'établir. (Voir *Énucléation.*)

X. MALADIES DE L'ORBITE.

Lésions traumatiques. — Bien que l'orbite, par sa situation dans la face, soit très-exposée aux contusions, nous n'avons relevé que neuf cas de lésions traumatiques, presque toutes sans intérêt; une d'entre elles cependant, comme cela peut arriver facilement, s'est compliquée d'érysipèle de la face et du cuir chevelu et s'est terminée par la mort.

OBSERVATION 117.— *Contusion du rebord orbitaire supéro-externe. — Décollement du périoste.— Érysipèle.— Mort.*

M. Ch...., 67 ans, pensionnaire de l'hospice des Quinze-Vingts, était à peine sorti de l'infirmerie depuis quelques jours, guéri d'une pneumonie qui avait duré quatre semaines, lorsqu'il se donna, contre le coin d'un meuble, et sur la région orbitaire, un coup qui entama à peine la peau, mais qui contusionna fortement le rebord de l'os.

Malgré le traitement, il se fit une inflammation du périoste déchiré, laquelle se propagea au tissu cellulaire de l'orbite; en même temps un érysipèle se montra à partir du sixième jour, au niveau de la petite plaie cutanée, gagna le cuir chevelu, et entraîna rapidement la mort du malade, après quelques jours de délire, résultant évidemment de la propagation directe de l'inflammation du périoste aux méninges.

Ces contusions du rebord de l'orbite peuvent, ainsi qu'on le voit, revêtir, dans certains cas, un caractère de la plus excessive gravité, et il y a à cela une raison anatomique sur laquelle nous avons bien des fois entendu Velpeau attirer l'attention des élèves.

Qu'arrive-t-il, en effet, dans un choc contre le rebord orbitaire supérieur? Le périoste et la peau sont fortement serrés entre deux surfaces résistantes, d'une part le corps contre lequel la face a butté et d'autre part l'apophyse orbitaire ; or des deux surfaces résistantes, c'est le plus souvent cette dernière qui est le véritable corps contondant, car elle déchire les tissus de dedans en dehors sans même produire, dans tous les cas, une solution de continuité à la surface cutanée ; c'est cette attrition des tissus qui prédispose à l'inflammation suppurative, et, grâce au décollement du périoste, une propagation rapidement mortelle peut se faire aux enveloppes cérébrales, ainsi que cela a eu lieu dans le cas que nous rapportons ; un débridement avait cependant été fait, et nous pensons que la terminaison funeste doit être attribuée ici à l'état cachectique du malade à peine convalescent d'une maladie grave, lorsqu'il s'était fait cette plaie du sourcil jugée insignifiante par son entourage.

Cette disposition anatomique doit empêcher le chirurgien de chercher à réunir par première intention les plaies de cette région, pour peu que le périoste ait été déchiré.

Le **Phlegmon de l'orbite** a été noté quatre fois. Dans un cas, c'était à la suite de traumatisme (perforation des membranes oculaires), l'inflammation s'était propagée au tissu cellulaire de l'orbite et avait fait courir les plus grands dangers ; dans un second cas, c'était une opération pratiquée dans une clinique de la ville, qui avait été suivie d'irido-choroïdite suppurative et de phlegmon de l'orbite.

OBSERVATION 118. — *Phlegmon de l'orbite avec suppuration du globe.— Panophthalmie.— Excision de la partie antérieure du bulbe.*

Mademoiselle F...., 26 ans, n° 9,908, se présente avec une irido-choroïdite suppurative et un gonflement dur et très-douloureux des paupières o. g. Elle est chloroformée et nous tentons de faire l'énucléation par la méthode de Bonnet, mais les tissus étaient beaucoup trop friables, et en passant le ténaculum sous le tendon du droit supérieur, la sclérotique se rompit et donna issue à un pus extrêmement épais. Il fallut se borner à faire l'excision du segment antérieur ; à partir de ce moment, les douleurs allèrent en diminuant, le phlegmon de l'orbite rétrocéda et la suppuration du corps vitré amena la phthisie de ce qui restait du globe.

Dans un troisième cas, l'incision avec le bistouri amena une assez prompte résolution de l'inflammation ; il s'agissait ici d'un phlegmon développé sur un homme, âgé de 63 ans, et atteint d'irido-choroïdite et de scléro-choroïdite postérieure, avec hyalitis ancienne.

Dans le quatrième cas, le phlegmon de l'orbite a été observé sur un homme qui avait reçu un coup de queue de cheval sur l'œil ; le gonflement et l'induration étaient extrêmes, ainsi que la douleur. — L'incision lente et très-profonde des tissus au niveau de l'angle supéro-externe, a amené la sortie d'une très-grande quantité de sang et aussi à du pus ; la guérison a été rapide après ce débridement.

Nous devons dire que, lors même qu'il ne sortirait pas de pus, l'incision n'est pas moins salutaire et constamment suivie d'une sédation marquée des douleurs ; il n'est pas toujours possible d'affirmer qu'il existe du pus, surtout lorsqu'il y en a peu et qu'il n'est pas sous-cutané, à cause de la sensation fausse de fluctuation que donne l'exploration de la région avec les doigts ; nous ajoutons que cela n'est nullement indispensable.

L'incision dans les tissus de l'orbite n'offre aucun danger sérieux, pourvu qu'on se tienne bien parallèlement à la paroi orbitaire sans trop s'en écarter, et nous l'avons toujours vue faire cesser les douleurs occasionnées par le phlegmon avec une grande rapidité ; elle doit toujours être préférée à l'emploi des sangsues.

La **périostite orbitaire** a été observée six fois ; dans le premier cas, elle siégeait au niveau de la région du sac lacrymal ; dans un autre, elle était consécutive à un écrasement des os propres du nez ; dans un troisième, il y avait ostéo-périostite du bord supérieur de l'orbite avec ectropion complet des deux paupières. On pouvait introduire un stylet dans un trajet fistuleux, jusqu'au fond de l'orbite (environ quatre centimètres le long de la paroi interne).

Dans un autre cas, il y avait périostite avec un phlegmon qui s'est spontanément ouvert.

OBSERVATION 119.— *Périostite phlegmoneuse de l'orbite droite.— Rétraction cicatricielle, intéressant les muscles droit inférieur et petit oblique.*

Mademoiselle H...., 17 ans et demi, n° 8,770, nous est amenée à la Clinique le 13 décembre 1876. Elle présente toutes les apparences de la santé; il n'y a pas de syphilis acquise ni héréditaire reconnue ; pas de scrofule. Elle souffre depuis quatre mois de violents maux de tête, et de battements dans l'orbite ; son œil a été petit à petit chassé de l'orbite, et une saillie s'est faite à la partie inférieure du globe, qui s'est spontanément ouverte et a donné issue à du pus il y a huit jours. Quelques jours avant l'ouverture de l'abcès, la céphalalgie avait été suivie de fourmillements, et d'une hémi-parésie du côté gauche qui a tout à fait disparu aujourd'hui.

L'œil est encore propulsé en avant et fixé à l'état de strabisme inférieur par rétraction du muscle droit inférieur, qui est compris dans le foyer. Un stylet introduit par l'ouverture qui s'est faite au niveau de l'insertion scléroticale de ce muscle, s'enfonce à une très-grande profondeur, mais ne va pas jusqu'à l'os.

La vision est conservée.

Quinze jours après, elle éprouve exactement les mêmes symptômes du côté gauche : violente céphalalgie nocturne, douleur dans le fond de l'œil, et hypéresthésie du côté droit, avec diplopie inféro-externe.

Le sirop de Gibert est aussitôt prescrit le 8 janvier, et son usage est suivi d'une amélioration sensible ; la diplopie, cependant, persiste encore au mois de mai, et des douleurs se montrent encore dans le côté gauche de la tête, mais il ne s'est pas produit de suppuration.

La diplopie est-elle due ici à la rétraction du petit oblique, qui donne lieu aux mêmes symptômes que la paralysie de l'oblique supérieur ? La question reste douteuse, mais ce qui ne peut l'être, c'est l'existence d'un exsudat terminé par suppuration pour l'œil droit et par résolution pour l'œil gauche, occupant le plancher de l'orbite dans le premier cas et ayant intéressé le muscle droit inférieur, et dans le second, ayant un siége plus difficile à déterminer, à cause même de la terminaison par résolution qui a suivi le traitement institué.

OBSERVATION 120. — *Périostose orbitaire d'origine syphilitique. — Guérison.*

M. L..., 42 ans, a eu la syphilis il y a dix-sept ans. Il souffre depuis plusieurs mois de violents maux de tête, et lorsque nous le voyons, il présente un gonflement dur de tous les tissus orbitaires. L'œil droit est comme encastré dans une tumeur rénittente et ne peut faire aucun mouvement ; la conjonctive forme un chémosis considérable et passe à travers la fente palpébrale en faisant un gros bourrelet. Le sirop de Gibert et l'iodure de potassium, donnés concurremment, amènent un changement presque immédiat dans l'état de l'œil ; au bout de huit jours, l'œil pouvait déjà faire quelques petits mouvements, l'induration des tissus avait diminué considérablement, les maux de tête avaient presque entièrement disparu, et le sommeil était revenu.

La guérison fut complète en deux mois et demi.

OBSERVATION 121. — *Périostose de la région supérieure de l'orbite.*

Mademoiselle M...., 16 ans, nous est conduite parce qu'elle éprouve de violents maux de tête nocturnes, et parce qu'elle voit double. Pas d'antécédents acquis ni héréditaires reconnus. L'œil gauche est fortement dévié en bas, et l'exploration de la paroi supérieure de l'orbite permet de faire sentir une tumeur qui en occupe le fond.

La jeune fille, d'apparence lymphatique, n'a jamais été malade, si ce n'est depuis l'apparition de ces maux de tête qui ont été suivis de fourmillements et d'hémiparésie du côté droit ; la station debout, les yeux fermés, est impossible sans vacillement. L'examen du fond de l'œil ne dénote aucun changement dans l'état de la circulation rétinienne ni papillaire ; l'acuité est normale.

Il y a des nausées, des vomissements, des vertiges qui tiennent à la vision double ; la jeune fille a la tête penchée fortement en arrière, de façon à éviter ou à diminuer la diplopie.

Sous l'influence du sirop de Gibert, tour à tour abandonné et repris, et des toniques de toute sorte, l'amélioration n'a pas tardé à se montrer, mais la guérison n'est pas encore complète deux ans et demi après ; et bien qu'on ne sente plus rien dans l'orbite, le droit supérieur est encore incapable de remonter le globe de l'œil à la même hauteur que son congénère. Tous les autres mouvements se font bien, et les maux de tête ne se remontrent qu'exceptionnellement. La malade se considère comme guérie, mais elle ne l'est pas en réalité.

Tumeurs de l'orbite.

Elles sont tantôt *sans exorbitis*, comme dans les deux observations précédentes, et tantôt *avec exophthalmos*.

Parmi ces dernières, nous citerons trois cas :

OBSERVATION 122. — *Tumeur de la fosse temporale produisant l'exophthalmos par sa propagation au tissu intra-orbitaire o. g.*

Madame T...., âgée de 56 ans, n° 966, d'une très-bonne santé générale, présente, dans la région temporale gauche, une tumeur volumineuse, aplatie, étalée, qui a débuté il y a une dizaine d'années sans faire naître de douleurs vives et sans jamais l'empêcher de faire ses affaires. Le degré d'exorbitis est peu prononcé, l'acuité de l'œil est $\frac{20}{20}$, et depuis quatre années que nous suivons cette malade, nous n'avons pas noté de changement bien appréciable.

Dans un second cas, il s'agissait d'une tumeur de la paroi orbitaire inférieure, implantée sur le rebord orbitaire externe, rénittente, à développement lent, que nous avons observée sur un homme de 61 ans et que nous avons cru être de nature hydatique.

Le malade, après avoir accepté l'opération, ne s'est pas présenté à la clinique, à notre grand regret ; sa tumeur repoussait le globe de l'œil en haut et en dedans, et son début remontait déjà à plusieurs années.

Le troisième cas mérite une relation détaillée, et nous allons le reproduire tel qu'il se trouve relaté sur notre journal d'observations, c'est-à-dire avec les phases d'incertitude par lesquelles nous avons dû passer avant d'asseoir notre diagnostic, et avec les détails opératoires et les suites de l'opération.

Observation 123. — *Exophthalmos (œil droit) produit par un kyste hydatique du muscle droit externe. — Extirpation. — Guérison.*

Mademoiselle R...., 16 ans, n° 11815, se présente à la clinique le 22 octobre 1877 pour une tumeur considérable des parties molles de l'orbite, faisant une énorme saillie au-dessus, au-dessous et en dehors du globe de l'œil droit, et remontant à plusieurs années déjà (trois ou quatre ans).

L'exophthalmos a commencé à paraître il y a dix-huit mois, et l'exploration de cette région fait reconnaître la présence d'une tumeur intra-orbitaire, dont on sent la saillie mamelonnée à la partie externe, supérieure et inférieure du globe oculaire, comme si la glande lacrymale en avait été le point de départ (adénome, adéno-sarcome kystique ou kyste hydatique de l'orbite).

Cette jeune fille nous raconte qu'elle est entrée dans le service du professeur Monoyer, à l'hôpital de Nancy, au mois de mai 1876, pour un exophthalmos qu'elle avait depuis quelque temps déjà, mais dont elle n'avait jamais souffert ; là, trois ponctions ont été pratiquées, dont les deux premières sans succès, tandis que la troisième, ayant donné issue à un liquide blanchâtre, a été suivie d'un affaissement complet de l'exorbitis ; le globe est rentré dans l'orbite et y est resté pendant quatre mois ; à la réapparition de la tumeur, une nouvelle ponction a été faite, qui pour la première fois a été suivie de douleurs violentes ; puis enfin deux autres ponctions ayant été faites sans résultat, M. Monoyer se décida à tenter une opération plus radicale, c'est-à-dire l'extirpation, et on peut voir encore sur le prolongement de la fente palpébrale, vers la tempe, la trace cicatricielle de l'incision qui a été faite dans ce but. Mais des accidents chloroformiques l'ont, paraît-il, empêché de terminer l'opération, et c'est pourquoi la jeune fille, désireuse d'être débarrassée de cette tumeur qui la défigure, nous est adressée le 22 octobre 1877, et nous la trouvons dans l'état suivant :

Le globe de l'œil est en protrusion de plus d'un centimètre dans tous les sens, la paupière inférieure est renversée, le cartilage tarse luxé est irréductible ; la conjonctive saine, l'iris sensible à la lumière ; le globe est repoussé en avant par une tumeur dont on sent les saillies profondes, inégales et comme mamelonnées, depuis la fossette lacrymale de la paroi orbitaire jusque sous le globe, entre celui-ci et la paroi inférieure de l'orbite, où le doigt sent manifestement deux prolongements indurés ; on ne peut pas affirmer que ces parties indurées fassent suite à la partie qu'on sent au niveau de la glande lacrymale, cependant elles ne paraissent pas s'implanter sur le rebord orbitaire, et, selon toute apparence, elles tiennent à la tumeur qui nous paraît formée soit par la glande dégénérée, soit par un kyste. Les mouvements du globe sont tous conservés, quoique fortement diminués dans leur excursion, surtout en dehors et en bas.

La tumeur n'est le siége d'aucun battement ni frémissement ; la compression ne la fait pas diminuer, pas plus que celle exercée sur la carotide ; elle est entièrement indolente.

L'examen ophthalmoscopique fait reconnaître un état hypermétropique prononcé ; les veines sont légèrement tortueuses, les artères visiblement diminuées de calibre, et la papille revêt un aspect légèrement nacré ; $S=\frac{10}{20}$ seulement, id. avec $+12$. Il y a donc une hypermétropie acquise de $1/12$, ou de 3 dioptries.

Une ponction exploratrice pratiquée à travers la peau et la région de la glande lacrymale ne donne issue à aucun liquide ; une gouttelette de sang suit seule la sortie du trocart qui, promené en plusieurs sens, donne la sensation de trabécules résistants.

Pour tous ces motifs, nous pensons devoir exclure l'idée d'une tumeur de nature vasculaire, angiome et surtout anévrysme, et nous pensons que nous ne pouvons avoir affaire qu'à une dégénérescence de la glande lacrymale (adéno-sarcome), que l'âge de la malade et la rapidité du développement rendent plausible, ou bien plutôt à un kyste hydatique, ainsi qu'on en rencontre quelquefois, quoique rarement, dans l'orbite.

Les ponctions déjà faites par M. Monoyer feraient croire que la tumeur renferme un ou plusieurs kystes et la sensation éprouvée par le doigt enfoncé entre le globe et les parois externe et inférieure de l'orbite, de deux ou trois prolongements, nous ferait volontiers admettre l'existence de kystes multiloculaires.

Comme antécédents, on ne peut mettre en avant aucun coup reçu dans le voisinage de la région orbitaire; de plus, il n'existe pas chez la malade de diathèse syphilitique ou scrofuleuse, et l'état général semble devoir faire exclure l'idée d'une dégénérescence cancéreuse; mais la jeune fille est Lorraine, c'est-à-dire d'un pays où on fait un fréquent usage de jambons fumés, et peut-être faut-il chercher dans ces habitudes le point de départ d'un kyste à cysticerque ou à échinocoque.

Quoi qu'il en soit, nous sommes incertain entre un kyste et un adénome, et il est évident que l'opération seule est de nature à permettre de trancher la question ainsi réduite à ces deux termes. Il serait imprudent, croyons-nous, de se prononcer entre l'un ou l'autre d'une façon catégorique, vu l'insuccès de notre ponction, et vu aussi la profondeur de la tumeur, qui est en grande partie retro-bulbaire, ne fait aucune saillie sous la conjonctive et a chassé en masse le globe de l'œil au-devant d'elle.

Quelque désir que nous eussions, du reste, de porter un diagnostic précis, nous devons y renoncer et nous contenter de pencher pour l'existence d'une tumeur kystique. Cette incertitude même, doit faire recourir à l'extirpation totale de la tumeur, car l'incision simple, suivie de la suppuration, possible à la grande rigueur pour un kyste, serait tout à fait insuffisante pour un néoplasme.

La vision a déjà baissé ; l'œil est condamné d'une manière fatale par les progrès de la tumeur ; il ne saurait y avoir d'hésitation sur la conduite à tenir. Il faut en faire l'extirpation totale et s'efforcer de conserver le globe de l'œil autant que possible avec ses muscles.

L'opération proposée est acceptée d'emblée, par la jeune fille et par sa mère, qui nous l'a conduite dans cette intention. La mère est prévenue que tous les efforts seront faits pour conserver l'œil, mais que si son extirpation est jugée nécessaire au cours de l'opération, l'énucléation sera faite, car il importe d'enlever la tumeur en totalité ; de plus, sans parler du danger immédiat que la vie de la malade peut courir par le fait même de l'opération, elle est prévenue que cette tumeur peut très-bien avoir poussé quelque prolongement du côté de la boîte crânienne, être en connexion directe avec la dure-mère, et exposer ultérieurement à une inflammation mortelle des membranes cérébrales ; enfin les chances d'un érysipèle consécutif sont également envisagées, et portées à la connaissance de la mère. C'est le devoir du chirurgien, dans les opérations qui se pratiquent dans l'orbite, et pour lesquelles peuvent se rencontrer des circonstances d'une gravité exceptionnelle, telles que celles que nous venons de mentionner, de mettre sa responsabilité à couvert, et d'obtenir des parents un véritable blanc-seing, qui lui donne toute la liberté d'action dont il a besoin.

Cela étant posé et l'opération étant acceptée avec toutes ses conséquences possibles, nous y procédâmes le 31 octobre, en présence et avec le concours des Drs Laborde, Reeb, Vary et de MM. Reuflet et Jouffreau, assistants de la Clinique. Ce n'est pas trop pour mener à bien une pareille opération.

A cause des accidents chloroformiques qui avaient fait renoncer M. Monoyer à l'opération, et dans le but d'obtenir l'anesthésie avec moins de chloroforme, nous fîmes pratiquer le matin, à dix heures, une injection de chlorhydrate de morphine, et nous pûmes tenir la jeune fille endormie pendant le temps nécessaire, sans aucun incident fâcheux.

J'avais pensé pouvoir ménager la commissure palpébrale, et, dans ce but, je pratiquai dans la région temporale, à 6 millimètres de la commissure externe, une incision étendue de 4 centimètres; mais la difficulté de relever le lambeau suffisamment pour isoler la tumeur, m'a fait prolonger l'incision sur la commissure elle-même; en même temps, la conjonctive a été incisée dans son cul-de-sac externe, tant supérieur qu'inférieur, dans une étendue de 12 millimètres de chaque côté, et des fils ont été passés sur chaque lambeau de conjonctive, pour en faire plus facilement la suture après l'extirpation de la tumeur.

Après ces incisions, la paupière a été disséquée couche par couche, et la glande lacrymale ainsi que la tumeur ont été mises très-facilement à découvert. Les tissus recouvrant la tumeur étaient très-épaissis, et la tumeur fortement adhérente, d'une part, à la paroi orbitaire, et d'autre part, au globe de l'œil ; la glande paraît entièrement saine, du moins par sa portion supéro-externe, mais sa face inférieure est très-adhérente à la tumeur, que le doigt indicateur éprouve quelque peine à disséquer et à séparer de la voûte orbitaire ; cependant en saisissant la tumeur avec des pinces de Museux, il devient possible de porter le doigt à environ 4 centimètres vers le fond de l'orbite, c'est-à-dire jusqu'au trou optique, et de faire, par des mouvements combinés, la dissociation en haut, en dehors et en bas jusqu'au tiers interne de l'orbite ; on acquiert bien vite la conviction qu'il s'agit là d'un kyste développé dans le tissu orbitaire, occupant toute la loge postérieure de l'aponévrose orbito-oculaire sauf en dedans, et comprenant le muscle droit externe; puis tirant la tumeur directement en dehors, et interposant une cuiller entre le globe et celle-ci, il devient possible, avec le doigt et avec la spatule, de dissocier entièrement une tumeur à parois très-épaisses, sauf en un point, correspondant probablement à un coup de trocart; au niveau de ce point, qui se rompt tout à coup par le fait de la traction exercée sur la tumeur, s'échappe un jet de liquide, avec expulsion d'une *poche hydatique.*

La tumeur, ainsi disséquée avec le doigt et la spatule, ne tient plus dès lors que par un pédicule, se prolongeant jusqu'au sommet de l'orbite ; et j'arrive, sans me servir de ciseaux ni de bistouri, à le séparer du tissu graisseux au milieu duquel il est noyé. La tumeur a été entièrement énucléée, sans que l'arrachement du pédicule ait donné lieu à un écoulement de sang.

Les quelques artérioles qui ont donné au moment de l'incision de la peau, et de la dissection de la paupière et des tissus épaissis qui recouvraient la tumeur, ont été serrées avec les pinces à artères, et aucune ligature n'a été nécessaire. L'extirpation a été complétement terminée en trente-cinq minutes, sans que la respiration se soit un instant suspendue ; le pouls s'est maintenu régulier jusqu'à la fin de l'opération, et le chloroforme, dont l'emploi nous avait donné quelques appréhensions, à cause des accidents qui avaient deux fois forcé M. Monoyer à suspendre l'opération, ne nous a causé aucun ennui.

En regardant la tumeur, il a été facile de se convaincre qu'elle s'était développée dans l'épaisseur du muscle droit externe, car ce muscle, en partie détruit par elle, a dû être compris dans l'extirpation, entraînant ainsi fatalement les inconvénients inhérents à une pareille destruction.

La glande lacrymale a été laissée en place, son pédicule vasculo-nerveux n'ayant pas été excisé pendant l'opération ; mais la section des conduits excréteurs, ayant suivi forcément l'extirpation de la tumeur, ne nous laisse pas sans inquiétude au point de vue d'une fistule lacrymale ultérieure.

Ces deux inconvénients, que nous n'avions pu prévoir, justifient pleinement la qualification de *Magistrale* que Velpeau avait donnée à cette opération, dont les divers incidents ne peuvent guère être réglés d'avance.

Après nous être assuré qu'il ne restait plus rien de la tumeur, et avoir nettoyé la plaie qui ne donnait déjà plus de sang, nous avons lié la conjonctive au bord cutané, dans la commissure palpébrale, à la manière de Gaillard de Poitiers ; grâce aux fils que nous avions à dessein laissés en place, au niveau des lambeaux conjonctivaux, nous avons pu assez rapidement terminer l'opération. Nous nous sommes borné à faire une suture entortillée au niveau de la commissure, laissant ainsi un grand espace pour l'écoulement des liquides ; puis nous avons introduit dans l'orbite un tube à drain, et enfin, après avoir réduit la luxation du cartilage tarse de la paupière inférieure, nous avons, pour maintenir la réduction, passé un fil d'or vers le milieu de l'ouverture palpébrale, entre le bord palpébral inférieur et le supérieur. Des compresses froides ont été maintenues sur les paupières toute la nuit.

Le 1er novembre un œdème considérable occupe tout le tissu cellulaire, et des injections alcoolisées sont poussées à travers le tube à drain. La nuit a été sans sommeil, et des envies de vomir incessantes ont tourmenté l'opérée ; pouls à 100 degrés ; peau fraîche ; bouillons froids ; je recommande de faire tenir la tête toujours penchée sur le côté droit, pour faciliter l'écoulement des liquides et empêcher qu'ils ne se portent vers le fond de l'orbite. Le 2, même état ; la paupière supérieure, très-distendue, est violacée, rénitente, douloureuse au moindre contact ; cataplasmes et sulfate de quinine. Le 3, purgation saline ; la nuit a été bonne ; sommeil ; pouls à 76 ; paupière dans le même état, avec reproduction de l'ectropion de la paupière inférieure. J'enlève dès lors le fil d'or que j'avais posé pour empêcher ce renversement. La suture entortillée n'exerce pas un trop grand tiraillement ; l'épingle est retirée. Cataplasme : irrigation avec eau phéniquée, sulfate de quinine ; la commissure reste cicatrisée, la tension commence à diminuer ; l'état général est très-bon ; la muqueuse de la paupière inférieure est très-œdématiée, cependant l'œil paraît en très-bon état et la vision est conservée. Le 4, l'appétit et le sommeil reviennent ; suppression du sulfate de quinine, alimentation ; irrigation à l'eau phéniquée à travers le tube à drain et cataplasmes : la suppuration commence à s'établir le 5. Le 6, même état. Le 9, le gonflement diminue considérablement. Le 14, suppression des cataplasmes pendant le jour ; peu de pus ; difficulté d'introduire profondément (à 4 centimètres) le tube à drain ; le sang vient facilement : le 22, on peut encore le pousser à 3 centimètres, mais il ressort presque aussitôt ; et je l'enlève tout à fait le 29 novembre.

En un mois tout était terminé, et l'aspect de la jeune fille n'avait rien de comparable à ce qu'il était avant ; il restait encore, il est vrai, un peu de gonflement et une petite cicatrice, mais l'œil commençait à s'ouvrir sous l'influence de la volonté, la paupière inférieure s'était bien remise en place, l'opérée était enchantée. Cependant tout mouvement en dehors était impossible, et elle se plaignait d'éprouver de la diplopie.

La tumeur a été mise dans l'alcool pour être examinée au microscope. Je ferai connaître, dans un publication spéciale, le résultat des coupes, en même temps que celui des autres pièces pathologiques que je tiens en réserve ; qu'il me suffise de dire ici que je n'ai pas trouvé d'hydatides vivantes, mais une poche considérable vidée de son contenu, et caractéristique.

La tumeur, de la grosseur d'un énorme marron, aplatie et un peu allongée, est creusée dans son intérieur, d'une cavité à parois très-épaisses, sauf sur le point qui s'est ouvert pendant l'opération, et par lequel s'est échappé le liquide de la vésicule ; cette cavité anfractueuse est remplie par places d'un magma qui me paraît résulter de l'inflammation éliminatrice occasionnée par les ponctions ; il est facile de reconnaître à travers le tissu conjonctif épaissi qui en constitue la paroi, les fibres striées du muscle droit externe répandues çà et là, et dissociées par la tumeur qui s'est développée dans l'épaisseur du muscle en le disséquant.

Il est fâcheux que la poche hydatique se soit vidée pendant l'opération, car le cysticerque, ou les échinocoques, qui étaient dans son intérieur, se sont dérobés à l'examen. Mais l'origine de la tumeur ne peut faire de doute pour personne, et c'est bien l'usage de viande de cochon fumée qui doit être ici incriminé.

Si on avait prévu que la tumeur fût constituée par un kyste hydatique, on aurait pu suivre la conduite de

Bowman qui en pareil cas, au rapport de Testelin et Warlomont, dans leur savante traduction de Mackensie, s'est contenté de fendre le kyste, et de l'abandonner à la suppuration.

Cependant, la dimension énorme de celui que nous avons enlevé, l'épaisseur considérable des parois de la tumeur et la faible étendue relative du kyste, n'eussent certainement pas donné un résultat aussi satisfaisant que l'extirpation.

Il y a maintenant une année que l'opération est faite, et la jeune fille que nous avons revue, se trouve très-heureuse du résultat; elle ne porte qu'une cicatrice à peine visible sur la région temporale; le strabisme interne persiste, mais la diplopie a disparu.

Pour combattre cette déviation, j'ai pratiqué la section du droit interne, et à l'aide de deux fils passés aussitôt après sur la conjonctive, à l'extrémité du diamètre vertical médian, et fixés derrière l'oreille pendant quarante-huit heures, j'ai pu réduire à un minimum la déviation qui est maintenant insignifiante, et nullement disgracieuse.

Une photographie de la jeune fille, faite avant son opération, comparée à celle qui a été faite depuis, ne semble pas se rapporter à la même personne.

Exophthalmos *sans tumeur de l'orbite.*— L'exorbitis anémique, ou liée à la cachexie de Basedow, a été rencontrée trois fois. Deux de ces cas concernent deux femmes, âgées l'une de 33, l'autre de 39 ans, atteintes toutes les deux, déjà depuis quelques années, du goître, de l'affection cardiaque et de l'exophthalmos.

Le troisième concerne un homme de 40 ans, qui a présenté tous les signes de la cachexie exophthalmique, et chez lequel cependant les symptômes sont assez silencieux pour lui permettre la continuation d'une vie très-occupée, et pour faire espérer une guérison définitive.

OBSERVATION 124.— *Asthénopie accommodative.— Palpitations.— Goître.— Exophthalmos.— Pélade généralisée.*

M. M...., 40 ans, s'est présenté à nous, il y a près de quatre ans, pour des troubles marqués de l'accommodation : il lui était impossible de continuer à se livrer à son travail sans le secours de verres, et bien qu'il eût une conformation emmétropique, il dut faire usage des verres bi-convexes d'1 D. (ancien 36). Il se plaignait en même temps de palpitations, et d'un état névropathique, qui, sans être la maladie à proprement parler, était un état valétudinaire très-inquiétant, et incompatible avec la vie très-occupée que sa profession lui créait.

L'examen du cœur faisait reconnaître un souffle anémique prononcé, mais ne révélait aucun bruit organique ; il y avait des battements extrêmement fréquents, 130 pulsations en moyenne. La peau était chaude, brûlante, les mains agitées d'un tremblement très-accusé. — La région du cou attira notre attention par le développement hypertrophique des lobes latéraux de la glande thyroïde, et le stéthoscope appliqué sur la région y faisait entendre un bruit de souffle très-intense.

Les globes oculaires étaient eux-mêmes en protrusion légère, mais cependant marquée, et le tissu cellulaire de l'orbite était fortement infiltré. C'était plus qu'il n'en fallait pour constituer la triade symptomatique de la maladie de Basedow; et ce qui dominait la scène, était évidemment un état anémique résultant de travail exagéré, et de veilles trop prolongées, qui avaient créé une insuffisance de réparation, en face de dépenses organiques excessives.

Un traitement tonique analeptique, avec exclusion d'excitants, fut institué; mais en première ligne, l'hydrothérapie méthodique fut confiée aux soins du Dr Keller, et devint la base du traitement. Des douches furent prises deux fois par jour, et en moins de quelques semaines, la réfection de cet organisme surmené était frappante ; depuis près de quatre ans l'amélioration a été sans cesse se continuant. Quant à l'exophthalmos, il a disparu à peu près complétement ; le goître n'est plus apparent, et les palpitations elles-mêmes ont subi une diminution notable, n'étant plus que de 80 à 90. La peau n'est plus aussi chaude et le tremblement a considérablement diminué.

Il était intéressant d'examiner l'état du sang chez notre malade, et nous l'avons fait à deux reprises différentes; malheureusement cette recherche n'a pas été faite au début; néanmoins telle qu'elle est, elle nous paraît pleine d'intérêt.

Nous avons trouvé en janvier 1877, en employant la méthode d'Hayem :

Globules rouges, 5,472,250,
Globules blancs, 12,710,

Ce qui donne un rapport de 1/430, très-inférieur à la moyenne.

Après une saison passée à San-Moritz (Engadine), nous avons constaté une augmentation très-notable dans le chiffre des globules rouges et blancs, mais ce dernier beaucoup plus grand en proportion :

Globules rouges, 7,526,375,
Globules blancs, 29,558,

Ce qui donne un rapport de 1/254, évidemment inférieur à la normale.

En même temps que la cachexie anémique s'accentuait chez notre malade, il se montra au menton, à la nuque et aux lèvres, quelques plaques de pélade qui allèrent en se généralisant, de façon à enlever, en moins de six ou huit mois, toute trace de poils sur la peau de son corps. Voilà près de trois ans qu'il est entièrement glabre, sans un cil ni un sourcil; les ongles eux-mêmes ont été frappés dans leur nutrition, et ont présenté des taches et une exfoliation partielle, sans tomber toutefois, et sans jamais donner lieu à aucune douleur.

Cependant, malgré des signes certains de troubles nutritifs profonds, la même activité cérébrale et physique a toujours été en jeu chez notre malade, qui n'a consenti à interrompre sa vie d'occupations constantes que durant deux mois de l'année, pendant lesquels il accumule ses réserves.

Son alimentation, il est vrai, est très-réparatrice : il mange beaucoup et très-souvent, ce qui ne l'empêche pas de sentir le besoin de manger encore dans les intervalles de ses nombreux repas; c'est une boulimie sans dyspepsie; il ne maigrit ni n'engraisse, et est plutôt maigre que gras.

Il fait usage de fer, de quinquina, de toniques amers, et surtout de la douche froide. Grâce à ces moyens combinés, il s'entretient dans un état voisin de la santé parfaite, et sa peau, fine et colorée, n'annonce rien moins que les troubles profonds dont elle est le siége.

Après s'être pendant six mois astreint, sur le conseil des médecins, à éviter tout contact avec sa femme et ses enfants, dans le but de les soustraire à toute contagion, il a un beau jour cessé toute claustration, sans que la contagion se soit manifestée sur aucun membre de sa famille ; du reste les cheveux, les poils et le raclage des écailles épidermiques, que j'ai examinés au microscope, ne m'ont pas présenté la plus petite trace de *microsporon Audouini*, ni d'aucun parasite végétal.

Cette observation démontre à l'évidence que la pelade n'a été dans ce cas, comme dans beaucoup d'autres, qu'une manifestation de troubles trophiques, relevant incontestablement d'un état général, et non point d'un contage, ainsi que le veulent quelques dermatologistes éminents comme M. le professeur Hardy. Nous nous permettons de trouver que le savant professeur s'est montré beaucoup trop affirmatif sur ce sujet, dans la Conférence qu'il a faite au Congrès de Genève en 1877, et nous sommes surpris qu'un esprit aussi éminent fasse tant d'efforts pour maintenir, dans le cadre des maladies parasitaires, la pelade qu'on n'a jamais pu inoculer et qu'on ne contracte par contagion, suivant ses propres expressions, qu'à la condition de se trouver dans des circonstances particulières de réceptivité.

Quelles sont donc ces circonstances prédisposantes qui n'existent pas pour l'acarus de la gale ou pour le favus ? c'est ce qu'il n'a pas fait connaître, et ce qui, si je ne me trompe, est en contradiction flagrante avec les idées qu'on se fait sur la contagion, et nous paraît de nature à battre en brèche l'opinion contagioniste. Car de deux choses l'une, ou la pelade est contagieuse ou elle ne l'est pas : si elle l'est, les circonstances prédisposantes doivent se réduire à la contagion ; et si, malgré celle-ci, la maladie ne se développe pas dans tous les cas, nous croyons que nous sommes fondé à dire que la pelade n'est pas contagieuse.

Et c'est ce que M. Hardy ne veut pas admettre.

L'*exophthalmos* a été observé trois fois encore, indépendamment de tumeurs de l'orbite; dans les trois cas, c'était un véritable *buphthalmos* ou œil de bœuf, caractérisé par une augmentation totale du globe, consécutive à l'hydrophthalmie de l'enfance, laquelle est souvent, comme on sait, symptomatique d'affection cérébrale ou même simplement d'ophthalmie à marche lente, et sous l'influence de laquelle les membranes avaient été forcées, au point de faire acquérir à la cornée, bordée d'un liséré bleuâtre, un diamètre de dix-huit millimètres.

La sclérotique elle-même se trouve distendue dans les mêmes proportions, ce qui donne, à la physionomie de ceux qui sont atteints de cette infirmité, un aspect des plus disgracieux. L'œil ou les deux yeux garnissant toute la cavité orbitaire, se trouvent immobilisés, et finissent, la plupart du temps, par devenir phthisiques après perforation de la cornée; de sorte que, pour prévenir les douleurs qui accompagnent la fonte purulente de l'organe, il est préférable d'en faire l'extirpation.

Microphthalmos.— Nous avons observé deux fois, sur des enfants, la réduction totale du globe de l'œil. L'affection était congénitale, accompagnée dans les deux cas de cataracte et de strabisme convergent; sur un des enfants, l'affection était monoculaire. Nous n'avons pas pas noté de coloboma de l'iris, ni de la choroïde. Enfin il n'y avait pas d'antécédents héréditaires.

L'**enophthalmos,** ou enfoncement du globe oculaire, a été noté plusieurs fois sur les deux yeux chez de forts hypermétropes, un certain nombre de fois sur des yeux en train de s'atrophier, et enfin une fois sur un seul œil dont l'acuité était intacte, bien que l'œil fût enfoncé à plus d'un centimètre en arrière du rebord orbitaire inférieur, et parût atrophié à un examen superficiel.

OBSERVATION 125.— *Enophthalmos monoculaire d'origine traumatique très-ancienne.*

Madame B...., 48 ans, n° 12760, se présente à la clinique, où elle accompagne un malade, et ne se plaint nullement de ses yeux.

Cependant son facies offre un aspect caractéristique, qui ne peut pas ne pas attirer le regard. L'œil gauche présente une rétraction d'un bon centimètre, à partir du rebord orbitaire, et se trouve dans le fond de la cavité orbitaire, où il ne paraît pas avoir de soutien. La région palpébrale est affaissée, et ce côté de la face paraît privé de vie.

Quand on lui fait pencher la tête en bas et en avant, l'œil s'avance de façon à reprendre sa position en arrière des paupières, les veines palpébrales deviennent très-visibles, et la malade est obligée de se relever, à cause des étourdissements qui accompagnent toujours ce déplacement en bas et en avant.

Le plancher de l'orbite est le siége d'une hypéresthésie que le moindre contact exaspère.

Cette femme raconte que son œil a commencé à s'enfoncer à l'âge de douze ans, à la suite de la disparition d'une tumeur qui était survenue après un coup qu'elle s'était donné sur la région de l'orbite.

L'acuité est normale pour les deux yeux, et il y a pour chacun une hypermétropie = 1 D.

Selon toutes les apparences, il s'est produit, lors du coup qu'elle s'est donné, une *tumeur sanguine* qui a occupé la cavité orbitaire, et dont la résorption a entraîné la disparition complète du tissu cellulo-graisseux de l'orbite ; toujours est-il que la cavité orbitaire est, chez cette femme, à peu près entièrement dépourvue de tissu cellulo-graisseux ; la peau, doublée de ses muscles, est appliquée contre les os, et l'œil manquant de soutien, est repoussé au fond de l'orbite dans la mesure de la distension permise par la muqueuse conjonctivale. En même temps, toute la région faciale de ce côté est émaciée de façon à attirer l'attention ; cependant elle ne se plaint de rien, et manifeste son étonnement de l'intérêt qu'elle nous inspire, et qui nous engage à faire reproduire son masque en plâtre.

XI. VICES DE RÉFRACTION STATIQUE ET DYNAMIQUE

Les troubles de la réfraction sont extrêmement fréquents, et doivent être recherchés, pour ainsi dire, malgré les personnes qui en sont atteintes; car il arrive souvent que l'idée de porter des lunettes, ou quelquefois la conviction sincère qu'on ne peut en avoir besoin, empêchent les malades d'employer le seul moyen de se guérir des troubles qu'ils accusent. — La blépharite ciliaire, le chalazion, l'orgelet, le larmoiement, les picotements dans les yeux, les douleurs de tête, migraines, etc., sont si souvent liés à des troubles de la réfraction, qu'ils doivent toujours faire soupçonner l'existence d'un vice de réfraction et, par conséquent, en faire rechercher la nature. Toutes ces affections sont, en effet, dans un grand nombre de cas, justiciables de verres appropriés, plutôt que de collyres ou de pommades; de telle sorte que, pour bien faire, le médecin devrait être en état de déterminer cette réfraction et de donner un conseil, que celui qui en a besoin a trop souvent le tort irréparable d'aller demander au premier opticien venu. Quand il s'agit de verres convexes, il n'y a encore que peu de mal; mais s'il s'agit de verres concaves, ou à plus forte raison de verres cylindriques, l'intervention d'un opticien ignorant peut devenir désastreuse; d'un autre côté, les parents sont bien souvent la cause involontaire des complications irrémédiables que crée l'usage de verres mal choisis, par leur obstination à vouloir que leurs enfants ne soient pas atteints de vice de réfraction, sous prétexte qu'eux-mêmes, à leur âge, en étaient exempts.

Quand donc un enfant ne voit pas bien de loin, qu'il

s'approche trop de l'objet de son travail, qu'il se plaint de maux de tête en travaillant, ou que les axes de ses yeux se dévient, le plus sûr est de ne pas attendre qu'il grandisse si c'est un garçon, ou qu'elle se forme si c'est une fille, pour aller consulter le médecin.

L'accommodation ou réfraction dynamique, c'est-à-dire la puissance musculaire qui, par le changement de forme qu'elle imprime au cristallin, permet l'adaptation de la vision aux diverses distances, peut, comme toute force musculaire, se trouver en déficit (*asthénopie accommodative*), ou même être *paralysée*, à la suite de maladies graves.

Nous avons rencontré 125 cas de faiblesse ou d'asthénopie de l'accommodation, presque tous liés à l'hypermétropie, c'est-à-dire à un vice de réfraction caractérisé par un aplatissement du globe oculaire, et conséquemment à un déficit de la réfraction statique, et guéris par l'emploi de verres convexes appropriés. Dans quelques cas, cette asthénopie s'est montrée indépendante d'un vice de réfraction, et a cédé à l'emploi des toniques.

Nous avons observé cinq cas de paralysie, consécutivement à l'angine diphthéritique, à la scarlatine et à la fièvre typhoïde, qui ont guéri par des toniques ; nous avons dû, chez des jeunes gens au cours de leurs études, venir au secours de l'accommodation en déficit, par l'usage de verres convexes appropriés, tandis que chez les enfants il a suffi du traitement général ; dans deux de ces cas, il y avait paralysie du voile du palais.

Certaines paralysies de l'accommodation, existant seulement sur un œil, ont été observées sans qu'une bonne raison ait pu être donnée de leur apparition et de leur persistance (voir ci-dessus *Mydriase*).

Presbyopie, 188 cas, soit 0,02. — La force d'accommodation, comme les autres forces musculaires, baisse avec l'âge ; et on est convenu de donner le nom de *presbyopie*, à l'état d'un œil qui ne peut plus maintenir l'objet de travail à 8 pouces, soit 20 à 25 centimètres. Tous les genres de vue, normale, longue ou courte, à moins cependant qu'elle soit plus courte que 20 ou 25 centimètres, sont fatalement voués à la presbytie par les progrès de l'âge ; et selon la conservation de la force du muscle ciliaire, il faudra faire usage d'un verre convexe plus ou moins fort, qui reporte à 20 ou 25 centimètres le point de la vision nette.

On a remarqué, dans la chute de cette force, une assez grande régularité pour permettre de désigner à l'avance et d'une manière assez exacte, le verre convexe nécessaire à un emmétrope, à partir de l'âge de quarante-cinq ans ; mais si, au lieu d'être emmétrope, on avait la vue longue, on aura besoin d'ajouter à ce numéro de verre, le numéro qui corrige l'hypermétropie.

Il va sans dire que les myopes qui ont une myopie inférieure à 4 dioptries (ancien n° 9), auront besoin, tout aussi bien que les autres, de verres convexes pour voir de près, tandis qu'il leur faut un verre concave de 2 ou 3 D. pour voir de loin.

Nous avons relevé 855 cas de vice de réfraction, qui se décomposent de la manière suivante :

502 cas d'*hypermétropie*, soit 0,054.
266 cas de *myopie*, soit 0,027.
18 cas d'*astigmatisme*, soit 0,0018.
69 cas d'*anisométropie*, soit 0,070.

La fréquence de l'**hypermétropie** est donc à peu près deux fois plus considérable que celle de la myopie ; elle s'accompagnait d'asthénopie accommodative dans 75 cas.

c'est-à-dire dans un peu moins de 1/5 des cas; il ne faudrait pas croire cependant que le chiffre 502 représente tous les cas d'hypermétropie, car il y a beaucoup de personnes qui ne songent pas à consulter pour leur vue, alors même qu'elles viennent à la Clinique pour une affection oculaire; la proportion 0,054 nous paraît donc fort au-dessous de la réalité, pour la fréquence de l'hypermétropie; nous en dirons autant pour les autres vices de réfraction.

Sur les 502 cas d'hypermétropie, le plus grand nombre comprend des degrés faibles, depuis une demie, 0,50, jusqu'à 2 dioptries (ou de 72″ à 18″, anciens numéros).

49 cas de 2 à 4 D. (de 18″ à 9″).

13 cas au-dessus de 4, et s'élevant à 6, 7 et 9 D.

L'*asthénopie accommodative* a été souvent rencontrée avec de faibles degrés d'hypermétropie manifeste; il est vrai que nous avons souvent constaté une hypermétropie latente très-considérable.

Ainsi, dans certains cas, l'hypermétropie (Hm) était entièrement voilée par la force d'accommodation, et après instillation d'une goutte de collyre d'atropine, on trouvait une hypermétropie totale (H) = 2 D.

Dans d'autres cas :

Avec une Hm = 2 D., nous avons trouvé H = 4 D.;
Avec Hm = 2 D., — H = 5;
Avec Hm = 2, 25 D., — H = 5.

Voici encore quelques-uns des cas relevés d'hypermétropie forte

OBSERVATION 126.— Madame L...., 54 ans, n° 11,485; o. g. S = zéro; o. d. S = 1/10; Hm. = 12 D.; avec + 12 D., S = 1/2.

OBSERVATION 127.— M. R...., 20 ans, n° 12,230 { o.d. / o.g. } S = 2/7

— Avec un verre de + 6 D., S = 2/3.

OBS. 128.— Enfant Lab...., 14 ans, n° 11,808, { o. d. / o. g. } S = 1/4
— Hm = 4,50; H = 8 D.; avec + 8 D., S = 1/2.

OBS. 129.— Enfant Lem..., 8 ans 1/2, n° 11,615 { o. d. S = 1/10 / o. g. S = 1/2
— Hm. pour l'o. g. = 7 D. et H. est également 7 D. et S = 2/3.

Par contre, dans certains cas (3), comme ce dernier, l'hypermétropie totale s'est montrée absolument égale à l'hypermétropie manifeste.

Il est rare qu'avec les hauts degrés d'hypermétropie, l'acuité visuelle ne soit pas altérée; quelquefois même cette diminution va jusqu'à l'amblyopie. Il est donc de la plus haute importance, de donner des verres correcteurs de bonne heure à ceux qui sont atteints de ce vice de réfraction, si on veut prévenir les symptômes d'asthénopie accommodative, et même des troubles beaucoup plus sérieux.

La **myopie** a été, dans un certain nombre de cas (17), rencontrée sans scléro-choroïdite postérieure, tandis que certains yeux, ayant incontestablement une conformation emmétropique dans certains cas, voire même hypermétropique dans d'autres, nous ont présenté les signes irrécusables de la scléro-choroïdite postérieure, ou mieux de l'atrophie choroïdienne, affectant la forme d'un cône situé sur la moitié externe du disque papillaire.

L'image ophthalmoscopique, dans ces cas, ressemble à s'y méprendre à celle que donne le fond de l'œil myope examiné à l'image renversée; aussi faut-il se donner de garde de confondre ces deux images. La méprise ne sera pas possible si on fait l'examen à l'image droite; du reste, ce dernier procédé est de beaucoup le meilleur pour diagnostiquer le genre d'amétropie auquel on a affaire; dans bon nombre de cas même, l'ophthalmoscope permet d'en déterminer le degré. Nous devons dire cependant, que de faibles degrés (depuis une jusqu'à une et demie ou deux dioptries), peuvent échapper au contrôle du miroir, et cela est de peu d'importance.

Sur les 266 cas de myopie relevés, le plus grand nombre concerne des myopies de moyen degré, c'est-à-dire de 2 à 5 dioptries (18 à 7, anciens numéros), presque toutes avec scléro-choroïdite postérieure, et quelques-unes avec asthénopie musculaire causée le plus souvent par une mauvaise hygiène, et un mauvais choix de verres correcteurs.

Nous trouvons mentionnés 49 cas de myopie forte, de 5 à 9 D. (de 7" à 4"); 24 cas de myopie extrême, c'est-à-dire au-dessus de 9, et s'élevant dans certains cas à 16 D. (de 4" à 2" 1/4).

Les cas de myopie forte et de myopie extrême ont été observés quelquefois sur des enfants, mais la plupart du temps sur des jeunes gens au cours de leurs études, et sur des adultes qui avaient été mal dirigés. La plupart de ces malades présentaient au fond de l'œil des signes de la progression incessante de leur myopie, sous la forme d'atrophie choroïdienne, d'hyalitis, de choroïdite congestive, d'irido-choroïdite, de décollement de la rétine, de cataracte, etc.

L'hérédité nous a paru incontestable dans certains cas, mais dans bon nombre d'autres, elle n'a joué aucun rôle marqué; tandis que le travail dans les écoles mal éclairées, nous a paru surtout devoir être incriminé, de même que le travail de bureau, qui peut à tout âge provoquer la marche progressive de la myopie.

Nous avons rencontré des myopes atteints de myopie extrême, avec très-large scléro-choroïdite postérieure, et atrophie très-étendue dans l'hémisphère postérieur de l'œil, qui cependant ne se plaignaient que très-peu de leurs yeux, et qui, habitués à ne pas voir depuis leur enfance ou leur jeunesse, à une distance de plus de quelques centimètres, n'accusaient aucun symptôme pénible; nous en avons même rencontré qui étaient fort étonnés, lorsque nous leur apprenions qu'ils avaient des corps flottants dans le corps vitré; mais s'il est vrai que quelques myopes peuvent être atteints de lésions si profondes, pour ainsi dire à leur insu, l'immense majorité au contraire éprouve des troubles corrélatifs dans la vision, et des douleurs qui les obligent à recourir au médecin.

Il est souvent trop tard alors pour faire rétrograder la lésion; cependant, nous ne manquons pas d'exemples d'une amélioration sérieuse survenue à la suite du traitement, et nous pouvons même dire d'une quasi-guérison.

Dès qu'un enfant se plaint de ne pas voir au tableau, qu'il se couche sur son livre, ou qu'il se plaint de douleurs dans les yeux, ou qu'il voit double par moments, il importe de le faire examiner sans retard.

Il pourra arriver que, dans ce cas, on trouve, au lieu de la myopie que les parents soupçonnent, une hypermétropie réelle; mais le plus souvent on aura affaire à la myopie, et dans ce cas un bon choix de verres et une hygiène appropriée peuvent, en empêchant la myopie de prendre de l'extension, contribuer fortement à faire conserver une fonction qui serait sans cela très-sérieusement menacée.

Si, en effet, la myopie est abandonnée à elle-même, on voit survenir, soit sous l'influence d'une taie de la cornée, soit sous l'influence des efforts multipliés que le malade est exposé à faire tous les jours, la diminution graduelle de l'acuité visuelle; puis bientôt l'équilibre musculaire se détruit au profit des muscles droits externes; l'*asthénopie musculaire* se montre, et bientôt dans la fixation, l'un des yeux obéissant au mouvement associé de son congénère, se dévie en dehors : ce strabisme, d'abord latent, ne tarde pas, dans certains cas, à devenir définitif, tandis que dans d'autres il reste franchement alternatif. Dans les deux cas, la vision binoculaire est désormais perdue;

mais si ces cas, assez fréquents, sont les plus disgracieux, du moins n'offrent-ils pas le même danger que ceux dans lesquels la vision binoculaire se fait à une trop courte distance, et qui sont si souvent le point de départ de la myopie progressive.

Nous avons observé l'asthénopie musculaire dans douze cas de myopie forte. Dans deux cas de myopie extrême, M = — 9 D. (ancien — 4), nous n'avons pas trouvé la moindre insuffisance des muscles droits internes.

Le traitement de la myopie progressive consiste dans l'usage de l'atropine, les sangsues Heurteloup à la tempe, etc.; c'est le traitement de la choroïdite congestive.

L'asthénopie musculaire doit être traitée par la ténotomie d'un ou des deux droits externes (voir *Opérations*), lorsque l'usage des verres appropriés ne la fait pas disparaître.

Nous n'avons relevé que dix-huit cas d'**astigmatisme**, corrigés par les verres cylindriques ; dans les autres cas, en nombre beaucoup plus considérable, il n'y a pas eu de correction ; soit, parce que les verres n'amélioraient pas la vision d'une façon suffisante pour nous faire prescrire le port de verres cylindriques, soit plutôt, parce que la recherche de l'astigmatisme est trop fastidieuse par elle-même.

L'astigmatomètre, dont Javal nous a montré le maniement ingénieux au Congrès de Genève en 1877, est appelé à rendre un immense service aux innombrables personnes atteintes de ce vice de réfraction, et aussi aux médecins soucieux de le déterminer. Mais il n'est malheureusement pas encore dans le commerce, et nous serions heureux de voir combler cette lacune.

L'**anisométropie**, c'est-à-dire l'inégalité dans la réfraction d'un œil à l'autre, est aussi beaucoup plus fréquente que ne semblent l'indiquer les 69 cas que nous avons relevés; ce chiffre ne représente, en effet, que les cas dans lesquels cette inégalité a été notée, chez les personnes dont on recherchait l'acuité visuelle et la réfraction.

Nous avons fréquemment rencontré de très-grandes inégalités d'un œil à l'autre, portant, pour chaque œil, tantôt sur le même vice de réfraction, tantôt sur le vice opposé; quelquefois sans vice de réfraction sur un œil, tandis que le congénère présentait l'une ou l'autre des variétés ci-dessus désignées.

Il est rare que les malades se trouvent satisfaits, pendant longtemps, du port en lunettes de verres d'un numéro différent pour chacun des yeux; aussi, à de rares exceptions près, conseillons-nous de faire usage de verres intermédiaires, d'une même valeur optique. Cependant on ne peut rien fixer à l'avance et le mieux est de s'en rapporter à l'expérimentation dans les cas de ce genre.

Du numérotage des verres.

Dans l'ancien système, les verres de lunettes sont numérotés de façon à désigner, en pouces, la distance focale ou le rayon des sphères sur lesquelles ils ont été taillés; et comme la force d'une lentille est en raison inverse de sa distance focale, il s'ensuit que cette force se trouve indiquée par une fraction, dont le numérateur est représenté par l'unité, et le dénominateur par le chiffre même de cette distance.

On ajoute les signes (+) ou (—) au-devant du chiffre exprimant la force de la lentille, selon qu'on veut caractériser la collection ou la dispersion des rayons lumineux qui traversent ces lentilles; et on a ainsi des verres positifs et des verres négatifs.

Pour unité de réfraction, on a pris la lentille d'1 pouce (1″) de foyer, par conséquent sa force réfringente se trouve représentée par $\frac{1}{1}$; la lentille qui a 2″ de foyer par $\frac{1}{2}$; la lentille qui a 3″ par $\frac{1}{3}$ et ainsi de suite jusqu'à 120″, qui est la plus faible dont on ait besoin de faire usage. La lentille d'un pouce de foyer, ou lentille unité, n'existe pas dans les boîtes d'oculiste; elle est d'une courbure trop forte, et on n'a jamais occasion d'aller jusqu'à ce numéro; le n° 2 est le plus fort dont on puisse avoir besoin. Il indique que la force de cette lentille est la moitié de la force de la lentille n° 1; la lentille n° 3 en indique le tiers, et ainsi de suite.

Ce numérotage, fait selon une mesure arbitraire, tombée en désuétude depuis l'adoption du système métrique, offre l'immense inconvénient de ne pas être comparable avec la mesure du même nom des divers pays; car le pouce de Paris n'est pas le même que celui de Berlin ou de Londres; de plus, et ce n'est pas le moindre des inconvénients de ce numérotage, la force réfringente des lentilles étant par le fait même du choix d'une unité trop élevée, toujours représentée par des fractions, on est obligé, si on veut connaître la somme ou la différence de la force réfringente de deux lentilles, d'avoir recours à un fastidieux calcul de fractions, qui ne donne même pas à l'esprit une idée concrète de la valeur du résultat obtenu. Il faut donc se féliciter de la persistance que les oculistes ont mise à vouloir substituer le mètre au pouce, et surtout leur savoir gré des concessions réciproques qu'ils se sont faites pour arriver à une entente commune.

Il y avait urgence à reléguer le pouce avec les vieilles lunes dans une sorte de galerie rétrospective, et à ne lui conserver à l'avenir qu'une importance historique; c'est ce que tout le monde a compris, et sans raconter ici par quelles phases diverses a passé la discussion de cette question, nous dirons qu'au Congrès de Bruxelles de 1875, sur la proposition de son illustre président, M. le professeur

Donders, qui venait de le faire adopter à la Société d'Heidelberg, la section d'ophthalmologie tout entière a adopté le mètre, comme l'unité de longueur applicable désormais à la mesure du pouvoir réfringent des lentilles. C'est le système de Monoyer qui a décidément prévalu, et tous les efforts des oculistes doivent tendre, dès à présent, à faire disparaître de leur boîte de réfraction les verres marqués selon l'ancien numérotage, pour les remplacer par des verres représentant la nouvelle unité et les fractions décimales de ces unités. *Sic novus incipit ordo.*

Le *nouveau système* adopté consiste dans le choix d'une unité assez élevée pour éviter, autant que possible, les fractions. Cette unité de réfraction s'appelle *dioptrie* (D.), et représente une lentille d'1 mètre de foyer ; sa force réfringente est représentée par $\frac{1}{1}$ mètre.

Le numérotage des verres ne se fait plus comme dans l'ancien système, d'après leur distance focale, mais bien d'après leur force réfringente.

Le n° 1 représente une lentille d'1 mètre de foyer (une dioptrie ou une unité de réfringence);

Le n° 2 est une lentille de 2 dioptries;

Le n° 3 est une lentille de 3 dioptries; et ainsi de suite jusqu'à 20.

On a de la sorte réalisé une série métrique de lentilles séparées entre elles par une quantité constante, et représentée par les nombres entiers de 1 à 20. De plus, pour subvenir aux exigences de la pratique, on a divisé l'unité nouvelle, ou dioptrie, en fractions décimales, de façon à avoir entre un numéro quelconque et le suivant, soit 1/4, soit 1/2, soit 3/4 de dioptrie, c'est-à-dire $0^m,25$, $0^m,50$, $0^m,75$.

C'est ainsi que le besoin de lentilles plus faibles que la lentille unité a fait créer des verres de 0,50 et de 0,75 D., c'est-à-dire d'une demi-dioptrie et de trois quarts de dioptrie.

La série métrique, grâce à ces intercalations décimales, permet de remplir tous les besoins exigés par la pratique, et les calculs en sont tout à fait simplifiés. Il va sans dire que les signes positifs et négatifs sont attribués également aux verres métriques, de sorte que, si on veut connaître la somme ou la différence des pouvoirs réfringents de deux verres quelconques, il suffit d'additionner des nombres entiers ou de retrancher le plus faible du plus fort. *Ex.*: la somme des pouvoirs réfringents des lentilles +3 et +4 est égale à +7; celle des lentilles +6 et −3 est égale à +3; de même +1,75 et −2,25 = −0,50, etc.

Remarque. La valeur optique de la lentille unité est sensiblement égale à l'ancienne lentille n° 36, qui représente 36 pouces de foyer, soit, avec une erreur d'un pouce, un mètre; la lentille de 2 D. est équivalente à l'ancien n° 18; le n° 3 métrique à l'ancien 12, etc., de sorte que bon nombre de verres taillés suivant l'ancien système peuvent être utilisés dans le nouveau.

Certains numéros de la série métrique n'ont pas d'équivalents dans l'ancienne; mais on conçoit que rien n'est plus facile que d'intercaler, à l'aide de fractions décimales, des verres de force intermédiaire, et de satisfaire ainsi aux exigences les plus minutieuses de la pratique, beaucoup mieux encore que par l'ancien système.

Jusqu'à ce que les verres à pouce aient suivi le chemin où sont venus sombrer les verres périscopiques et autres de nos devanciers, il importe de désigner à l'opticien, pour éviter toute méprise de sa part, la notation employée (D. ou M.), par exemple pour la série nouvelle, et P. pour la série ancienne.

La transformation ou le passage d'un système à l'autre se fait avec la plus grande facilité; en effet, *un numéro ancien ou nouveau étant connu, pour avoir son correspondan dans l'autre système, il suffit de diviser* 37 *par ce numéro.*

Voici maintenant le tableau des deux séries de verres avec leurs correspondants en regard :

NUMÉROS ANCIENS.		NUMÉROS MÉTRIQUES.
120 pouces	=	0.25 dioptries.
72	=	0.50
60	=	»
48	=	0.75
42	=	»
36	=	1
30	=	1.25
24	=	1.50
20	=	1.75
18	=	2
16	=	2.25
15	=	»
14	=	2.50
13	=	2.75
12	=	3
11	=	3.50
10	=	»
9	=	4
8	=	4.50
7	=	5
6 1/2	=	5.50
6	=	6
5 1/2	=	7
5	=	»
4 1/2	=	»
4 3/4	=	8
4	=	9
3 3/4	=	10
3 1/2	=	11
3 1/4	=	12
3	=	13
2 3/4	=	14
2 1/2	=	15
2 1/4	=	16
2	=	18
1 3/4	=	20

DEUXIEME PARTIE

OPÉRATIONS

Nous sommes obligé, pour ne pas donner à notre travail une étendue trop considérable, de ne faire que mentionner certaines opérations, et de ne rapporter parmi les observations que nous avons recueillies au jour le jour, que celles qui nous paraissent présenter quelque intérêt pour le lecteur; c'est ainsi que pour les cataractes, par exemple, nous nous bornerons à citer les observations de celles qui nous ont offert quelque particularité digne d'être mentionnée; c'est dire que le plus grand nombre ne devra figurer que comme élément de statistique et que nous rapporterons de préférence les opérations qui n'ont pas été suivies de succès, le détail des autres ne nous paraissant présenter aucune utilité réelle. Il nous paraît suffisant, en effet, dans un travail de cette nature, de faire connaître la méthode employée, les moyens mis en œuvre et le résultat qui les a suivis; il en sera de même, pour les iridectomies et les opérations diverses que nous avons pratiquées : quelques observations, rapportées avec détail, nous dispenseront de reproduire celles qui ne feraient pour ainsi dire que double emploi, et nous permettront par là, d'échapper à la monotonie d'une relation qui n'aurait d'intérêt que pour nous.

Nous nous efforcerons, entre temps, de faire ressortir les indications opératoires, la portée de l'intervention chirurgicale, et la nécessité de cette intervention; nous insisterons sur les différences dans le mode employé selon la nature de la maladie et le but à obtenir; enfin, nous tâcherons d'être pratiques, c'est-à-dire, de tirer des observations que nous avons prises, le plus grand profit possible, si nous pouvons en même temps en faire profiter nos confrères, notre tâche sera remplie.

1° Cataractes simples :	
a. Séniles.	198
b. Congénitales.	8
c. Traumatiques.	7
— compliquées d'irido-choroïdite.	12
2° Iridotomies.	6
3° Glaucome traité par iridectomie.	41
— sclérotomie.	4
4° Irido-choroïdite glaucomateuse.	8
— chronique.	26
— traumatique.	2
Enucléations.	45
5° Irido-cyclite.	1
6° Iritis à rechute.	47
7° Occlusion pupillaire.	5
8° Opacité centrale du cristallin.	1
9° Décollement de la rétine.	2
10° Kérato-iritis.	7
11° Kératite diffuse.	2
12° Ulcère à hypopion (iridectomie).	9
— — (paracentèse).	41
Opération de Sœmish.	5
13° Sclérose de la cornée (iridectomie).	2
14° Staphylome de l'iris.	4
— de la cornée.	3
— partiel.	2
15° Excision du segment antérieur.	1

16°	Leucome adhérent	24
17°	Tatouage de la cornée	7
18°	Dépôts métalliques	4
19°	Luxation du cristallin	2
20°	Corps étranger de l'iris et du cristallin	2
21°	Abrasion de la conjonctive	3
22°	Greffe conjonctivale	2
23°	Kyste de la conjonctive	3
	— de la paupière	2
24°	Ptosis	3
25°	Lagophthalmos	2
26°	Distichiasis et trichiasis	21
27°	Sutures palpébrales	12
28°	Blépharoplastie	2
29°	Ectropion	4
30°	Entropion	8
31°	Chalazion	72
32°	Tumeur solide de la paupière	2
33°	Phlegmon de la capsule de Tenon	1
34°	Drainage par le fil d'or	2
35°	Strabisme convergent	28
	— divergent	2
	— avancement musculaire	2

Les procédés opératoires que nous avons employés contre la cataracte, à part quelque légère différence qu'ils présentent dans leur mode d'exécution, selon la nature même ou la variété de l'opacité cristallinienne, se rattachent en somme aux deux procédés classiques que la pratique raisonnée de l'oculistique a seuls conservés, savoir la *discision* et l'*extraction*.

Toute *cataracte molle* peut être traitée par la division de la capsule à l'aide d'une aiguille, tant que le noyau n'est pas encore formé, c'est-à-dire, jusqu'à l'âge de vingt à vingt-cinq ans ; quelques chirurgiens pensent même qu'on peut employer ce procédé longtemps encore après la formation de noyau; nous croyons, quant à nous, qu'il faut le réserver pour les cataractes sans noyau et se résoudre, dès que celui-ci est formé, à extraire le cristallin avec ses masses corticales. Sans doute la discision de la capsule, lorsque la résorption du cristallin se fait complétement, doit être regardée comme l'idéal de tout procédé opératoire, puisque grâce à lui, avec un minimum de traumatisme, le cristallin peut disparaître sans la moindre altération des milieux et fondre pour ainsi dire dans l'humeur aqueuse comme un morceau de sucre dans l'eau. Mais il faut bien reconnaître que, la plupart du temps, la capsule ainsi divisée renferme dans ses plis, des fragments qui, à moitié attaqués par l'humeur aqueuse, ne tardent pas à se déposer à l'état de carbonates et de phosphates de chaux, lesquels se plaçant dans le champ pupillaire ne permettent qu'une acuité médiocre, obligent à recourir à de nouvelles discisions, et quelquefois même à l'iridotomie ou à l'extraction de la capsule.

L'observation de la disparition complète du cristallin, dans les cataractes traumatiques chez les enfants et même chez quelques adultes, est l'origine de ce procédé que nous ne saurions trop recommander d'employer avec la plus grande circonspection, car si on fait une ouverture trop grande à la capsule, les masses corticales se gonflant par imbibition, exposent l'œil à une irido-choroïdite qui peut se terminer par la phthisie du globe.

La discision est donc le procédé qu'on doit employer chez les enfants, de préférence à l'extraction, car celle-ci nécessite pour les soins consécutifs, une résignation qui n'est pas de leur âge et faute de laquelle tout serait compromis dès le premier pansement. Au contraire, une discision prudemment faite, c'est-à-dire avec une aiguille enfoncée seulement dans la capsule pour la piquer et non pour la dilacérer du premier coup, fait pénétrer lentement l'humeur aqueuse dans l'intérieur de la capsule, et amène ainsi la dissociation progressive des fibres cristalliniennes. Plus tard, lorsque l'iris est habitué à ce traumatisme, et que la résorption semble s'arrêter, il est nécessaire de refaire, au bout d'un mois ou six semaines quelquefois beaucoup moins, une nouvelle discision, mais cette fois on peut la faire avec deux aiguilles, placées de façon à écarter les lèvres de la capsule en regard de la pupille, et il est rare qu'après cette seconde intervention, la résorption ne soit pas définitive.

La plupart du temps, les cataractes *molles congénitales* sont doubles; on se trouvera bien, croyons-nous, de ne les opérer jamais en même temps, mais d'attendre pour opérer le second œil, que le premier soit déjà guéri. C'est un conseil fort sage que nous avons entendu émettre au congrès de Bruxelles en 1875, par le savant et habile praticien Critchett, et que nous avons été d'autant plus heureux d'entendre formuler, que déjà notre propre expérience nous avait conduit à l'adopter comme règle de conduite :

Observation 130. — *Cataractes capsulo-lenticulaires centrales avec irradiations périphériques.*

Enfant M...., 3 ans, atteint de cécité depuis la naissance, aucune trace de perforation ancienne sur la cornée; pas d'ophthalmie; pas d'antécédents de consanguinité; est le seul enfant aveugle de la famille; porte la tête en bas et ne recherche nullement la lumière.

Discision des deux capsules le 14 juillet 1875; les cristallins sont gélatineux et la capsule a de la peine à se déchirer sans entraîner le cristallin et exposer à détacher la zonule.

Atropine; bonne dilatation o. d.; nulle o. g. L'enfant crie, pleure, et lutte à chaque pansement; on est obligé de renoncer à l'instillation du collyre; irido-choroïdite o. g., avec occlusion pupillaire consécutive : o. d. en très-bon état; il ne reste au bout de six mois qu'une opacité légère. Voit à se conduire et avec le + 15 D. (ancien 2 1/2), distingue facilement des fils rapprochés et peut les compter. Deux ans après, il commence à lire.

L'œil gauche ne l'a jamais fait souffrir.

Cependant, nous n'avons pas toujours été aussi peu favorisé.

OBSERVATION 131.— *Cataractes congénitales; capsulo-lenticulaires; — Discision de la capsule le même jour sur les deux yeux. — Guérison.*

L'enfant G...., 9 ans et demi, d'apparence chétive, présente sur les deux cristallins une opacité centrale, de la dimension d'une lentille, laissant limpide la périphérie du cristallin mais dans une très-faible étendue. Après dilatation de la pupille, on peut encore voir le fond de l'œil, surtout à droite où la cataracte est moins avancée. Le pôle antérieur des cristallins présente une opacité blanchâtre et l'aspect général de l'opacité centrale est gris foncé; des stries périphériques partent de cette opacité et donnent au noyau l'aspect d'une roue à engrenage, poussant des irradiations jusque vers l'équateur.

En raison du peu d'étendue de la zone transparente, je propose une discision de la capsule de préférence à une pupille optique; l'opération est acceptée par les parents; l'enfant est endormie par le chloroforme et une piqûre de la capsule est faite le 7 juin 1875 sur chacun des yeux.

Un bandeau compressif est appliqué et on instille du collyre d'atropine trois fois par jour; dès le 11 juin, les cristallins montrent un noyau distinct des masses corticales et s'avancent dans la chambre antérieure; la pupille est dilatée *ad maxima* des deux côtés; pas la moindre rougeur périkératique.

Le 15, même état; le 22, même état, les noyaux n'ont pas l'air de se résorber du tout; le 29, même état, pas d'inflammation; le 8 juillet, les noyaux ont diminué, et les masses corticales se résorbent; pas de traces d'inflammation.

Le 14 juillet, la résorption continue sans traces d'inflammation.

Id. le 20, plus avancée à gauche; id. le 27, etc.

Le 9 août, l'o. d. présente encore quelques opacités à la périphérie; au centre, il reste encore le noyau très-aminci e éduit de volume ; pas de rougeur, dilatation maxima ; on 'oit très-nettement le fond de l'œil. L'o. g. ne renferme presque plus d'opacités périphériques, et le noyau est réduit à ıne pellicule blanchâtre très-peu apparente.

Le 16 septembre, il ne reste plus de traces des cristallins lans l'un ni l'autre œil, et l'enfant peut lire le n° 1 de l'échelle de Snellen avec un verre + 16 D. (ancien + 2 1/2).

Lorsque la cataracte est franchement *zonulaire*, c'est-à-lire que la région équatoriale du cristallin est limpide, et qu'il n'y a pas de stries radiées permettant de craindre que la cataracte se complète dans un temps plus ou moins éloigné, il vaut mieux ne point faire de discision et pratiquer soit une iridotomie, soit une pupille artificielle en bas et en dedans, qui, placée en regard de la zone transparente de la lentille, permettra une vision, relativement bonne et toujours préférable à celle que donne l'usage des verres biconvexes forts après la disparition du cristallin.

OBSERVATION 132. — *Cataractes zonulaires doubles. — Iridectomie.*

L'enfant L...., 10 ans, n° 2,935, est atteint de cataractes nucléaires, sans traumatisme ni ophthalmie de la première enfance qui se serait terminée par perforation.

La région péri-nucléaire est transparente et sans irradiaion opaque vers la périphérie, ainsi qu'on l'observe si souvent dans les cataractes zonulaires. Ici, c'est le noyau qui est ambré, et absolument imperméable lorsque la pupille n'est pas dilatée par l'atropine. L'enfant a un frère jumeau qui ne présente absolument rien de pareil, un troisième frère ne présente non plus rien d'anormal ; il n'y a pas de consanguinité.

En raison de la régularité de l'opacité centrale, et de la transparence de la région équatoriale, dans les deux cristallins, j'ai pratiqué, le 7 mars 1876, sur chacun des yeux, une pupille artificielle, et, à cause de la situation très-périphérique de la zone transparente, j'ai dû pratiquer une section presque périphérique et j'ai excisé une partie de l'iris, sans cependant enlever cette membrane jusqu'à son insertion périphérique. L'iris a fait hernie aussitôt que la cornée a été incisée, et je n'ai pas eu à me servir du crochet de Critchett. J'ai dû prendre avec la petite pince à iridectomie, le sphincter interne de l'iris, et en exciser un très-faible lambeau.

Le 8, cicatrisation de la plaie scléro-cornéenne, instillation de trois gouttes par jour de collyre d'atropine.

La chambre antérieure se reforme rapidement dans l'œil droit, tandis que dans l'œil gauche elle ne se refait que le 17 mars ; tout se passe bien cependant, il y a un léger enclavement de l'iris dans la plaie, et un espace correspondant à la périphérie transparente du cristallin de chaque côté. Le malade sort le 20 mars, c'est-à-dire quatorze jours après son entrée à la Clinique. Les suites de cette opération ont été favorables, et l'enfant, bien qu'il n'ait pas une très-bonne acuité visuelle, n'est pas astreint à porter constamment des lunettes comme s'il avait été opéré de la cataracte; or comme ces cataractes zonulaires sont stationnaires, il est bien possible qu'on ne soit jamais dans la nécessité de les extraire. Cette considération justifie l'iridectomie optique ou mieux encore l'iridotomie.

L'âge peu avancé des enfants n'est jamais une contre-indication, et nous pensons qu'on doit les opérer le plus tôt possible en faisant usage de chloroforme ; il est clair, en effet, que n'étant en contact qu'avec la lumière diffuse, chez les enfants atteints de cataractes congénitales, la rétine sera d'autant moins propre à remplir sa fonction d'appareil sensoriel et de conductibilité lumineuse, qu'elle aura été plus longtemps soustraite à son excitant naturel. Or, comme les organes en tant qu'organes parfaits ou du moins perfectibles, ne préexistent pas à la fonction, il est évident que celle-ci ne se développera pas et restera dans un état embryonnaire, tant qu'un écran sera interposé entre les objets lumineux et les éléments rétiniens.

Observation 133. — *Cataractes molles congénitales. — Discisions multiples. — Guérison.*

Enfant D...., 3 ans, première discision de l'o. g. le 31 mars 1876. Atropine et bandeau compressif; cristallins gélatineux; deuxième discision avec deux aiguilles le 2 avril; troisième discision le 12 mai, après laquelle nous avons pu voir le fond de l'œil; l'enfant, à partir de cette discision, se dirige bien et, comme il reste une opacité centrale, je pratique une quatrième et dernière discision, le 12 février 1877, suivie cette fois d'un excellent résultat.

L'o. d. a eu une première et unique discision, qui a été suivie d'une résorption beaucoup plus active de la lentille.

L'enfant n'a eu aucune complication et les traces des piqûres sont à peine visibles.

Lorsqu'on est pressé d'obtenir le résultat, la discision doit être remplacée par l'extraction, et chez les jeunes gens de 14 à 25 ans dont le noyau n'est pas encore formé, on pourra extraire le cristallin sans recourir à l'iridectomie :

Observation 134. — *Cataracte molle, suite de traumatisme. — Extraction sans iridectomie.*

L'enfant M...., 13 ans, se présente avec une cataracte qui remplit la chambre antérieure; une incision cornéenne est pratiquée dans le segment supérieur de la cornée, à travers la cataracte et la sortie d'une très-grande quantité de masses corticales s'effectue très-facilement.

L'iris tend à se renverser dans la plaie et est réduit facilement à l'aide de la curette plate, puis le collyre d'ésérine est instillé et la réduction se maintient; bandeau compressif pendant quelques jours. Guérison complète au bout de douze jours.

Les cataractes *traumatiques* ne sont pas soumises à des règles aussi fixes et relèvent beaucoup de l'initiative du chirurgien. D'une manière générale, il faut se conformer pour la conduite à tenir, aux circonstances concomitantes, et surtout ne pas manquer de décision dans les moyens à mettre en œuvre, car bien qu'une cataracte traumatique soit toujours une affection grave par elle-même, il arrive bien souvent que l'absence de décision, chez le chirurgien ou chez le malade, est la principale raison de la gravité du pronostic :

Observation 135.— *Cataracte traumatique remontant à trois mois et consécutive à la pénétration dans le cristallin d'un morceau de fer.— Extraction.— Guérison.— Demi-succès.*

M. D...., 17 ans, n° 10,665, a reçu, il y a trois mois, un copeau de fer dans l'œil gauche. On aperçoit le fragment de fer sur la capsule ; la perception lumineuse est bonne. Extraction, le 2 juillet 1877, par une incision cornéenne sans iridectomie, d'un cristallin cataracté peu consistant, renfermant le morceau de fer.

Sortie très-facile, réduction avec le stylet mousse de la hernie de l'iris ; instillation d'ésérine.

Le jeune homme a vu tout bleu, mais a parfaitement compté les doigts après l'opération ; guérison avec une légère synéchie antérieure. Quitte la Clinique le 9 juillet, en très-bon état. (Demi-succès.)

Observation 136. — *Cataracte traumatique o. g. avec synéchie antérieure étendue.— Guérison. — Demi-succès.*

L'enfant Gr..., 12 ans, arrive à la Clinique le 29 avril 1877. Il a reçu un coup sur l'œil qui lui a déchiré la capsule du cristallin ; la lentille est en partie passée dans la chambre antérieure, à travers la fente capsulaire. L'iris est fixé d'une part à la cornée, au niveau de la section, et d'autre part à la capsule. Aucune réaction inflammatoire n'a suivi ce traumatisme. Instillation d'atropine.

Le 12 juin, je pratique la division de la synéchie antérieure, et je fais en même temps la discision de la portion de capsule qui obstruait le champ pupillaire.

Dès le 13, la chambre antérieure redevenait profonde, et la capsule déchirée se refermait en faisant un diaphragme crayeux, adhérent à tout le pourtour de l'iris, surtout au niveau du sphincter interne, car l'atropine donne toujours la même dilatation irrégulière ; pupille rectangulaire ; pas de douleurs.

Le 23 juin, incision de la cornée par le couteau à iridectomie, qui n'a pu entrer dans la capsule épaisse tant elle était résistante et tant aussi l'œil était mou ; les ciseaux-pince, à pointe aiguë, ont alors été introduits dans la chambre antérieure, à travers la capsule et une section a été aussitôt pratiquée ; l'iris, qui jusque-là se tenait refoulé en entonnoir vers le centre de l'œil, est venu se projeter contre la cornée ; l'adhérence qui le liait à la capsule se trouvant rompue dans une assez grande étendue et dans un sens opposé à la section de la cornée, c'est-à-dire en dehors ; la partie interne reste encore adhérente à l'iris et il faudra refaire une section de cette partie de capsule et s'efforcer de l'extraire avec une pince. La capsule blanche et crayeuse laisse voir très-nettement du sang épanché sur la capsule, ne venant pas de l'iris qui s'en trouve distant de plus de deux millimètres. Au bout de quelques jours, la chambre antérieure redevient aussi profonde qu'avant l'opération ; la dilatation est irrégulière ; la capsule est adhérente dans une grande étendue avec la face postérieure de l'iris ; l'œil durcit un peu, sans toutefois être douloureux ; la chambre est très-profonde ; nouvelle section de la cornée ; introduction des ciseaux-pince et section en arrière de l'iris, d'une partie de la capsule.

Le 31 juillet, nouvelle tentative après chloroformisation. Cette fois l'iris n'est pas venu au contact de la cornée, ou du moins n'y est pas resté ; la chambre s'est refaite immédiatement, très-certainement par le passage de l'humeur vitrée, cependant il n'en est pas sorti par la section cornéenne. Instillation d'atropine, bandeau, et cette fois le résultat paraît définitif, le jeune homme peut repartir en très-bon état et voyant clair de son œil qui ne nous paraît plus menaçant pour son congénère. C'est un demi-succès.

Observation 137.— *Cataracte traumatique avec occlusion pupillaire et leucome adhérent.— Extraction.— Insuccès.*

Enfant V...., 3 ans et demi, n° 9,035, a reçu, il y a trois semaines, un coup sur l'o. g. avec un gobelet de fer battu ; l'iris est verdâtre ; la pupille est atrésiée. L'atropine ne produit aucune dilatation ; l'œil est diminué de tension d'une façon notable.

Incision de l'iris au niveau de l'adhérence avec la cornée le 12 février ; extraction de la cataracte ; pas de dilatation sort avec une occlusion pupillaire le 26 février, puis un commencement de phthisie du globe se montre au bout de quelques mois.

Observation 138. — *Ctaracte traumatique o. g. d'apparence verte, adhérente ; extraction, succès.*

M. Ch...., 40 ans, a reçu sur l'o. g. un éclat de fer qui lui a occasionné une cataracte avec iritis et synéchie postérieure, la perception lumineuse est bonne; opération, le 6 août. Iridectomie en haut, section cornéo-sclérale, capsule très-dure, deux discisions ont été nécessaires; sortie assez difficile d'un cristallin, dont le noyau déformé était gros comme une lentille; il est sorti en deux fois; la seconde moitié était accompagnée de masses corticales épaisses. Les pressions digitales ont encore permis d'évacuer beaucoup de masses corticales. Il n'est pas sorti d'humeur vitrée, a très-bien compté les doigts. Une goutte de collyre d'atropine avait été mise avant l'opération.

7 août, pas de douleur, cornée nuageuse au niveau et un peu au-dessous de la plaie qui est déjà cicatrisée; le 8, la chambre se reforme, très-bon état, le 9, id.; les 10 et 11, id.; le 12, très-bon état, pupille très-régulière, sort le 15 avec un résultat parfait; lit le plus fin caractère et possède une acuité $\frac{20}{20}$.

Nous avons, dans la première partie, cité l'observation d'une autre cataracte traumatique que nous avons opérée avec succès, bien qu'elle eût déjà donné lieu à l'apparition de phénomènes d'ophthalmie sympathique (voir Observation n° 75).

Nous plaçons ici une observation de *luxation* du cristallin dans sa capsule, qui, ayant fait naître des phénomènes glaucomateux, nous a forcé de faire l'extraction, malgré la conviction que nous avions que cette opération serait inutile :

OBSERVATION. 139. — *Luxation du cristallin o. d., suite de traumatisme.— Phénomène glaucomateux, extraction, insuccès.*

M. D...., 32 ans, tourneur, déjà privé de l'usage de l'o. g. par suite de taies anciennes, s'est fait une luxation du cristallin de l'o. d., par suite d'un éclat de la machine à tourner. Le coup a porté de dehors en dedans, il y a trois semaines; section de la peau du sourcil et de la paupière inférieure sur son bord. Douleur très-vive dans l'œil et dans la tête; soigné par son médecin pendant les premiers jours. Lorsqu'il arrive à la consultation, l'œil présente une rougeur périkératique prononcée, et une tension considérable; la chambre antérieure est très-profonde en dehors, ou l'iris manque complétement, ou du moins est entraîné en arrière de la sclérotique de façon à ne pouvoir être distingué. L'espace qui existe entre la face antérieure du cristallin luxé et le bord externe de la cornée, peut être évalué au moins à un centimètre, espace occupé entièrement par l'humeur aqueuse et le corps vitré. Les douleurs ciliaires augmentant avec la douleur et la tension intra-oculaire, le malade se décide à entrer à la clinique, et le 30 juin, après l'avoir chloroformé, je pratique une incision linéaire avec le couteau lancéolaire, au niveau du bord interne de la cornée : l'humeur aqueuse s'écoule et je porte un crochet sur le cristallin luxé, avec l'intention de le ramener en avant et de faciliter son extraction, mais la tentative fut vaine, de même que l'essai de la déchirure de la capsule par le kystitome habituel, et il fallut renoncer à continuer l'opération, qui se borna dès lors à une large paracentèse. Elle agit comme telle, car les douleurs cessèrent complétement après elle, et ne se sont pas remontrées depuis. Le cristallin occupe la même position le 6 juin, ne change pas de place dans les mouvements de la tête, et la capsule présente des reflets qui la font beaucoup mieux distinguer qu'au début; en même temps, il semble que les couches sous-jacentes à la cristalloïde commencent à devenir moins transparentes, et qu'il va se faire un travail d'opacification. Cependant l'opacification ne marche pas, les douleurs n'ont pas reparu et l'œil possède une tension moyenne; les choses étant toujours dans le même état, et le malade ne pouvant rester dans cette situation, je me décide le 16 juin à extraire le cristallin toujours aussi difficile à voir. Après avoir fixé l'œil en dedans, et confié la pince à un aide, j'ai enfoncé une aiguille à paracentèse dans le cristallin au niveau du quart interne de la cornée et j'ai fait l'incision en dehors avec un couteau lancéolaire; l'œil étant mou, le couteau n'a pu faire une section suffisante, sa pointe venant heurter presque le bord de l'iris et l'aiguille qui fixait le cristallin. Il a fallu agrandir l'incision avec un couteau de de Graefe en haut et en bas, tout en restant dans les limites de la cornée; tout cela s'est fait à ma grande surprise, sans amener le moindre écoulement de corps vitré. Tenant de la main gauche l'aiguille à paracentèse enfoncée dans le cristallin, j'ai introduit de la main droite la curette à travers la plaie cornéenne, et l'ai plongée derrière la lentille, en longeant son équateur, de manière à fixer le cristallin et à l'amener au dehors. La curette dont je me servais était une curette vide, qui n'a pu que morceler le cristallin sans l'extraire. Il m'a fallu dès lors, retirant la curette et l'aiguille, continuer avec la curette de Pagenstecher, que j'ai dû introduire à trois reprises dans le corps vitré. J'ai chaque fois fait sortir une quantité notable de cristallin tout à fait transparent, et j'ai dû m'arrêter à la quatrième introduction qui n'amenait plus rien de visible.

Malgré ce ramollissement de l'œil, il n'est pas sorti de corps vitré pendant l'opération, mais les masses corticales n'ont pu être évacuées; malheureusement des vomissements sont survenus, qui ont dérangé les suites de l'opération.

Douleurs vives dans la soirée et la nuit, opacification diffuse de la cornée. Gonflement des masses corticales. L'iris ne se voit encore que dans sa moitié interne; il ne revient pas sur lui-même, la pupille reste toujours aussi dilatée. Injection hypodermique de morphine, lotions à l'eau de pavot. Le 19, œdème de la paupière supérieure, faisant craindre la menace d'une panophthalmie; les douleurs sont heureusement très-supportables; le 20, diminution de l'œdème de la paupière, opacification de la cornée, à partir de la plaie cornéenne, boursoufflement des masses corticales qui blanchissent. Pas de chémosis, peu de douleurs. Traitement: Sulfate de soude, 15 gr. par jour, et instillation de collyre d'atropine; le 21, même état, disparition de l'œdème palpébral, très-peu de tension intra-oculaire. Pus dans les lames de la cornée, pas de chémosis, douleurs presque continuelles; le 22, tension un peu augmentée; chloroformisation et nouvelle incision scléroticale périphérique, comme pour une iridectomie; introduction de la curette de Pagenstecher et extraction d'une portion des masses corticales; pas d'issue de corps vitré; le chloroforme, précédé de l'injection de morphine, a malheureusement encore amené des vomissements, qui se sont continués longtemps encore après l'opération sans que rien ait pu arrêter les efforts pendant plus de six heures.

La douleur est très-peu intense, mais l'état général cachectique du malade est toujours peu satisfaisant. Les choses restent en l'état, pas de douleur vive, pas de tension, peu de chémosis; le pus qu'on observe dans les lames de la cornée, se circonscrit à l'entour de l'incision cornéenne ; pas de chambre antérieure ; celle-ci se trouve occupée par les masses corticales gonflées et blanchies, mais réunies en un magma jaunâtre. L'iris toujours réduit à une bande périphérique de deux millimètres; il y a très-peu de réaction inflammatoire, et le malade peut sortir le 1er juillet, il revient nous voir une fois par semaine ; les douleurs sont toujours aussi peu appréciables, mais l'œil reste mou, la rougeur péri-kératique diminue sensiblement elle-même, et on peut annoncer un commencement de phthisie du globe, terminaison prévue de ce traumatisme de la zone ciliaire ; puis, quelques douleurs s'étant montrées, il a fallu faire l'énucléation, le 31 juillet.

Les cas de luxation complète du cristallin sont toujours d'un pronostic très-grave, attendu qu'un déplacement de la lentille ne peut se faire sans une déchirure de la zonule et sans les complications inévitables qui suivent un pareil traumatisme.

Les massages du globle oculaire ne peuvent rien quand il s'agit d'un déplacement avec tiraillement ou déchirure de la zonule ; l'extraction d'un cristallin transparent est la chose la plus difficile, et la terminaison la plus favorable d'une pareille tentative ne sera le plus souvent qu'une conservation problématique du globe de l'œil avec destruction à peu près complète de la fonction ; aussi le mieux serait-il, après un accident pareil, de se décider à l'énucléation, dès que les douleurs forceraient à intervenir et de laisser les choses en l'état, tant que la lentille déplacée, faisant office de corps étranger, ne déterminerait aucun trouble glaucomateux avec danger d'ophthalmie sympathique.

Dans le cas qui nous occupe, l'énucléation faite dès que le malade est venu se plaindre de douleurs, lui eût épargné un mois et demi de souffrances et de privation de travail. Les tentatives multiples qui ont été faites chez lui, bien qu'elles n'aient jamais, à notre grande surprise, amené l'issue du corps vitré, n'en ont pas moins forcé de recourir à l'excision du globe et il eût mieux valu la faire après la première tentative vaine d'extraction du cristallin.

La dénomination de cataracte *compliquée* signifie pour nous une cataracte avec lésion des membranes, ayant profondément altéré ou aboli la fonction de la membrane rétinienne, de quelque nature du reste que puisse être cette lésion : choroïdite, rétinite, hyalitis, tumeur intraoculaire, décollement rétinien, glaucome, hémorrhagies, etc., et, dans ces cas, la perception lumineuse se trouve abolie ou restreinte dans des proportions notables et quelquefois caractéristiques.

L'opération, dans ce cas, ne peut avoir pour but de restituer la vision qu'en partie, et les cataractes de cette nature ne doivent pas être confondues avec les cataractes séniles, pas plus qu'avec celles qui sont simplement compliquées d'iritis anciennes ou même d'irido-choroïdite ; ces dernières donnent, dans bon nombre de cas, d'excellents résultats, et justifient pleinement l'intervention opératoire, attendu que l'iridectomie faite pour extraire la cataracte, en levant les adhérences qui retenaient l'iris fixé à la capsule, met, dans bien des cas, le malade à l'abri des accidents que ces adhérences sont toujours susceptibles de provoquer.

Observation 140. — *Cataractes adhérentes avec irido-choroïdite ancienne, larmoiement o. d., dacryo-cystite o. g. — Extraction. — Demi-succès o. d., succès o. g.*

M. N...., 65 ans, a eu toujours les yeux malades ; iritis à rechute, irido-choroïdite ; perception lumineuse bonne pour l'o. g., médiocre pour l'o. d.; opération du larmoiement pour l'o. d. et de la dacryo-cystite pour l'o. g. le 8 juillet 1875 et opération le même jour des deux cataractes le 14 juillet.

En opérant l'o. g. (iridectomie avec la pince courbe à griffes, adhérence de l'iris à la capsule), j'éprouvai une très-grande difficulté à dilacérer la capsule qui était très-épaissie et résistante. Sortie d'un très-large noyau, avec issue d'une faible quantité de corps vitré; essais pour avoir des fragments détachés de masses corticales épaisses et de capsule, la pince à griffes n'en peut enlever que des parcelles insignifiantes. Après l'opération, il a très-bien compté les doigts; pansement ouaté et une goutte d'atropine.

Aussitôt après, je procède à l'opération de l'œil droit; même difficulté pour disciser la capsule, après quoi il sort un véritable flot de corps vitré; extraction du noyau à l'aide de l'introduction de la curette métallique et occlusion de l'œil. Le corps vitré est liquide comme de l'eau, à peine filant (il en est bien sorti plus d'une demi-cuillerée à café). Cependant l'œil, au bout de quelques minutes, était peu ou point affaissé. Pansement : une goutte de collyre. L'opéré n'a accusé aucune douleur ni aucune photopsie. Deux heures après, il comptait aussi les doigts de l'œil droit.

Le 15, pas de douleur du tout, sommeil; cathétérisme des deux canaux nasaux et instillation de collyre d'atropine. L'œil gauche renferme des masses corticales qui blanchissent derrière l'iris, ainsi que dans la chambre antérieure. La cornée est louche, mais la plaie est à peu près cicatrisée. L'œil droit a jeté plus d'humeur que l'autre, sans douleur toutefois; le champ pupillaire est noir; la pupille n'est pas régulière; les sphincters paraissent entraînés vers la plaie qui n'est pas cicatrisée. Pansement toutes les quatre ou cinq heures.

Le 16, les masses corticales se gonflent dans la chambre antérieure (œil gauche), et aussi derrière l'iris. Limpidité de l'humeur aqueuse; cicatrisation de la plaie; éclaircissement complet de la cornée dès le 18, malgré un peu de rougeur péri-kératique. Cathétérisme tous les jours (œil droit); la cicatrisation marche moins vite, la rougeur est un peu plus prononcée. Chambre antérieure très-claire; pas de douleur. Pansements fréquents; cathétérisme tous les jours. Collyre d'atropine, quatre gouttes par jour; se lève le 19. L'œil droit présente une iritis légère avec synéchies postérieures; aucune douleur. Champ pupillaire obstrué. L'œil gauche va très-bien;

disparition des masses corticales qui étaient passées dans la chambre antérieure dès le 24.

Sort le 27. Œil gauche en très-bon état S = $\frac{12}{20}$. Œil droit, encore des adhérence de l'iris à la capsule, mais en somme assez bon état de la vision ; pas d'acuité de loin.

OBSERVATION 141. — *Cataracte compliquée d'irido-choroïdite ancienne o. d. — Adhérence de l'iris à la capsule, larmoiement. — Insuccès.*

Madame B...., 76 ans, a eu de fréquentes inflammations de l'iris à droite ; la perception lumineuse est médiocre ; la pupille ne se dilate pas, malgré l'instillation répétée du collyre d'atropine. Le 21 juillet opération du larmoiement, et opération de la cataracte le 22. Excision très-difficile d'un lambeau d'iris (pupille en trou de serrure) ; discision de la capsule qui était fort dure, et, voyant que le cristallin ne sortait pas à l'aide de la pression avec la curette, j'ai dû introduire la curette creuse dans l'intérieur de l'œil et j'ai ramené un cristallin gélatineux sans forme déterminée. La curette, introduite de nouveau, a ramené quatre fois de suite la même quantité chaque fois de masse gélatineuse, sans issue du corps vitré. Le Dr Thévenot assistait à l'opération. Après cette opération laborieuse, l'opéré n'a pu compter les doigts ; instillation d'atropine, bandeau compressif.

Le 23, la plaie est cicatrisée. La pupille reste étroite ; il y a eu des douleurs pendant quatre heures après l'opération, mais depuis il n'y en a plus eu.

Le 24, pas de dilatation ; six gouttes par jour. Adhérences de l'iris à la capsule, pupille toujours étroite ; champ pupillaire obstrué ; pas de douleurs.

Douleurs le 29 ; id. le 30 ; cornée et humeur aqueuse très-limpides ; rougeur conjonctivale sans chémosis ; occlusion de la pupille par des exsudats ; iridophakite. Sort le 31 juillet.

OBSERVATION 142. — *Cataracte compliquée de dacryo-cystite et d'irido-choroïdite ancienne, avec occlusion pupillaire o. d. — Phthisie de l'o. g. — Cécité complète. — Iridectomie ; extraction ; iridotomie. — Voit à se conduire.*

M. L.... a déjà subi une iridectomie pour mettre fin aux attaques d'irido-choroïdite, mais la pupille s'est refermée et le résultat de l'opération a été nul ; la perception lumineuse est médiocre, cependant je tente l'extraction le 12 novembre 1875, et je pratique l'incision au niveau et à la place même de celle qui avait été faite pour l'iridectomie.

Une fois l'incision faite, le kystitome est introduit à travers la fente qui reste de la pupille artificielle déjà pratiquée, mais la capsule, avec les masses exsudatives qui la doublent, ne se laisse pas entamer par le kystitome; prenant alors des ciseaux à iridectomie, dont une branche est pointue et que j'ai fait faire à dessein pour ces cas compliqués, je pénètre par une piqûre derrière l'iris et je cherche à couper l'iris dans sa continuité, de manière à faire une iridotomie; après quoi je pénètre avec la curette de Pagenstecher et, à quatre reprises différentes, je ramène chaque fois des fragments de cristallin dans un état visqueux et ambré; l'iris est tellement dégénéré et aminci qu'on voit la curette manœuvrer derrière cette membrane comme à travers un réseau.

Malgré toutes ces introductions et les pressions exercées sur la cornée, avec la curette de caoutchouc et aussi avec le doigt, pour chercher à faire sortir des masses corticales, il n'est pas sorti une goutte d'humeur vitrée et l'opéré a très-nettement compté les doigts à travers la fente en V que j'avais pratiquée dans l'iris.

Quelques douleurs le jour de l'opération. Atropine ; le lendemain la cornée est claire, mais il y a du sang dans la chambre antérieure et on ne distingue plus la fente irienne ; cathétérisme du canal nasal ; pansement trois fois par jour ; le 14, pas de douleurs ; même état de l'iris, id. le 15, 16, 17.

Sort le 21. Rougeur péri-kératique ; pas de douleurs ; il repart pour la campagne vers le 15 octobre avec une occlusion pupillaire ; l'œil est complétement dépourvu de rougeur et on peut s'assurer qu'il y a une perception lumineuse complète.

Six mois plus tard, une iridotomie lui a restitué assez de vision pour lui permettre de se conduire seul et même de lire le nº 8.

Observation 143. — *Cataractes compliquées. — Glaucome absolu o. g. — Cataracte glaucômateuse o. d. — Insuccès.*

M. S...., 62 ans, s'est présenté à nous près de deux ans avant de subir l'opération et nous avons assisté à l'évolution de sa cataracte sur l'œil gauche. Cette cataracte est restée incomplète pendant plusieurs mois et nous avons pu, à diverses reprises, voir encore le fond de l'œil, dont les milieux ne présentaient aucune lésion appréciable en dehors de l'opacité du cristallin; puis celle-ci est devenue tout à coup complète, à la suite d'une attaque suraiguë de glaucome. La perception lumineuse, qui avait été bonne dans toutes les directions jusqu'à cette attaque, ainsi que nous avions pu nous en assurer à divers examens successifs, a tout à fait disparu depuis ce moment. Cette attaque de glaucome, méconnue lors de son apparition, n'a pas été soignée en Angleterre où le malade était à ce moment, il y a une année.

L'o. d. n'a pas tardé à présenter lui-même quelques opacités diffuses dans le cristallin; la marche de la cataracte était cependant assez lente et permettait à M. S.... de se rendre régulièrement à la Clinique pour s'y faire soigner d'un larmoiement. Tout à coup, une année environ après l'attaque qu'il avait eue sur l'o. g., il fut pris de la même façon le 18 novembre. Appelé auprès de lui pour lui donner des soins contre ce qu'on croyait être une congestion cérébrale, nous avons trouvé le malade en proie à des souffrances intolérables qui avaient pour point de départ l'o. d. et la région sus-orbitaire du même côté.

Etat local. Chémosis conjonctival très-prononcé sur la muqueuse bulbaire qui était très-injectée et boursouflée de manière à faire une légère saillie entre les bords palpébraux; l'iris, à l'état de dilatation moyenne, présente une coloration gris-verdâtre; le cristallin est complétement opaque; et alors que la veille encore M. S... pouvait vaquer à ses occupations, il est à présent complétement aveugle; c'est à peine s'il distingue la lueur d'une bougie placée à trente centimètres au-devant de lui; elle est également perçue dans les quatre points cardinaux, mais partout d'une manière très-vague; les milieux sont impénétrables. La tension intra-oculaire est extrême (dureté d'une bille de marbre); l'œil est excessivement douloureux ainsi que la région sus-orbitaire. Les douleurs viennent par accès et sont accompagnées d'une grande fréquence du pouls, de chaleur à la peau; langue saburrale; fréquentes envies de vomir avec vomissements verdâtres, en un mot ce malade éprouve les phénomènes caractéristiques de l'étranglement, et il assure qu'il a été pris exactement de la même façon lorsqu'il a perdu son œil gauche.

Dès le matin, 19 novembre, M. S...., est conduit à la Clinique; et, malgré l'état local dont nous avons parlé, nous pratiquons en haut une iridectomie.

A partir de l'opération, la douleur a totalement disparu, ainsi que le chémosis et la rougeur de la conjonctive. La cicatrisation s'est faite dans les vingt-quatre heures et les suites de l'opération ont été des plus favorables.

Vingt jours après, le 11 décembre, nous avons extrait le cristallin par une incision scléro-cornéenne un peu plus grande que celle que nous avions pratiquée pour faire l'iridectomie.

Le cristallin est sorti facilement, entraînant avec lui des masses corticales adhérentes à son équateur. Après l'opération, M. S.... a parfaitement compté les doigts.

Nous avons pu, avant de pratiquer l'opération, nous assurer et faire constater à nos assistants la diminution notable de tension de l'o. d. comparé à l'o. g.

Les 12, 13, 14, 15, rien à noter. Très-bon état.

Le 15 au soir, pour aider la résorption des masses corticales qui n'ont pas été extraites, on a commencé l'usage du collyre d'atropine (nous ne faisions pas encore usage de l'ésérine à cette époque). Le malade se trouve assez bien, ne se plaint de rien; le 20 décembre, sans cause appréciable, il survient des douleurs vives, et il se fait un épanchement de sang dans la chambre antérieure; en même temps, les milieux deviennent impénétrables et la vision s'abolit entièrement. (Y a-t-il eu, sous l'action de l'atropine, rupture d'un vaisseau rétinien athéromateux, c'est possible; dans tous les cas, il est difficile d'expliquer l'apparition soudaine de cette hyalitis et de l'hypohéma). Purgatifs tous les trois jours; compresses chaudes, ventouses à la région mastoïdienne.

Le 28, la résorption commence à se faire, les douleurs vives des premiers jours n'ont pas reparu et le malade quitte la Clinique. Je lui ai pratiqué quatre mois après une iridotomie sans succès.

Les cataractes *adhérentes* ne nécessitent pas l'emploi d'un procédé spécial; elles exposent plus, il est vrai, à la sortie du corps vitré, mais, dans bien des circonstances, elles s'opèrent avec la même facilité que les autres; pourvu qu'on ait pratiqué une incision suffisamment large et qu'on ait excisé un assez grand lambeau d'iris;

aussi ne doivent-elles pas davantage être rangées parmi les cataractes compliquées.

Beaucoup de cataractes chez les vieillards sont adhérentes, sans qu'un examen pratiqué même avec quelque attention ait fait soupçonner l'existence de ces adhérences, qui sont souvent périphériques; l'iris réagit plus ou moins énergiquement sous l'influence de la lumière, la perception lumineuse est à peu près bonne, on opère et on est surpris de ne pas voir l'iris se présenter dans la plaie; il faut aller le chercher avec la pince courbe à griffes, et si on ne réussit pas à le prendre au niveau du sphincter, il arrive souvent qu'on laisse un pont d'iris au centre de la pupille, et on s'aperçoit, après l'iridectomie, que la capsule est noircie par l'uvée dont l'adhérence ancienne de la face postérieure de l'iris l'a depuis longtemps chargée. Si on instillait, comme nous le faisions autrefois à l'exemple de bon nombre d'oculistes et des meilleurs, une goutte de collyre d'atropine dans l'œil avant l'opération, la dilatation inégale et imparfaite de l'iris, dans ces cas, décèlerait une particularité qui passe bien des fois inaperçue et qui crée un embarras qu'on n'aurait pas, si on s'était assuré à l'avance que l'iris ne jouit pas de l'intégrité de ses mouvements.

Les cataractes avec *larmoiement* ne méritent pas d'être rangées parmi les cataractes compliquées, à la condition toutefois qu'on s'aperçoive avant l'opération qu'il y a larmoiement ou dacryo-cystite, et qu'on agrandisse le conduit lacrymo-nasal. C'est pour nous une règle absolue de ne jamais opérer une cataracte sans nous enquérir de l'état des voies lacrymales et sans pratiquer le débridement du point inférieur ou la section du conduit supérieur selon l'état des voies lacrymales.

Nous opérons, en général, la cataracte très-peu de jours après l'opération du larmoiement ou de la dacryo-cystite, et nous nous réglons pour cela sur la facilité avec laquelle peut passer une sonde dans le canal lacrymo-nasal, et aussi sur la sécrétion au niveau du sac; il nous est arrivé plusieurs fois d'opérer la dacryo-cystite immédiatement avant de faire l'extraction; dans ces cas, nous faisons toujours le cathétérisme le lendemain de l'opération de la cataracte, et les jours suivants; de plus, toutes les fois que nous rencontrons une affection des voies lacrymales, nous faisons faire de très-fréquents pansements, ainsi que des lotions à l'eau phéniquée. Cependant, malgré toutes les précautions dont nous cherchons à entourer nos opérés, nous avons eu à enregistrer quelques insuccès qui ne nous paraissent pas tenir à une autre cause qu'au larmoiement et surtout à la sécrétion muco-purulente du sac lacrymal, qui oppose un obstacle insurmontable à la cicatrisation de la plaie par première intention. Aussi quelque pénible que puisse être cette relation, devons-nous citer ici avec quelques détails, un certain nombre d'insuccès; par contre, nous ne ferons que mentionner les observations de cataractes avec larmoiement qui se sont présentées sans la moindre complication, et qui, comme les cataractes séniles simples, ont été suivies d'un bon résultat.

Cette nécessité, que nous nous sommes imposée, de faire connaître les insuccès opératoires, avec la sincérité qui est de mise dans toute publication scientifique, est un sûr garant que tout est employé dans l'intérêt des opérés, et donne la raison de la sollicitude avec laquelle, dans notre clinique, on veille sur les moindres incidents qui peuvent se présenter soit pendant, soit après les opérations.

OBSERVATION 144.— *Cataractes nucléaires incomplètes, dures ; larmoiement ; un succès et un demi-succès.*

M. B...., 63 ans, opéré le même jour, 2 avril 1875 ; il n'est pas sorti du tout de masses corticales, malgré les pressions digitales ; les cristallins très-larges sont sortis très-aisément grâce à une large incision scléro-cornéenne ; il n'y avait pas eu d'atropine avant l'opération, on en a mis aussitôt après. Les yeux petits, très-profondément situés, les sourcils avançant fortement, l'impressionnabilité du malade qui n'a jamais pu regarder en bas, rendaient l'opération particulièrement difficile. Il n'est cependant pas sorti de corps vitré, et tout s'est très-bien passé ; le malade a parfaitement compté les doigts de chacun des yeux. Pour l'o. g. qui a été opéré le premier, il m'a fallu réintroduire le kystitome, tant la capsule était résistante.

M. B.... avait du larmoiement de l'œil gauche depuis longtemps ; j'ai opéré quinze jours avant l'agrandissement du point inférieur, et j'ai noté ici comme dans un très-grand nombre de cas, un rétrécissement très-difficile à surmonter du conduit lacrymal, tandis que le canal nasal ne présentait aucune obstruction, pas plus que le sac lacrymal. Le 3 avril, la plaie est cicatrisée des deux côtés ; aucune douleur ; la chambre antérieure se reforme, le 5, pour l'o. d., et le 6, pour l'o. g. La pupille est très-noire, les sphincters bien à leur place. Dans l'o. d. cependant, le sphincter interne paraît un peu entraîné dans la cicatrice.

Il sort le 9, sans avoir eu une minute de souffrance ; l'o. g., particulièrement en bon état, n'ayant eu de l'atropine que pendant les trois premiers jours.

Le jour de sa sortie de la clinique, il prend froid, et son œil gauche est le seul malade ; c'était aussi le seul qui avait du larmoiement ; il revient le 15 avec une iritis intense de l'o. g., iris verdâtre et recouvert d'exsudats ; la plaie est pourtant bien cicatrisée, sans soulèvement ; rougeur périkératique intense ; peu de douleur ; l'o. d. va très-bien. Sous l'influence du collyre d'atropine, 18 gouttes par jour, des compresses chaudes et de la bande de flanelle, l'iritis entre en résolution au bout de quelques jours ; cependant l'acuité de l'œil gauche reste inférieure à celle de l'œil droit qui est parfaite.

Observation 145. — *Cataracte sénile avec larmoiement, dacryocystite, et taies anciennes. — Légère hernie du corps vitré. — Insuccès.*

Madame S...., 70 ans, n° 11,999, opérée du larmoiement et de la dacryo-cystite, le 11 novembre; après avoir fait le cathétérisme du canal lacrymo-nasal, je fais, le 16, l'extraction de la cataracte par une incision cornéenne; la section de l'iris fut très-régulière, et je fis sortir sans difficulté un énorme noyau, entraînant des masses corticales visqueuses et d'aspect jaunâtre foncé.

La malade ne sait pas regarder en bas; elle fait des mouvements désordonnés, si bien que le nettoyage de la chambre cristallinienne à dû être abandonné, le corps vitré venant faire un commencement de hernie à travers la plaie et repoussant l'iris au-devant de lui.

Quelques gouttes de collyre d'azotate de pilocarpine à 0,10 pour 10 gr., sont instillées et l'occlusion est pratiquée sans que le corps vitré soit sorti.

Le 17, peu de douleurs, instillations d'ésérine, et excision avec les ciseaux de ce qui passe d'humeur vitrée à travers les lèvres de la plaie (gros comme deux têtes d'épingle); en tirant dessus avec les pinces à nettoyer, le corps vitré se serait facilement laissé entraîner; dès le lendemain de cette excision, la coaptation des lèvres était parfaite et tout semblait aller bien.

Le 18, la plaie est cicatrisée; le 20, l'état est très-satisfaisant et nous croyons l'opérée tout à fait hors d'affaire, lorsque le 21, c'est-à-dire cinq jours après l'opération, nous trouvons une sécrétion abondante en levant les pièces du pansement; la malade refuse d'être sondée malgré l'insistance que nous y mettons.

Le 22, même sécrétion très-abondante et purulente; l'humeur aqueuse est encore très-limpide, mais une eau roussâtre s'écoule de l'angle interne de l'œil et provient du sac lacrymal : malgré les injections à l'eau phéniquée, il se forme une kératite infectieuse, qui entoure tout le limbe de la cornée et en fait le tour en moins de trois jours, si bien que le 25, il n'y a plus guère d'espoir d'empêcher le sphacèle de cette membrane.

La malade nous apprend alors qu'elle a depuis fort longtemps une carie des os de la hanche avec fistule. S'est-elle porté le doigt sali par le pus sur son œil, ou bien la dacryocystite seule a-t-elle amené cette suppuration de la cornée, nous penchons plutôt pour cette dernière interprétation.

Observation 146. — *Cataractes adhérentes compliquées d'iritis ancienne et de dacryo-cystite. — Extraction. — Un insuccès et un demi-succès.*

M. V...., 71 ans, nº 9,227, est atteint depuis longtemps de dacryo-cystite chronique double ; opéré depuis quelques jours, et ayant encore beaucoup de sécrétion sanieuse ; cet homme ne pouvant se conduire, demande à être opéré de sa cataracte. L'o. d. déjà opéré depuis plusieurs années d'iridectomie, porte aussi une cataracte compliquée d'adhérences iriennes ; cependant, la perception lumineuse étant bonne, l'extraction est pratiquée le 12 février, sans présenter aucune complication pendant l'opération ; le cristallin est sorti même assez facilement, sans introduire de curette ; il n'y a pas eu d'issue d'humeur vitrée ; la cornée après l'extraction était toute ridée et flétrie, mais après avoir laissé l'humeur aqueuse se reformer, il a pu, cependant, compter les doigts ; dès le lendemain, il y avait déjà de l'iritis avec tendance à la suppuration, et le 16, il m'a fallu évacuer le pus amassé sur l'iris, en rouvrant la plaie scléro-cornéenne ; la suppuration n'a pas envahi les milieux et paraît se concentrer au niveau de la plaie, elle s'étend à 4 millimètres au-dessous d'elle ; pas de douleur, pas la moindre réaction inflammatoire.

Le 21 février, opération de la cataracte o. g. malgré la sécrétion de la dacryo-cystite et malgré l'état cachectique du malade ; extraction d'un gros noyau et de masses corticales très-épaisses ; le pansement, fait toutes les deux heures, donne ici un très-bon résultat ; la pupille artificielle est très-nette, et les injections phéniquées ont produit un excellent effet. Il sort le 3 mars en très-bon état de l'œil gauche. Quant à l'œil droit, il présente encore un peu de suppuration au niveau de la plaie scléro-cornéenne et sa perte est définitive : le 26 mars, l'o. g. présente $S = \frac{2}{3}$.

Observation 147. — *Cataracte dure o. d. incomplète. — Opacités nucléaires et périphériques diffuses. — Sclérose des fibres cristalliniennes. — Larmoiement. — Vaste ulcère de la cornée. — Extraction. — Succès.*

Madame de M...., 72 ans, opérée d'abord de son larmoiement; la paupière inférieure était déjà renversée en dehors; après quelques cathétérismes, la sonde passant librement et les larmes s'écoulant dans le nez, je pratique l'extraction le 19 novembre par une incision cornéenne; sortie facile d'un gros noyau ambré et de masses corticales visqueuses.

Pansement avec deux gouttes d'ésérine toutes les quatre heures, douleurs après les instillations; bon état le 20, 21; dans la nuit du 21, douleur dans l'œil, avec sensation de gravier. A l'examen, le 22, je constate un abcès de la cornée en bas et en dedans, de la dimension d'une petite tête d'épingle; la plaie est en bon état; on aperçoit quelques opacités capsulaires; cessation de l'ésérine: atropine et compresses de camomille. Même état le 24. Sensation de gravier et photophobie; milieux très-clairs. Sulfate de quinine le 26; l'ulcère a la forme d'un coup d'ongle et ne peut être attribué qu'à la présence des larmes; les pansements fréquents et très-chauds, les gouttes de collyre d'atropine, amènent la réparation en quinze jours et l'opérée peut repartir le 20 décembre avec une bonne acuité: $S = \frac{20}{30}$.

Avec + 14 D (ancien + 2 3/4) lit le nº 1 1/2.
Avec + 11 D (ancien + 3 1/2) $S = \frac{20}{30}$.

Quant aux *cataractes séniles*, qu'elles soient dures, molles ou mêmes liquides, nous les avons toutes opérées d'après le même procédé, avec des variations tant dans l'étendue de l'incision scléro-cornéenne ou purement cornéenne, que dans la dimension du lambeau d'iris enlevé, selon que nous avions pensé avoir affaire à une cataracte à noyau plus ou moins gros. C'est à l'opérateur à chercher à s'éclairer d'après la marche rapide ou lente de la formation de la cataracte, sur la nature dure ou molle, nucléaire ou corticale, avec viscosité ou solubilité des masses corticales, avec ou sans opacité complète, par l'ombre portée de l'iris sur la capsule, par la diminution de profondeur de la chambre antérieure, etc.; c'est à l'opérateur à bien s'enquérir, avant l'opération, de la dimension qu'il doit donner à l'incision, car beaucoup d'insuccès opératoires ne reconnaissent pas d'autre cause qu'une dimension insuffisante de la section à travers laquelle doit passer, avec le moins de frottement possible, le contenu opacifié de la capsule.

Mieux vaut faire une incision trop grande que trop petite, et si on s'aperçoit qu'elle ait moins de 12 millimètres, on devra, par un petit coup de ciseaux, en agrandir immédiatement un des coins, plutôt que de chercher à faire sortir péniblement le cristallin qui, dans ce frottement, ne peut manquer de contondre les lèvres de la plaie, tout en se dépouillant de ses masses corticales. Celles-ci, s'essuyant contre la cornée, forment le principal obstacle à une réunion immédiate, dont la nécessité s'impose si on veut obtenir un résultat favorable après l'extraction. La distension de la plaie cornéenne, qu'une sortie laborieuse de la cataracte rend inévitable, facilite encore la migration dans les lames de substance propre de la cornée, de globules blancs qui expliquent non-seulement la suppuration au niveau des lèvres de la plaie, mais cette infiltration particulière qui, partant soit des coins, soit de toute la surface de la section, ne tarde pas à envahir, dans certains cas, tout le limbe de la cornée de façon à en déterminer la nécrose.

Dans nos premières opérations de cataracte, nous faisions la ponction et la contre-ponction dans la sclérotique, nous rapprochant la plupart du temps de la section linéaire de de Graefe ; et bien que nous ayons rarement eu à nous plaindre de ce procédé opératoire, et que la sortie du cristallin se fasse grâce à lui sans la moindre difficulté, comme dans certains cas, nous avons vu sortir le corps vitré dans un mouvement brusque de regard en bas de l'opéré, alors que tout était déjà fini et qu'on ne devait plus craindre de complication, nous nous sommes insensiblement éloigné de la sclérotique, et la plupart de nos extractions de cataracte ont été faites par une incision scléro-cornéenne (c'est-à-dire ponction et contre-ponction à la limite de la cornée et de la sclérotique, mais dans la cornée), un bon nombre même ont été purement cornéennes.

La section de l'iris a été aussi de moins en moins étendue ; dans certains cas, nous n'avons fait qu'exciser un lambeau concentrique, de façon à faciliter tant la sortie du cristallin que le nettoyage consécutif de la pupille ; et, dans aucun cas, l'iris n'a été détaché comme dans l'opération de de Graefe à son insertion périphérique, ainsi que nous l'avions fait dans nos premières opérations.

Avec cette modification dans le procédé opératoire, incision cornéenne, excision concentrique de l'iris, la cicatrisation de la plaie, lorsqu'elle est suffisamment étendue (12 millim.), se fait par première intention, et on observe très-exceptionnellement la sortie du corps vitré ; mais le cristallin contond toujours plus ou moins l'iris, et c'est là une cause d'iritis traumatique que nous n'observions pas quand nous pratiquions l'opération de de Graefe ; de plus, le nettoyage de la pupille devient beaucoup plus malaisé, et il faut, lorsqu'on a fini ce nettoyage, s'efforcer de placer les deux lèvres de la section de l'iris dans le même plan vertical, à l'aide d'un stylet ou d'une curette fine et plate, sous peine de voir celui-ci se fixer sur ce qui reste de capsule, y contracter des adhérences, de sorte qu'au lieu d'avoir plus tard une pupille qui réagisse sous l'influence de la lumière, on a un coloboma irrégulier qui expose à des complications glaucomateuses.

Observation 148. — *Cataracte sénile simple. — Extraction. — Irido-choroïdite consécutive. — Insuccès.*

M. P...., 60 ans, n° 10,597, opéré le 29 juin 1876, par incision cornéenne sans la moindre complication opératoire ; extraction d'un gros noyau avec des masses corticales adhérentes ; pansement à l'ésérine, très-bon état ; sort le 7 juillet sans aucune complication, et revient au bout de trois semaines avec une iritis et une irido-choroïdite glaucomateuse qui nous paraît devoir être attribuée à un léger enclavement de l'iris dans la plaie. Douleurs très-violentes avec menace d'ophthalmie sympathique. Le malade a été perdu de vue et nous avons appris qu'il avait depuis été admis à l'hospice de Bicêtre.

La capsule repliée contracte souvent des adhérences avec l'iris, et devient ainsi une cause d'irido-phakite et d'irido-choroïdite, suivies de poussées glaucomateuses qu'on éviterait sûrement si, sans tirailler la zonule, on pouvait enlever la capsule.

Le désir de donner à nos opérés une excellente acuité, et de les mettre à l'abri de ces complications ainsi que des cataractes secondaires, nous porte, dans un grand nombre de circonstances, et pour peu que le malade s'y prête, à aller à la recherche de la capsule doublée de masses corticales ; dans bon nombre de cas, nous avons été assez heureux pour en ramener des fragments considérables dans les mors aplatis d'une pince que nous avons fait construire par Mathieu à cette intention.

Cette *pince capsulaire* ne serre pas assez malheureusement ; de sorte qu'il nous est arrivé souvent de ne pouvoir amener au dehors la capsule que nous avions cependant tenue à plusieurs reprises dans ses branches ; tout imparfaite qu'elle soit, elle nous a rendu des services.

Nous devons dire ici que, dans trois cas, l'introduction de la pince a amené l'issue de l'humeur vitrée, en petite quantité il est vrai, et sans en faire une complication sérieuse ; de plus, il arrive souvent que, par l'entrebaillement de la plaie occasionné par l'introduction de la pince, l'air peut entrer dans la chambre antérieure ; il est facile de le faire ressortir à la faveur d'une légère pression digitale, ou à l'aide de l'introduction d'un stylet d'argent ; du reste, on ne doit nullement se préoccuper d'une telle pénétration ; dans deux cas, en effet, une grosse bulle d'air est restée emprisonnée dans la chambre antérieure, et nous n'avons pas jugé utile de renouveler des manœuvres pour la faire sortir ; dès le lendemain, au premier pansement, il n'y en avait plus de traces, et sa présence n'avait occasionné aucune complication.

Il nous est arrivé souvent de faire, l'une après l'autre, les deux opérations de cataracte dont le même sujet était atteint; c'est une pratique à laquelle nous avons renoncé, depuis que nous avons vu un malade sur lequel, malgré l'application d'un bandeau compressif sur l'œil opéré, il y a eu issue du corps vitré pendant l'opération du second œil. C'est qu'en effet, dans les mouvements en bas commandés au patient, il se fait un tiraillement sur la plaie, qui la fait entrebailler et expose à la sortie de l'humeur vitrée; aussi depuis, préférons-nous opérer un seul œil dans la même séance et remettre au surlendemain l'opération du second œil. Il n'y a ainsi pour le malade aucune perte de temps, car il ne reste à la clinique qu'un jour ou deux de plus, c'est-à-dire huit ou dix jours, et on est, de la sorte, bien plus sûr de ne rien compromettre.

Observation 149. — *Cataractes nucléaires d'apparence verdâtre. — Regressive o. d. — Perception lumineuse assez bonne. — Opéré le même jour des deux côtés. — Introduction d'air dans la chambre antérieure. — Issue du corps vitré. — Un demi-succès o. d. et un insuccès o. g.*

M. V...., 60 ans, n° 3641, opéré le 29 mai des deux côtés. Malade craintif, a beaucoup remué son œil pendant l'opération. o. d. large iridectomie; sortie facile du noyau sans masses corticales. L'introduction d'un stylet fin dans le but de faire redescendre les sphincters pupillaires entraînés dans la plaie, a été suivie d'une très-légère issue de corps vitré. Le malade a parfaitement compté les doigts, bandeau compressif et opération immédiate de l'o. g.

Pour cette seconde opération, le malade s'est encore bien moins tenu tranquille que pour la première; il contractait avec force ses paupières sur l'écarteur, si bien que, malgré une incision très-régulière, située dans la limite scléroticale de la cornée, d'une manière très-exacte, malgré une iridectomie très-méthodique, le cristallin, dont la capsule était fort résistante, a dû être extrait avec la curette creuse. Le corps vitré fluide est sorti en même temps, en assez grande quantité ; cependant le malade a très-bien compté les doigts. Une bulle d'air, entrée dans la chambre antérieure pendant les manœuvres de l'extraction, n'a pu ici être retirée, malgré l'introduction d'un stylet jusqu'à son niveau ; elle se déplaçait constamment à la moindre pression du globe, aussi le corps vitré s'échappant le long du stylet à chaque nouvelle introduction, j'ai dû me résoudre à laisser la bulle d'air emprisonnée dans la chambre, sans recourir à la pratique recommandée en pareil cas par Maunoir (eau distillée entre les paupières écartées). Pendant que le malade faisait toutes ces difficultés pour l'opération de l'o. g., l'o. d., qui participait à tous les mouvements, s'est, malgré le bandeau qui le recouvrait en partie, vidé de son humeur vitrée, car, au moment de l'occlusion, il était parfaitement bombé et avait perdu à peine quelques gouttes de corps vitré ; au contraire, après l'opération de l'o. g., lorsque j'ai enlevé le bandeau, j'ai trouvé le linge de pansement tout mouillé, et la cornée flétrie et affaissée ; ce n'est donc pas une chose indifférente que d'opérer coup sur coup les deux yeux sur certains malades ; et pour celui-ci notamment, il aurait mieux valu attendre la cicatrisation de la plaie de l'o. d. avant d'opérer l'o. g.

Cependant, le 30, la nuit a été bonne, pas de douleurs, quelques photopsies, la chambre antérieure est refaite des deux côtés ; pupilles très-nettes ; le 31, très-bon état, cicatrisation complète de la plaie des deux côtés, la bulle d'air a disparu, et je ne l'ai pas trouvée au premier pansement ; l'o. g. présente une opacité capsulaire, le 2 juin, avec une teinte opalescente de la cornée et une coloration gris-verdâtre de l'iris. Aucune douleur ; atropine ; l'o. d. va bien : même état, le 6 juin ; un chémosis sanguin, survenu sur la muqueuse bulbaire, ne l'empêche pas de quitter la clinique dans un état assez satisfaisant, le 1er juillet; il y revient le 19, et peut lire le nº 5 de l'o. d.; acuité mauvaise pour l'o. d., à peu près nulle pour l'o. g.

L'usage de l'atropine avant l'opération de la cataracte a été, il y a quelques années, fort répandu, dans le but de maintenir la pupille dilatée et de faciliter la sortie de la lentille; c'était devenu une habitude, et nous nous souvenons d'avoir vu des oculistes de grand mérite attacher une très-grande importance à cette pratique, que nous avons suivie nous-même de confiance dans les premiers temps, mais que nous n'avons pas tardé à abandonner; rien, en effet, n'est plus illusoire que le but qu'on se propose ainsi d'atteindre, car, dès que la chambre antérieure est ouverte, les conditions de circulation de l'iris sont tellement changées que, malgré la paralysie du sphincter interne, la pupille se resserre tout autant que si on n'avait pas fait usage de mydriatique; en revanche, après l'extraction, lorsqu'on aurait besoin que l'iris revint sur lui-même pour prévenir les enclavements dans la plaie, la force de contraction se trouvant épuisée, l'iris reste à la périphérie dans les conditions les plus favorables à son transport dans la plaie.

Cette pratique, excusable jusqu'à un certain point dans les procédés d'extraction qui suppriment l'iridectomie, ne doit donc jamais être mise en usage, si ce n'est pour les cataractes qu'on opère par division de la capsule. Nous n'avons, du reste, suivi cet exemple que dans deux ou trois cas, et nous n'avons pas tardé à en voir tous les inconvénients; aussi avons-nous opéré depuis toutes les cataractes par extraction, sans instillation préalable d'aucun collyre. Nous laissions, en général, la plaie se cicatriser, et nous faisions usage de l'atropine, lorsque la cicatrice nous paraissait suffisamment résistante pour s'opposer à un enclavement; il nous est cependant arrivé souvent de voir se produire le transport de l'iris vers la cicatrice, celle-ci être forcée dans un des coins et faciliter ainsi une hernie quelquefois grosse de dangers pour l'avenir.

Depuis plus de deux ans, nous avons l'habitude d'instiller, aussitôt après l'opération, deux gouttes de collyre d'*ésérine*, qu'on renouvelle à chaque pansement pendant vingt-quatre ou trente-six heures, après quoi nous faisons instiller une goutte de collyre d'atropine, et puis deux ou trois par jour, en nous basant, pour graduer les doses de celle-ci, sur la présence de masses corticales, et sur les adhérences sinon provoquées, tout au moins très-acilitées par l'emploi de l'ésérine.

Dans notre dernier compte rendu, nous avions cru devoir faire quelques réserves au sujet de l'emploi de l'ésérine par la méthode nouvellement préconisée par M. de Wecker, et nos réserves étaient basées sur la difficulté de se procurer de l'ésérine comparable à elle-même, toujours identique et non irritante pour la conjonctive ; ce *desideratum* étant rempli, nous avons fait usage, nous pouvons dire avec de sérieux avantages, de l'ésérine, non-seulement après l'opération de la cataracte, mais aussi dans les ulcères et les abcès de la cornée, et dans l'irido-choroïdite glaucomateuse, ainsi qu'on le verra plus loin.

Nous avons aussi employé l'*azotate de pilocarpine*, comme myotique, dans certains cas, avec succès.

OBSERVATION 150. — *Cataractes séniles dures.* — *Azotate de pilocarpine après l'opération.* — *Bon résultat.*

M. M...., 63 ans, nº 12090, présente deux cataractes séniles, dures, à reflet jaune ambré. Extraction de l'o. g. le 21 novembre 1876 par incision cornéenne ; section involontaire d'un segment concentrique d'iris, avec le couteau de de Graefe, qui nous dispense de pratiquer l'iridectomie ; dureté considérable de la capsule ; sortie facile d'un noyau dur et aplati, très-large : introduction de la pince capsulaire pour extraire un lambeau de capsule.

Pansement ouaté avec instillation du collyre d'azotate de pilocarpine. (à 0,10 pour 10 gr.) ; c'est la première fois que j'emploie ce collyre myotique, après m'être assuré sur un œil sain, qu'il produit en huit minutes un myosis considérable sans douleur bien appréciable. L'opéré passe une très-bonne nuit, le 22, continuation de la pilocarpine ; le 23, très-bon état ; id. les 24, 25, 26.

Le 20, opération de l'o. d. et même traitement : pilocarpine, le 27, très-bon état, une goutte trois fois par jour ; id. les 28, 29, 30 novembre, 1er et 2 décembre, le collyre est très-bien supporté, l'état des yeux est très-bon ; à cause de la présence de quelques masses corticales on instille quelques gouttes de collyre d'atropine les 3 et 4.

Très-bon résultat pour les deux yeux.

Dans certains cas, et ce sont les meilleurs, nous n'avons fait usage d'aucun collyre ni avant, ni après l'opération ; ce sont les cas dans lesquels nous avons eu affaire à des cataractes permettant la sortie complète du noyau et de ses masses corticales, sans la moindre difficulté et sans contusion de l'iris et de la cornée ; du reste, voici quelle est notre manière de procéder : aussitôt après avoir terminé le nettoyage de la pupille, si l'opéré ne compte pas facilement les doigts, nous regardons la pupille à l'éclairage oblique et nous nous efforçons de laisser le moins possible de capsule et de masses corticales derrière l'iris ; après quoi nous instillons deux gouttes de collyre d'ésérine (0,05 pour 10 gr.), et nous appliquons un pansement simple consistant en un linge de toile fine, un tampon d'ouate et une bande de flanelle roulée autour de la tête ; quatre heures après, on renouvelle le pansement et on instille de nouveau deux gouttes de collyre d'ésérine ; douze heures après, on renouvelle le pansement, et ainsi de suite toutes les douze heures jusqu'à la guérison.

On fait les pansements beaucoup plus fréquents quand il y a larmoiement ou dacryo-cystite. Lorsqu'il y a menace d'infiltration purulente dans les lames de la cornée, nous faisons des applications très-chaudes de camomille et de pavot en compresses, ainsi que des lotions à l'eau phéniquée; dans certains cas même, nous faisons, à travers la plaie cornéenne, une incision nouvelle, pour évacuer l'humeur aqueuse en partie opacifiée et déjà séro-purulente, de façon à circonscrire autant que possible les désordres occasionnés dans ces cas malheureux par la suppuration de la cornée, l'iritis et la choroïdite, et conserver, autant que faire se peut, du moins la forme, sinon la fonction de l'organe. Heureusement ces cas sont exceptionnels, et dans l'immense majorité, nous pouvons dire que le pansement simple est employé seulement pendant les trois premiers jours ; à partir du quatrième, on réserve le bandeau pour la nuit, le malade se lève et se promène avec un carré de soie, et peut quitter la clinique au bout de huit à dix jours.

Quelle différence avec la pratique que nous avons vu suivre par les plus grands maîtres de la chirurgie dans les hôpitaux ! C'était du temps de Velpeau et de Nélaton ; après l'opération, le malade, muni de bandelettes de diachylon ou de taffetas d'Angleterre, unissant les paupières, était transporté dans un lit dont les colonnes, garnies de grands rideaux noirs, offraient l'aspect de véritables catafalques dressés en l'honneur de la perte irréparable que l'opéré venait de faire de son corps vitré ; cette perte n'était que trop souvent, hélas! le présage certain de la fonte purulente de l'œil et de la transformation lente, mais sûre et souvent horriblement douloureuse, de l'œil opéré, en un moignon informe.

Le lendemain, le maître passait devant le malade avec les plus grandes précautions, s'enquérait de l'état de la langue, de l'absence de fièvre, prescrivait un laxatif, mais se gardait bien d'entr'ouvrir les paupières; les bandelettes n'étaient détachées que lorsque le gonflement des tissus en rendait l'enlèvement absolument nécessaire, de sorte que la plaie, se trouvant en contact avec les larmes et avec le mucus, était dans l'impossibilité de se réunir par première intention, et devenait ainsi le point de départ d'une suppuration qu'on aurait certainement pu éviter dans bien des cas, où un excès de précautions était plus nuisible que l'absence même de toute précaution. Il nous est quelquefois, en effet, arrivé de voir pendant que nous étions dans les hôpitaux, des malades indociles, ne supporter ni les bandelettes, ni le bandeau, et se trouver cependant bien des suites de l'opération, fournissant ainsi a preuve de l'inutilité de cette claustration absolue dont on entourait alors les opérés de cataracte.

Nous avons eu, pour notre compte, un opéré qui a refusé de rester plus de deux jours à la clinique après son opération, et qui a tenu absolument à rentrer chez lui, dans une loge de concierge ; il est revenu nous voir au bout de huit jours, et nous avons constaté l'existence sur l'œil opéré d'une pupille très-noire et en très-bon état ; du reste l'acuité, prise trois semaines après, a été trouvée très-satisfaisante ; ce qui démontre que le pansement par occlusion n'est nullement indispensable. Du reste, certains opérés ne peuvent le supporter plus de quarante-huit heures, et il ne faut pas hésiter, si on observe des signes d'intolérance tels que sécrétion catarrhale, blépharite, etc., à le remplacer par le simple carré de soie, ainsi que nous le faisons avec avantage à partir du troisième jour, pour la journée.

Certaines cataractes, considérées avant l'opération comme ne devant pas être suivies d'un bon résultat, peuvent être couronnées de succès ; nous citerons, à ce titre, les deux observations suivantes relatives à deux cataractes, dont la première avait été déclarée non opérable par un de nos honorables confrères.

OBSERVATION 151. — *Cataracte régressive o. d. et presque complète o. g.— Extraction.— Succès.*

M. P...., 77 ans, a perdu l'o. d. depuis plus de vingt ans, et cependant comme il distingue encore le jour de l'o. g., ne veut pas se faire opérer l'o. g. avant d'avoir commencé par l'o. d. La perception lumineuse est très-médiocre, et on lui a toujours conseillé, dit-il, de ne jamais faire opérer l'œil droit.

Les yeux sont très-saillants et presque luxés au-devant des paupières : opération de l'o. d. seul, le 26 juin ; large incision scléroticale à cause d'un arc sénile très-prononcé ; sortie très-facile du noyau et des masses corticales, ainsi que d'une partie de la capsule. Il en est resté cependant un fragment blanc adhérent à l'iris (lèvre externe de la section), et je n'ai pas tenté de l'enlever avec les pinces, à cause de la difficulté extrême de l'opération dans ce cas. La conjonctive présentait au niveau de l'angle palpébral externe et occupant l'intervalle situé entre les deux paupières, un bourrelet kystique que j'ai dû inciser avec trois coups de ciseaux ; il ne s'est écoulé qu'un peu de sérosité de ces incisions ; j'ai fait le pansement avec la recommandation de le renouveler souvent ; le 27, bon état la chambre antérieure est reformée ; léger chémosis ; pas de douleurs ; on voit les débris blanchâtres de capsule en haut et en dehors. Le 28 id. ; le 29 id. ; le chémosis conjonctival a un peu augmenté ; carré de soie ; trois gouttes d'atropine par jour. Le 4 juillet on cesse tout traitement, et l'opéré sort en très-bon état le 7 juillet ; au bout de trois semaines, il revient pour avoir des lunettes ; l'acuité est mauvaise de loin, mais il peut lire le n° 3 très-facilement.

A côté de ce cas, nous en signalerons un qui nous a donné un résultat excellent sur lequel nous étions loin de compter, et qui mérite d'être relevé, en raison de la conservation de la perception lumineuse sur un œil atteint d'une lésion choroïdienne dont nous avions suivi le développement, longtemps avant qu'elle eut déterminé la formation de la cataracte.

OBSERVATION 152. — *Cataracte dure compliquée d'hyalitis o. d.— Plaques de chorio-rétinite o. g.— Extraction.— Succès.*

M. S....., 66 ans, atteint depuis longtemps de troubles de la vision (choroïdite, hyalitis d'origine spécifique), qui ont commencé par l'o. d., et arrivé à ne pouvoir se conduire que très-difficilement, nous demande de lui opérer l'œil droit atteint de cataracte que nous avions tout lieu de croire compliquée. Cependant, la perception lumineuse étant bonne, malgré les antécédents qui nous sont connus, nous n'hésitons pas à l'opérer. Le 3 juillet 1876, nous pratiquons une incision scléro-cornéenne ; ponction et contre-ponction à $1^{mm},1/2$ dans la sclérotique ; sortie facile d'un large noyau encroûté de masses corticales ; section très-nette de l'iris qui était adhérent et qu'il a fallu aller détacher avec les pinces courbes à griffes ; pupille en trou de serrure ; il n'y a pas eu issue de corps vitré, malgré le ramollissement certain de cette humeur, dans laquelle j'ai constaté depuis longtemps la présence de nombreux flocons, bien avant que la cataracte fût complète et pendant que M. S.... se présentait régulièrement à ma consultation. Le 4, très-bon état, pas de douleurs, cicatrisation de la plaie. Le 5 au soir, une goutte de collyre d'atropine. Le 6, deux gouttes de collyre d'atropine. Le 7, trois gouttes ; dilatation inégale et très-peu marquée ; pupille très-noire. J'enlève le bandeau dès le 5 ; très-bon état, sauf l'absence de dilatation ; suppression du collyre d'atropine ; la pupille reste en forme de trou de serrure, toute petite et très-régulière sans ascension de l'iris dans la cicatrice. L'opéré quitte la Clinique le 12 juillet en très-bon état.

Le 3 août, on lui cherche des verres appropriés et on trouve $S = 1/4$; avec $+ 8$ D (ancien $+ 5$), $S = 1/2$; avec $+ 13$ D (ancien $+ 3$) lit le n° 1.

Ce résultat s'est maintenu depuis deux ans que nous voyons l'opéré ; son œil gauche est tout à fait cataracté depuis un an, et l'œil droit lui rend des services sur lesquels nous n'eussions pas osé compter sans nous croire malavisé.

Les lésions du fond de l'œil ne sont donc pas une contre-indication à l'opération tant qu'elles n'ont pas altéré, d'une manière sensible, la perception lumineuse; aussi est-il de la plus haute importance de s'assurer de l'intégrité de celle-ci (1), avant d'entreprendre une opération de cataracte.

Nous avons opéré de la cataracte une femme de cinquante-sept ans, atteinte d'exorbitis double et de myopie extrême; cette femme, devenue aveugle par suite de myopie progressive, a pu, après l'opération, voir à se conduire et à faire quelques travaux grossiers malgré l'existence de plaques de scléro-choroïdite postérieure, dont le fond de l'œil est tout parsemé aussi bien à droite qu'à gauche. Les verres bi-convexes ne lui sont d'aucun secours; et elle préférerait même des verres dispersifs, tant le diamètre antéro-postérieur de ses globes oculaires se trouve allongé.

OBSERVATION 153.— *Cataractes séniles complètes avec perception lumineuse médiocre.— Double extraction.— Demi-succès.*

Mademoiselle N...., 57 ans, atteinte de myopie extrême et d'exorbitis prononcé, est opérée le 20 octobre 1876; incision cornéenne; sortie facile du cristallin; pas de complication.

Pansement simple. — Ésérine.

Le 21, très-bon état, ésérine trois gouttes. Le 22, id., léger chémosis séreux, œdème palpébral, pupille très-nette. On enlève le bandeau et le chémosis disparaît au bout de quelques jours.

Sort en très-bon état le 31.

Opération de l'o. g. le 8 octobre 1877; incision cornéenne; extraction facile d'un gros noyau et de la capsule, grâce à l'introduction de la pince capsulaire.

Ésérine; le 9, très-bon état. Le 10, léger chémosis et quelques douleurs; sécrétion muqueuse et douleurs, bien que la pupille soit très-nette; léger enclavement de l'iris; ponction à plusieurs reprises d'une petite poche au niveau de la cicatrice,

(1) *Clinique des Quinze-Vingts*, 1876, p. 122.

affaissement immédiat et définitif après la troisième ponction.

L'opérée voit à se conduire, et on peut voir des plaques d'atrophie choroïdienne occupant tout l'hémisphère postérieur.

Nous croyons devoir encore citer l'observation d'une opération de cataracte faite avec succès chez une femme profondément cachectique, atteinte de myélite spinale (sclérose des cordons postérieurs), d'atrophie papillaire sur l'o. g. et de cataracte sur l'o. d., avec perception lumineuse assez bonne.

OBSERVATION 154. — *Cataracte sénile o. d. — Atrophie papillaire o. g. — La malade ne peut monter sur le fauteuil d'opération. — Ataxie locomotrice. — Opération. — Succès.*

Madame Nor...., 56 ans, a perdu la vue de l'œil gauche petit à petit, avec des douleurs dans les membres ; l'œil droit s'est perdu à son tour, mais par formation d'une cataracte. Je l'opère le 15 juin malgré les apparences si défavorables, à cause du désir si vif qu'elle avait de revoir clair. Section cornéenne ; extraction facile d'un gros noyau et de masses corticales. Ésérine le 15 et le 16. Atropine le 18 ; la malade sort, voyant très-clair ; le 25 juin, avec les verres, elle lit le n° 2 et a une acuité 2/3.

L'âge n'est pas une contre-indication à l'extraction, et, pour peu que le malade soit docile, la guérison s'obtient tout aussi bien à 80 ans qu'à 60. Nous avons opéré avec succès un certain nombre de vieillards de 75 à 80 ans.

OBSERVATION 155. — *Cataractes séniles. — Régressive o. d., moins ancienne o. g.*

Madame M...., 80 ans, n° 9,965, atteinte de cataracte sénile régressive o. d. Opération le 25 avril. Le 26, la plaie est un peu blanchâtre et il y a une légère iritis, causée par la présence des masses corticales. Ésérine le 25 et le 26 seulement ; pas de douleurs ; cornée très-limpide ; atropine, six gouttes par jour à partir du 26. Très-bon état le 30. Opération de l'o. g.

le 30 avril, malgré une dacryo-cystite chronique opérée le 24; cathétérismes; la sécrétion muco-purulente a beaucoup diminué et permet l'opération le 30; incision scléro-cornéenne, section concentrique de l'iris; extraction d'un gros noyau et de très-nombreuses masses corticales; ésérine aussitôt après l'opération; pansements rapprochés; atropine dans les deux yeux. Sort en très-bon état le 9 mai.

Pour ne pas donner à ce compte rendu, déjà long, une étendue trop considérable, nous sommes, à notre grand regret, obligé de borner là le nombre des observations de cataracte que nous avons recueillies. Nous avons pensé qu'il serait monotone et peu instructif de donner le détail des opérations de cataracte dont le résultat opératoire a été satisfaisant; nous croyons même inutile de dresser, pour ces opérés, un tableau analogue à celui que nous avons dressé dans notre premier compte rendu; il nous suffira de dire que nous nous sommes conformé aux règles que nous avons établies pour la classification des résultats obtenus après les opérations de cataracte (1), c'est-à-dire que, nous appuyant sur l'âge des opérés et sur le degré d'acuité auquel cette âge même leur donne droit, nous rangeons nos résultats opératoires sous les quatre chefs suivants :

1° *Succès complet*, lorsque l'acuité déterminée après l'opération est sensiblement égale à l'acuité que l'âge de l'opéré permet;

2° *Demi-succès*, toutes les fois que l'acuité est notablement inférieure à ce qu'elle devrait être, mais permet à l'opéré de lire et de se conduire;

3° *Insuccès relatif*, toutes les fois que, par suite de l'occlusion de la pupille, ou de la formation d'une cataracte secondaire, mais avec conservation d'une bonne percep-

(1) *Clinique des Quinze-Vingts*, 1876, p. 103.

tion lumineuse, il faudra recourir à une opération consécutive pour faire recouvrer la vision ;

4° *Insuccès complet*, toutes les fois qu'il n'y aura plus de perception lumineuse, ou que la cornée sera sclérosée, ou que l'œil sera devenu phthisique; toutes les fois enfin qu'on ne pourra plus intervenir avec chances de restituer la vision.

Nous avons opéré, depuis le 1er janvier 1875 jusqu'au 1er janvier 1878, 210 cataractes comprenant :

1° Cataractes compliquées d'irido-choroïdite sans perception lumineuse.	12
2° Cataractes adhérentes (iritis ancienne). . . .	11
3° — avec dacryo-cystite ou larmoiement.	39
4° Cataractes séniles incomplètes.	5
— complètes.	63
— nucléaires	21
— regressives.	18
— noires.	6
— dures.	6
— molles.	12
— ponctuées	2
5° Cataractes congénitales zonulaires	4
— capsulo-lenticulaires. .	2
— molles.	2
6° Cataractes traumatiques.	7

En excluant les douze cataractes sans perception lumineuse, qui avaient été diagnostiquées à l'avance comme cataractes non opérables au point de vue optique, il reste cent quatre-vingt-trois cataractes séniles, dont onze compliquées de synéchies postérieures, et trente-neuf de larmoiement, de dacryo-cystite ou de scléro-choroïdite postérieure, qui, ne constituant pas pour nous de véritables complications, doivent concourir ensemble, et à peu près au même titre, pour l'établissement de la statistique des résultats opératoires.

Nous comptons sur ces 183 opérations :

1° Succès complet . . .	155,	c'est-à-dire	0,85 p. 100
2° Demi-succès. . . .	17,	—	0,08 p. 100
3° Insuccès relatif. . .	4,	—	0,02 p. 100
4° Insuccès complet. . .	10,	—	0,05 p. 100

Les demi-succès portent, pour deux cas, sur des cataractes nucléaires incomplètes, que nous avons extraites en trois temps : iridectomie d'abord, puis discision de la capsule, et huit jours après celle-ci, extraction de la cataracte; et, pour les autres, sur des cataractes incomplètes que nous avons extraites par la méthode habituelle.

Parmi les insuccès relatifs, nous en avons observé un sur une femme atteinte de cataracte molle sénile, chez laquelle nous avions fait sortir une très-grande quantité de masses corticales, et où nous avons été fort surpris de voir, dès le lendemain, se former une véritable cataracte secondaire.

Les insuccès ont été observés, après des cataractes séniles simples, dans quatre cas, et sans que nous ayons bien pu en préciser la cause; dans les autres, il y avait dacryo-cystite ancienne, synéchies postérieures, et, malgré le cathétérisme, les lavages fréquents et toutes les précautions possibles, nous avons dû assister à l'évolution de la kératite infectieuse et nous résigner, bien malgré nous, à rester à peu près désarmé devant une aussi épouvantable maladie.

Les incisions à travers la plaie cornéo-sclérale, renouvelées après avoir chloroformé le malade, n'ont réussi que dans de trop rares circonstances à transformer un insuccès complet en un insuccès relatif; c'est pourtant une pratique à tenter lorsqu'on voit se former une kératite et une irido-choroïdite suppuratives; l'ouverture de la plaie cornéenne ne peut, en aucun cas, être nuisible ; elle peut, au contraire, rendre de très-grands services, et nous y avons eu recours plusieurs fois sans avoir à le regretter ; malheureusement dans ces cas, le pus est tellement concret et organisé, qu'il est très-difficile de l'évacuer, et la section se réduit alors à une large paracentèse.

Les cataractes congénitales nous ont donné, sur 8 cas :

1° Succès complet. . . . . 2, soit 0,25 p. 100
2° Demi-succès . . . . 4, — 0,50 p. 100
3° Insuccès relatif. . . . . 1, — 0,12 p. 100
4° Insuccès complet. . . . . . . 1, — 0,12 p. 100

Quant aux cataractes traumatiques, en y comprenant le cas de luxation du cristallin rapporté ci-dessus, *Observation* 139, nous avons obtenu, sur 7 cas :

1° Succès complet. . . . . 1, soit 0,14 p. 100
2° Demi-succès. . . . . 4, — 0,57 p. 100
3° Insuccès relatif . . . . . .
4° Insuccès complet. . . . . . . 2, — 0,29 p. 100

Nous avons eu quelques cas de *cataractes secondaires* (insuccès relatif), dans lesquels, malgré une abondante évacuation des masses corticales, il s'est fait un dépôt sur la capsule qui diminuait l'acuité visuelle au point de rendre presque inutile l'extraction.

Nous avons, dans ces cas, fait une section de la capsule, qui était tendue comme une peau de tambour et très-résistante, tantôt nous nous sommes contenté de faire la division de cette capsule avec une aiguille, avec le couteau de Cusco, ou avec nos ciseaux-bistouri. Nous nous sommes toujours très-bien trouvé de cette opération, et nous avons toujours noté une diminution de la tension, après cette discision, qui permet, entre les deux chambres oculaires, une salutaire communication.

Dans certains cas, nous avons eu à pratiquer l'*iridotomie* en même temps que la section de la capsule, et le résultat de cette intervention a, la plupart du temps, été de la plus grande utilité. (Observation, p. 56.)

Nous avons pratiqué six fois la section de l'iris, dans des cas d'occlusion pupillaire, survenue consécutivement à l'opération de la cataracte, et nous avons réussi, dans ces six cas, à restituer à nos opérés une vision relativement bonne, par la division simple de l'iris.

OBSERVATION 156. — *Occlusion pupillaire, suite d'opération de la cataracte, o. d.; iritomie; bon résultat.*

Madame B.... présente un leucome adhérent, avec effacement complet de la chambre antérieure ; bonne perception lumineuse ; incision de la cornée à l'aide du couteau lancéolaire et division de l'iris avec les ciseaux pointus à iridectomie ; pupille en V qui s'agrandit légèrement par l'usage du collyre d'atropine ; bandeau compressif ; pas d'issue du corps vitré ; bon résultat.

OBSERVATION 157.— *Occlusion pupillaire, suite d'opération de la cataracte.— Iritomie.— Insuccès.*

M. L..., 61 ans, nº 11,822, est atteint d'irido-choroïdite o. d., consécutive à une opération de la cataracte par abaissement (faite par un médecin de la province) ; l'o. g. est devenu phthisique à la suite de la même opération ; l'o. d. conservant encore une perception lumineuse vague, une iridotomie est pratiquée le 29 octobre ; l'œil est très-mou ; la chambre antérieure très-profonde et la pupille atrésiée. La section de l'iris amène un épanchement de sang dans la chambre antérieure ; le sang se résorbe en quelques jours et la fente pupillaire étant très-étroite, une nouvelle iridotomie est pratiquée le 5 novembre ; l'œil était très-mou et la chambre antérieure très-profonde ; section en V dans l'iris ; épanchement de sang qui recouvre toute la surface de l'iris et qui se résorbe au bout de huit jours ; les lèvres de l'iris divisé ne sont point maintenues écartées, et il ne reste qu'une petite pupille qui serait suffisante pour la vision, si elle ne devait se fermer par des exsudats.

Le 14 novembre, nouvelle section de l'iris avec les ciseaux-pinces, pointus et tranchants; cette troisième intervention ne donne pas plus de résultat que les précédentes, et le malade, aveugle quand on nous l'a conduit, retourne chez lui à peu près dans le même état.

Observation 158. — *Irido-choroïdite ancienne avec occlusion pupillaire o. d., consécutive à une opération de cataracte.— Iridotomie suivie de succès.*

M. G...., 65 ans, est atteint de cécité complète de l'o. g. sans perception lumineuse. Une cécité complète de l'o.d. est survenue aussi à la suite de l'opération de la cataracte. On a pratiqué trois fois, nous dit ce malade, une opération qui doit être l'iridectomie, mais sans obtenir aucun résultat. L'iris est accolé contre la cornée, et adhérent en plusieurs places où on voit des cicatrices blanchâtres; leucome. Il reste, vers le tiers supérieur interne, derrière la cornée, une partie de l'iris sur laquelle peut-être une opération de pupille artificielle, ou tout au moins une iridotomie, pourrait être tentée avec des chances de succès.

La perception lumineuse est bonne et le malade, dans la crainte de perdre cette faculté, pourtant bien médiocre, de distinguer le jour d'avec la nuit, n'ose pas se confier de nouveau aux mains d'un oculiste, d'autant mieux que plusieurs et des plus renommés de Paris l'ont engagé à ne pas se faire opérer. Cependant, sur notre affirmation formelle de ne rien lui faire risquer de pire que ce qu'il a, et au contraire, avec l'espoir de gagner quelque chose, grâce à une intervention, il se décide à subir une quatrième opération. Dans la partie restée limpide de la cornée, au niveau de la présence du lambeau d'iris adhérent seulement par son centre et ses bords, nous faisons, à l'aide du couteau de Grœfe, une section à la périphérie de la cornée, dans la sclérotique, en passant à travers l'iris par transfixion, sans nous préoccuper du cristallin ou des adhérences qui peuvent être situées en arrière de l'iris; les pinces à double crochet sont introduites à travers l'iris, qui est ainsi arraché de ses adhérences; nous obtenons ainsi une pupille d'environ deux millimètres de large sur quatre en travers, que nous agrandissons en faisant une section dans la continuité de l'iris. Iridotomie.

Aussitôt après cette opération, le malade peut compter les doigts à deux pieds ; il n'est pas sorti d'humeur vitrée et tout s'est passé pour le mieux. Dans la crainte de complications inflammatoires, analogues à celles qui ont toujours suivi les opérations précédentes, nous administrons le sulfate de quinine et nous instillons quelques gouttes de collyre d'atropine; bandeau compressif. Le lendemain, pas de douleurs, très-bon état, un peu de sang occupe la brèche ouverte la veille dans l'iris ; continuation du même traitement.

Très-bon état ; résorption du sang ; l'opéré voit à se conduire et quitte la Clinique dix jours après l'opération, dans un état complet de satisfaction. Il n'y a pas eu depuis d'occlusion pupillaire et le résultat s'est maintenu.

Les développements que nous avons donnés dans la première partie (page 172), au sujet du *glaucome*, nous dispensent de revenir ici avec détails sur cette question, bien qu'elle soit une des plus intéressantes pour le médecin et pour l'oculiste.

Nous avons opéré 45 cas de glaucome, dont 41 par iridectomie et 4 par la sclérotomie, les uns avec succès, d'autres avec des fortunes diverses.

Les observations rapportées précédemment nous dispensent d'en multiplier le nombre, et sont plus que suffisantes pour nous permettre d'affirmer que l'intervention chirurgicale n'est, dans aucun cas, plus utile que dans le glaucome ; à la suite de l'iridectomie, nous avons, dans un très-grand nombre de cas, observé la lenteur de la réapparition de la chambre antérieure ; la disparition des douleurs et le résultat favorable de l'excision de l'iris, pratiquée par une incision scléroticale, nous a paru avoir une relation directe avec la formation d'une cicatrice lâche et souvent cystoïde.

Observation 159.— *Glaucome chronique simple, absolu o. d. et déjà avancé o. g.— Double iridectomie.*

Madame B...., est la femme d'un pensionnaire de l'hospice; depuis plus d'une année déjà je la pousse à se faire opérer et ce n'est que lorsqu'elle est bien convaincue, par des examens renouvelés, que sa vue diminue graduellement, qu'elle consent à subir l'iridectomie.

Elle n'a jamais souffert; son œil droit s'est perdu sans qu'elle s'en doute, et déjà l'o. g. a une forte réduction du champ visuel interne; la tension est un peu supérieure à la normale; les flammes des bougies lui paraissent irisées; il y a une dilatation peu marquée de l'iris qui ne réagit pas sous la lumière; la presbyopie est très-forte, il y a même amblyopie.

L'examen ophthalmoscopique révèle la présence d'une excavation atrophique par refoulement o. d. et aussi une excavation marquée de l'o. g.

L'opération a lieu le 30 octobre après avoir chloroformé la malade, qui ne voulait pas se laisser opérer sans anesthésie; pour l'o. g., l'iridectomie a été faite assez facilement, tandis que pour l'o. d. l'iris ne se présentait pas entre les lèvres de la plaie sclérale; cependant, à la suite de quelques efforts de vomissement, il a commencé à faire hernie, et il a dès lors été facile de le prendre avec les pinces, et d'en exciser un lambeau. Esérine, six gouttes par jour, le 31 et le 1er novembre; puis trois gouttes tous les jours; la chambre antérieure ne se forme ni à droite ni à gauche avant le 9 novembre.

Continuation du collyre d'ésérine, à deux gouttes par jour; très-bon état; elle sort le 15 de l'infirmerie et on commence à voir une cicatrice cystoïde se former sur les deux yeux.

Nous avons souvent revu notre opérée depuis deux ans qu'elle est en observation, et son champ visuel n'a pas continué à se restreindre; son état très-satisfaisant permet d'espérer que l'évolution du glaucome est arrêtée, grâce à la soupape que lui constitue la cicatrice à filtration qui s'est définitivement établie après l'iridectomie.

Observation 160.— *Irido-choroïdite glaucomateuse foudroyante, o. g. — Glaucome chronique simple, o. d.— Paracentèse.— Iridectomie.*

Madame H...., 60 ans, nº 9,813, se présente à la Clinique le 6 avril 1877; elle souffre horriblement depuis plusieurs jours de l'o. g., que nous trouvons dans l'état suivant: cornée trouble, hypopion, exsudat purulent occupant toute la pupille et paraissant fixé sur la capsule du cristallin; l'iris est dilaté et immobile ; la tension très-considérable, les douleurs très-violentes ; la perception lumineuse est abolie dans toutes les directions; la conjonctive forme un bourrelet chémotique.

Après avoir chloroformé la malade, je fais, le jour même, une large paracentèse qui évacue le pus épanché et donne en même temps issue à celui qui était situé en arrière de l'iris. A partir de ce moment, les douleurs deviennent supportables et il y a un amendement notable de tous les symptômes. Cependant la résorption de l'exsudat rétro-iridien et capsulaire ne se faisant pas, et la pupille restant toujours immobile et très-dilatée, malgré l'usage de l'ésérine, je pratique le 20 avril une iridectomie en haut. L'iris était dégénéré et très-friable. A partir de ce moment, l'amélioration se soutient de jour en jour et la malade quitte la Clinique le 30. Son œil n'avait pas recouvré la plus légère perception lumineuse.

La malade est revenue de temps en temps très-régulièrement à la Clinique, et nous avons été obligé de lui faire sur l'o. d. une iridectomie le 3 novembre de la même année pour arrêter la marche d'un glaucome chroniqne simple qui se développait à son tour sur le seul œil qui lui restait.

Celui-ci présentait, en effet, à ce moment, une presbyopie rapidement progressive, un effacement de la chambre antérieure, une tension notable et une irisation des flammes ; cependant il n'y avait pas encore de réduction du champ visuel ; elle réclame elle-même l'opération qui a été faite trop tardivement sur l'o. g. et nous lui pratiquons, avec le secours du chloroforme, une iridectomie le 19 novembre. Pansement simple ; aucun collyre ; pas de chambre antérieure le 24, mais très-bon état. Id. le 26 ; id. 27, 28, 29 ; elle part le 3 décembre avec une chambre antérieure à peine commençante, mais dans un état satisfaisant. Nous l'avons revue depuis, et nous avons pu constater l'utilité incontestable de cette opération qui lui a permis de reprendre son travail.

OBSERVATION 161. — *Glaucome chronique simple o. d.— Iritis ancienne o. g.— Double iridectomie.*

M. P...., 62 ans, n° 3,380. glaucome chronique simple o. d. avec diminution considérable du champ visuel ; tension consirable et atrophie papillaire partielle par refoulement des fibres nerveuses ; iritis ancienne o. g. avec synéchies postérieures multiples.

Iridectomie double le 28 avril.

Le 30, pas de chambre antérieure dans l'o. d., tandis qu'elle commence déjà à se former dans l'o. g. Pas de douleurs.

Le 2 mai, pas encore de chambre antérieure o. d.; cicatrisation complète de la plaie des deux côtés. Sulfate d'atropine dans l'o. g. seulement; pas de dilatation; la pupille reste en trou de serrure et ne subit aucun changement; pas de douleur, pas de rougeur, milieux très-clairs.

L'o. d. reste dur, quoique infiniment moins qu'avant l'opération; la pupille, en trou de serrure, reste appliquée contre la cornée et ne subit aucune modification; le collyre d'atropine est instillé le 8 et le 9 mai; on est obligé de le cesser à cause de l'irritation dont son emploi est suivi; paupières rouges, boursoufflées; conjonctive très-hypérémiée; rougeur périkératique; on laisse un carré de soie flottant, on applique des compresses de pavot; les douleurs disparaissent rapidement, mais la chambre antérieure ne se reforme pas encore le 16 mai; les milieux sont clairs, cependant on y remarque une opacité ayant l'aspect d'une membrane flottante verticale, ressemblant à un décollement de l'hyaloïde. Il part dans cet état le 18 mai. Quant à l'o. g. il est en bon état. Le 7 juin, l'o. d. est encore dans le même état; iris accolé à la cornée; le 23 juin, la chambre antérieure n'est pas refaite, mais la rougeur périkératique est moindre et la vision revient; le champ visuel interne manque.

En novembre, milieux très-clairs; vision à peu près abolie en dedans, en haut et en bas; en dehors, il reste un champ visuel, de faible étendue (comme la main); le glaucome paraît arrêté définitivement sur l'o. d.; et l'o. g. possède une assez bonne acuité.

Observation 162.— *Glaucome chronique simple.— Iridectomie.— Guérison.*

M. L...., 42 ans, est atteint depuis quelques mois de glaucome chronique simple o. d., se manifestant par une tension un peu exagérée, T+2, une mydriase moyenne, une irisation des flammes et par une excavation déjà profonde et typique; les veines sont légèrement tortueuses et l'hypérémie est manifeste.

Iridectomie périphérique et large (6 à 7 millim.), le 14 décembre 1877, pas de collyre; suites très-simples; aucune douleur; sort de la Clinique le 20 en très-bon état et peut reprendre son travail un mois après.

Cet homme a déjà perdu l'o. g., pour ainsi dire sans s'en douter ; il est venu nous consulter en 1874, et nous avons constaté à ce moment sur l'o. d. l'existence d'un glaucome chronique simple absolu. Nous lui avons, à cette époque, fait une iridectomie sans réussir à enlever les douleurs qui étaient survenues lors de la transformation du glaucome chronique en glaucome aigu; nous avions proposé une iridectomie préventive sur l'o. d., que le malade a refusée parce que son o. d. n'avait alors aucune manifestation morbide ; il a préféré subir l'énucléation de l'o. g., qui seule l'a mis depuis à l'abri des récidives de névralgies ciliaires, auxquelles il était constamment sujet. Nous l'avions prévenu de la possibilité de l'apparition de la même maladie de l'o. d., et sur notre recommandation expresse de se représenter de temps en temps à la consultation, il est revenu à la première atteinte de glaucome sur l'o. d., et l'iridectomie, pratiquée trois ans après sur cet œil, a produit un bon résultat qui ne s'est pas encore démenti depuis une année que l'iridectomie a été pratiquée.

Nous avons la conviction que, dans la plupart des cas, on pourrait, même dans le glaucome chronique simple, sinon prévenir le développement du processus morbide, du moins en arrêter la marche, par une intervention chirurgicale opportune. Les preuves convaincantes que nous croyons en avoir données dans la première partie de ce travail nous dispensent d'insister à nouveau sur ce point.

La *sclérotomie* ne nous a pas donné, dans les quatre cas où nous l'avons pratiquée, des résultats de nature à nous convaincre de l'utilité réelle et suffisamment longtemps soutenue de ce simple débridement.

L'*irido-choroïdite*, qu'elle soit subaiguë ou chronique, d'origine diathésique ou traumatique, se complique souvent de phénomènes glaucomateux, qu'il ne faut pas confondre avec le glaucome, mais qui, cependant, sont, dans bien des cas, justiciables du même traitement chirurgical.

Lorsque le traitement médical n'est pas capable d'enrayer la marche du processus morbide, il ne faut pas attendre, car les exemples sont fréquents de la rétrogradation des phénomènes inflammatoires après une intervention chirurgicale bien conduite, et, d'autre part, on constate trop souvent l'inutilité de cette même intervention lorsque déjà la maladie est ancienne.

Nous avons rencontré, sur un enfant de six mois, une double irido-choroïdite glaucomateuse d'une étiologie obscure, et survenue peut-être à la suite d'ophthalmie purulente.

Observation 163. — *Irido-choroïdite double glaucomateuse. — Double iridectomie.*

L'enfant F...., 6 mois, inscrit sous le n° 9,307 présente une occlusion pupillaire complète, avec une tension extrême des deux yeux. On ne peut recueillir de renseignements précis sur l'étiologie de cette affection d'une excessive rareté à cet âge.

Après avoir chloroformé l'enfant, je pratique une double iridectomie le 12 février 1876, et je fus très-surpris de rencontrer une résistance excessive dans la section de la sclérotique ; j'enlevai un lambeau d'iris assez étendu de chaque côté, sans complication d'aucune sorte, et le pansement simple sans aucun collyre fut appliqué sur les yeux.

Le lendemain, la cicatrice était déjà à peu près complète et la tension normale.

Le résultat immédiat a été excellent, mais il serait bon de revoir l'enfant dans quelques années ; c'est ce que les parents ne comprennent pas assez souvent.

L'iridectomie, pour être utile, doit être faite avant que les désordres fonctionnels, résultant de l'irido-choroïdite, soient devenus définitifs, par le fait de l'organisation des exsudats qui doublent la face postérieure de l'iris, entravent sa circulation et finissent quelquefois par former, derrière lui, de véritables trabécules, ou même de petites poches qui se remplissent soit de sang, soit de matières fibrineuses, et entraînent ainsi la perte irrémédiable de l'organe. L'observation suivante va nous en offrir un exemple frappant, et nous sommes persuadé que l'iridectomie, pratiquée au début des phénomènes inflammatoires, eût pu, dans ce cas, enrayer la marche d'une iridochoroïdite qui, en passant d'un œil à l'autre, avait déjà entraîné une cécité complète lorsqu'on nous a amené la malade.

OBSERVATION. 164. — *Irido-choroïdite double. — Hémorrhagie consécutive à l'iridectomie. — Phthisie du globe o. d. — Énucléation. — Pas de résultat o. g.*

Mademoiselle B...., 23 ans, n° 1,096, est atteinte d'iridochoroïdite exsudative avec synéchies postérieures et occlusion pupillaire o. d.; les deux globes sont en protrusion marquée; T+3; pas de perception lumineuse depuis 1870. La vision s'est perdue par suite de poussées glaucomateuses revenant tous les trois mois environ ; à cette époque, elle a consulté un oculiste de Bordeaux qui a refusé de faire toute opération; l'o. g. était alors en très-bon état ; mais il a commencé peu de temps après à se prendre de la même manière que l'o. d.; la jeune fille est de nouveau conduite à Bordeaux, et notre confrère refuse encore de lui faire l'opération qu'elle réclame avec instance. L'o. g. est entièrement perdu à son tour ; il n'y a aujourd'hui aucune perception lumineuse : T+3. Les deux globes sont très-saillants ; on aperçoit encore le fond de l'œil à gauche, quoique très-imparfaitement, à cause de nombreuses opacités du corps vitré qui donnent au fond de l'œil un aspect grisâtre ; la papille présente une excavation dont on peut difficilement apprécier la profondeur ; on peut cependant s'assurer que les artères sont très-amincies et diminuées de volume ; les veines ne paraissent pas tortueuses l'ensemble des vaisseaux rétiniens est très-grêle ; à l'extérieur de gros vaisseaux parcourent la conjonctive en formant des anses considérables, comme dans l'ophthalmie dite arthritique de Beer ; de plus, un réseau péri-kératique très-fin et serré entoure la cornée ; les iris sont verdâtres ; la chambre antérieure existe des deux côtés.

Malgré la perte totale de la vision, nous avons dû proposer, en raison de la tension considérable des globes, une iridectomie double, dont peut-être l'œil gauche pourra encore tirer quelque profit ; bien que l'espérance donnée soit nulle, l'opération est acceptée ; avant de chloroformer la jeune fille, l'examen du système circulatoire nous fait découvrir un double bruit de souffle à la base et à la pointe, indiquant un rétrécissement auriculo-ventriculaire et une insuffisance aortique ; aussi renonçons-nous à l'emploi du chloroforme. La malade, questionnée, nous apprend alors qu'elle a déjà souffert des genoux depuis longtemps, et qu'elle a de l'essoufflement en montant un escalier ; du reste, elle ne se doute nullement qu'elle a une affection organique du cœur.

L'opération sur l'o. d. a été faite sans recourir à l'anesthésie le jour même de son arrivée à la clinique, le 25 juillet 1877 ; l'incision scléro-cornéenne a été faite en haut et dans une étendue de 9 millimètres ; le couteau a manœuvré facilement au-devant de l'iris, sans l'atteindre, et la pince à griffes, introduite jusqu'au sphincter pupillaire, a été retirée entraînant un tout petit fragment d'iris, mais entraînant aussi le cristallin dont la capsule avait contracté, avec l'iris, une adhérence très-intime par la formation d'exsudats très-épais.

Le cristallin venant faire hernie à travers la plaie, nous en avons facilité la sortie complète avec la curette de caoutchouc ; il est sorti entier, et comme la capsule était restée adhérente à la face postérieure de l'iris, nous avons essayé de pénétrer dans la chambre postérieure, de façon à comprendre, entre les branches des ciseaux, la capsule et l'iris ; à peine les ciseaux étaient-ils introduits, et avant qu'ils eussent pu se frayer un passage à plus de 3 millimètres dans l'œil, il s'est fait aussitôt un écoulement d'eau limpide (humeur aqueuse), après quoi un flot de sang a jailli de la plaie et a été projeté à plus de 15 centimètres, comme si on avait ouvert un kyste sanguin ; après cette projection, il a continué à couler en bavant le long de la plaie, et il s'en est bien écoulé deux cuillerées à bouche sans la moindre exagération ; à mesure que le sang sortait, l'œil qui, même après la sortie du cristallin, était resté dur comme une bille de marbre, perdait alors de sa consistance et devenait notablement moins dur; en même temps les parties, qui faisaient hernie à travers les lèvres de la plaie, se réduisaient d'elles-mêmes, et la coaptation devenait parfaite.

Avant d'introduire les ciseaux dans cette partie herniée, nous avons tenté vainement d'aspirer le liquide avec la seringue de Pravaz, munie de son aiguille.

L'écoulement du sang s'est arrêté au bout de dix minutes, et nous avons à ce moment instillé quelques gouttes de collyre d'ésérine ; puis les ciseaux ont été portés de nouveau dans la chambre antérieure et postérieure, de manière à sectionner l'iris doublé de la capsule ; l'iritomie n'a pu être faite régulièrement, mais, à partir de ce moment, le sang a recommencé à couler en bavant, et dès qu'il a été arrêté, nous avons fait le nettoyage de la plaie.

La malade a supporté tout cela sans rien dire, et nous avons différé de quelques jours l'opération du second œil.

La plaie s'est très-bien coaptée, et lorsque le pansement a été fait, rien ne faisait plus hernie à travers ses lèvres; le globe était mou relativement à l'autre ; nous n'avions pas eu issue de corps vitré, et cette sortie si abondante de sang, si elle ne nous a pas effrayé, n'a pas été du moins sans nous causer une grande surprise ; comment expliquer, en effet, une stase si prononcée de sang dans la moitié antérieure du globe ? Tout porte à croire que le fond de l'œil droit, qui était imperméable à l'ophthalmoscope, devait présenter le même aspect que le fond de l'œil gauche, non encore atteint d'occlusion pupillaire et de cataracte exsudative aussi manifeste, mais seulement de synéchies postérieures multiples.

Après l'opération, le sang a continué à couler modérément; instillation de collyre d'ésérine; pas de douleurs; le 26, la plaie offre une ectasie peu prononcée et on aperçoit quelques taches de mauvais augure sur la cornée (du côté de la membrane de Descemet). L'iris est verdâtre; le 27, pas de douleurs, continuation du même traitement; le 28, il y a eu des douleurs assez fortes la nuit et le globe devient douloureux au niveau de la plaie; menaces d'irido-choroïdite suppurative; compresses de pavot, cataplasmes; id. le 29, 30 et 31 juillet, le 1er, 2, 3, 4 août; les phénomènes subinflammatoires s'accentuent, et amènent insensiblement la phthisie du globe avec douleurs au moindre contact, souvent même spontanément. L'énucléation est pratiquée le 31 octobre.

Le 30 juillet, je pratique une iridectomie sur l'o. g. et je puis faire sur celui-ci l'excision d'un assez grand lambeau d'iris; il se fait aussitôt, sur l'iris et dans la chambre antérieure, un épanchement de sang qui se résorbe en quelques jours. Esérine le 30 et 31. A partir des 1er, 2 et 3 août, je fais instiller alternativement l'atropine et l'ésérine; et au point de vue de l'opération l'o. g. se trouve en très-bon état; absence complète de phénomènes inflammatoires; tension normale, mais la malade quitte la Clinique sans avoir rien gagné au point de vue de la vision.

Elle est revenue pendant quelques mois encore à la consultation, et a dû repartir, à très-peu près dans le même état qu'à son entrée.

OBSERVATION 165.— *Irido-choroïdite séreuse avec phénomènes glaucomateux.— Double iridectomie.*

Madame C...., 64 ans, n° 11,704, est atteinte d'irido-choroïdite séreuse, remontant à onze jours. T + 3, o. g. déjà atteint d'amblyopie d'origine spinale; T + 3, o. d. avec obscurcissement considérable des milieux; perception lumineuse douteuse; douleurs très-vives; dilatation maxima provoquée par l'atropine que le médecin a fait instiller depuis huit jours. Double iridectomie après chloroforme le 19 octobre ; il s'écoule beaucoup de sang par la plaie après l'incision scléro-cornéennne et il se fait un épanchement dans la chambre antérieure o. d.; ésérine et chaleur ; le 20, plus de douleurs ; résorption déjà à moitié faite du sang épanché ; chambre antérieure reformée le 23 ; plus de sang ; revient dès le 24. Il y a une légère hernie de l'iris o. d. au niveau de la lèvre externe de l'incision et donnant lieu à quelques douleurs ; une ponction faite avec l'aiguille, le 30 octobre, a suffi pour amener un affaissement complet de l'ectasie et le résultat définitif a été très-bon.

OBSERVATION 166. — *Irido-choroïdite traumatique o. g.— Iridectomie.*

. Madame N...., se présente à la Clinique le 17 octobre 1875, elle s'est fait une section de la cornée par pénétration d'un morceau de cuivre le 16 octobre ; il y a un épanchement de sang dans la chambre antérieure; abolition de la vision ; le 17, l'iris se dilate peu ; l'épanchement devient grisâtre ; le chémosis se montre profond et très-épais ; le 18, il y a encore un peu de douleur et on peut voir un léger hypopyon (1 millimètre environ) ; malgré les soins très-assidus (gouttes d'atropine, fomentations de pavot, sulfate de quinine) l'hypopyon augmente beaucoup ; le 19, il occupe plus de 3 millim., et on voit du pus concret entre l'iris et la capsule tout autour du sphincter pupillaire; coloration rougeâtre de l'hypopyon ; iris vert; chémosis dur, lie de vin; peu de douleurs ; l'exsudat qui occupait la pupille a à peu près disparu ; on voit le pus au niveau de la plaie cornéenne, et on distingue nettement la traînée allant jusqu'à l'hypopyon.

Iridectomie en haut le 19, après chloroformisation ; sortie du pus concret avec l'humeur aqueuse au moment de la section de l'iris ; pas de douleur. Le 20, le pus ne s'est pas reformé ; la plaie se cicatrise ; la section traumatique de la cornée se répare ; aucune douleur ; on ne voit nullement le fond de l'œil ; l'iris est à l'état de dilatation moyenne. 21, 22, 23, 24, 25, résorption de l'exsudat capsulaire ; pas de douleurs, mais pas d'éclaircissement des milieux. Id. les 26, 27. Elle sort avec une vision nulle, bien entendu, mais sans aucune douleur. Plus tard, la pupille se rétrécit notablement et l'œil, après avoir donné des craintes sur sa propre conservation, a recouvré néanmoins une faible partie de la vision.

L'observation suivante nous présente un exemple remarquable de résorption d'un exsudat capsulaire qu'on ne peut attribuer qu'à l'iridectomie, aux compresses chaudes et au collyre d'ésérine. Nous en avons vu aussi disparaître de très-épais avec l'atropine et le calomel à dose fractionnée.

OBSERVATION 167. — *Irido-choroïdite traumatique o. d. avec exsudat précapsulaire. — Iridectomie. — Résorption complète en quelques jours.*

M. C...., 65 ans, n° 9,860, d'Auteuil, a perdu l'o. g. depuis l'enfance, et est atteint sur l'o. d. d'une irido-choroïdite remontant à cinq jours. Le malade se présente avec un exsudat précapsulaire très-épais sur l'o. d. et une synéchie antérieure ; la perception lumineuse est bonne ; il semble avoir une cataracte, autant qu'on puisse juger à travers l'exsudation plastique qui recouvre la capsule. T + 2. Iridectomie le 11 avril ; l'iris était tout à fait dégénéré. Esérine le 11 et le 12; atropine dès le 14 et compresses chaudes ; la rougeur périkératique persiste, mais il n'y a plus de douleur, et la dilatation de la pupille commence à se produire dès le 16 ; la résorption de l'exsudat commence à se faire aussi, si bien que dès le 20 on peut voir très-bien le fond de l'œil, et la disparition de l'exsudat si épais cependant, il y a quelques jours encore, est à peu près complète. Le malade part en très-bon état.

Enucléation (voir ci-dessus, page 155).

Irido-cyclite. Nous avons observé plusieurs cas d'irido-cyclite soit primitive, soit consécutive à des opérations de cataracte ou même d'iridectomie. Il est rare que l'intervention chirurgicale soit, dans ces cas, couronnée de succès, et il est bien plus fréquent de voir la perte de la vision ou même l'atrophie du globe être la terminaison de cette inflammation du cercle ciliaire.

OBSERVATION 168.— *Irido-cyclite avec exsudats pupillaires, synéchies postérieures.— Iridectomie.— Insuccès.*

M. P...., 60 ans, n° 10,597, atteint d'irido-cyclite o. d.; iritis avec exsudats; synéchies postérieures multiples; douleurs très-aiguës survenues sans cause (refroidissement très-probable); l'o. g., opéré de cataracte il y a trois mois, est en très-bon état, et l'irido-cyclite n'a ici rien de sympathique. Le 7 septembre, iridectomie très-périphérique et excision d'un assez grand lambeau d'iris, malgré les adhérences qui le fixaient à la capsule.

Pansement à l'ésérine ; les douleurs reparaissent presque encore aussi intenses dans la nuit ; la chambre antérieure s'était remplie de sang après l'opération ; nous n'avons pas cherché à l'évacuer, et cependant dès le 8 au matin, c'est à peine s'il reste du sang ; injection de morphine, compresses de pavot, sulfate de quinine, tout est impuissant à arrêter les douleurs, et cependant il n'y a pas d'enclavement de l'iris dans la plaie et l'opération n'a présenté aucune complication ; la terminaison n'en a pas moins été funeste et la vision réduite à zéro après des douleurs atroces.

OBSERVATION 169.— *Irido-cyclite avec synéchies postérieures.— Iridectomie.— Demi-succès.*

M. P...., 43 ans, n° 8,119, est pris depuis quelque temps d'iritis avec synéchies postérieures o. g.; il ressent des douleurs atroces ; l'œil n'offre au toucher qu'une médiocre tension ; et l'irido-cyclite est évidente.

Le bichlorure, les purgatifs, les injections hypodermiques, l'atropine, etc., rien ne soulage les douleurs ; le sulfate de quinine, la sangsue artificielle n'amenant aucun soulagement, nous pratiquons, le 13 octobre 1876, une iridectomie par une incision périphérique. L'iris est verdâtre ; l'incision donne beaucoup de sang et il se fait un épanchement dans la chambre antérieure ; celui-ci ne peut être évacué, le malade ayant été chloroformé et ne se prêtant à aucun mouvement ; après l'opération, nouvelle injection hypodermique ; douleurs très-amoindries et supportables. Le sang commence à se résorber dès le lendemain ; à partir du 15, les douleurs cessent entièrement et le malade est très-satisfait ; le 27, l'œil est encore aussi rouge, mais il n'y a plus qu'un peu de sensibilité à la lumière; le 6 novembre, l'injection péri-kératique diminue notablement et l'œil commence à blanchir. Le résultat est à peu près satisfaisant.

Les observations d'*iritis à rechute* que nous avons recueillies nous exposeraient, si nous ne faisions un choix parmi elles, à une quasi-répétition de ce que nous avons déjà dit sur ce sujet dans la première partie. Aussi nous bornerons-nous à dire qu'il n'y a pas de maladie de l'œil qui réclame plus impérieusement une iridectomie. Nous ajoutons que le mieux est de la faire dès que les synéchies postérieures ne peuvent être vaincues par l'usage de l'atropine. Car il importe de lever au plus vite les adhérences qui menacent l'intégrité fonctionnelle de l'organe; nous avons été assez heureux dans la plupart des cas, pour mettre à l'abri des rechutes, les malades qui ont accepté cette opération par elle-même inoffensive, et cependant d'une si grande portée thérapeutique lorsqu'elle est pratiquée d'une manière convenable.

OBSERVATION 170.— *Iritis ancienne avec synéchies postérieures multiples.— Iridectomie.— Guérison.*

M. B...., 44 ans, n° 611, a eu une iritis o. g. qui, malgré les soins qu'il a reçus, s'est terminée par la formation d'adhérences que rien n'a pu rompre. Depuis trois ans que nous lui donnons des soins, nous avons eu à combattre neuf fois des rechutes qui forçaient le malade à suspendre tout travail. Une iridectomie, pratiquée le 14 mars 1876, qui a tenu le malade douze jours au repos, a été suivie d'une guérison qui ne s'est pas encore démentie.

Cependant il s'en faut que l'intervention chirurgicale soit toujours aussi favorable.

OBSERVATION 171. — *Iritis à rechute.— Iridectomie.— Insuccès.*

M. B...., 54 ans, aspect cachectique, est atteint d'iritis ancienne o. g. avec des poussées douloureuses revenant par intervalles. Il a eu la syphilis il y a vingt-cinq ans et la première attaque d'iritis remonte au moins à vingt ans. Effacement de la chambre antérieure; poussées glaucomateuses. Une iridectomie est pratiquée sur l'o. g. le 9 février 1875; le malade a cessé de souffrir et quitte la Clinique en bon état le 15, mais il ne tarde pas à revenir avec une iritis intense et des douleurs comme avant l'opération; les milieux sont troubles, et peut-être le point de départ de cette rechute doit-il être cherché dans des efforts violents tentés par le malade pour aller à la garde-robe. Quoi qu'il en soit, l'iridectomie n'a pas été suivie du résultat que nous observons habituellement dans les mêmes circonstances.

Les douleurs ont continué jusqu'au 15 avril et n'ont été que très-médiocrement combattues par les ventouses, les frictions napolitaines belladonées, le sulfate de quinine et les purgatifs. L'œil a perdu toute perception lumineuse.

Lorsqu'une *occlusion pupillaire* est la conséquence d'une iritis, il va sans dire que l'établissement d'une pupille artificielle devient encore plus urgent, et qu'il faut se hâter de la pratiquer, si on veut soustraire le malade aux dangers que lui fait courir l'interception entre les deux chambres oculaires.

Il en est de même dans les *leucomes*, dans la *sclérose partielle* de la cornée, dans le *staphylome* partiel de l'iris ou de la cornée; et bien que, dans ces cas, on ne restitue pas toujours une grande partie de la vision, il n'en faut pas moins mettre à profit les quelques chances qui peuvent encore rester au malade après les ophthalmies purulentes terminées par perforation.

Nous avons même, dans certains cas qui paraissaient irremédiables, réussi à faire rétrograder le staphylome cornéen ou iridien, et à rendre aux pauvres malades une partie de la vision, en nous aidant de la compression méthodique et du collyre d'ésérine; celui-ci rend d'incontestables services dans ces cas particuliers, et il ne faut pas manquer de le mettre à contribution en même temps que l'iridectomie.

Nous ne pouvons rapporter ici que quelques cas, parmi ceux que nous avons observés ; qu'il nous suffise de dire que l'iridectomie a été pratiquée avec succès dans certains cas d'*irido-choroïdite*, avec troubles du corps vitré, dans les *kérato-iritis* et les *ulcères* à *hypopyon*, pour lesquels la paracentèse n'avait pas réussi à empêcher la réapparition du pus dans la chambre antérieure ; même dans certains cas de *décollement de la rétine* lié à la myopie, l'iridectomie a réussi, non pas à guérir le décollement, mais à enrayer la marche de l'irido-choroïdite et à empêcher la terminaison par phthisie du globe.

OBSERVATION 172.— *Décollement de la rétine.— Phénomènes glaucomateux.— Cataracte commençante.— Iridectomie.*

Madame H...., 38 ans, nº 11,232, est atteinte de myopie, 7 D. (ancien 1/5), et présente sur l'œil gauche une irido-choroïdite ancienne avec cataracte commençante sous la dépendance d'un décollement de la rétine qui siége dans les parties supérieure, inférieure et externe. Cette affection a donné lieu depuis quelques mois à des poussées glaucomateuses très-douloureuses.

L'œil droit est lui-même atteint d'hyalitis et de corps flottants de l'humeur vitrée, et on constate une scléro-choroïdite postérieure double.

L'iridectomie, conseillée dans le but de mettre fin aux phénomènes glaucomateux, est pratiquée sur l'o. g. le 5 septembre 1877 et ne donne lieu à aucune complication. Ésérine après l'opération : pendant la nuit, la malade accuse des douleurs, et je trouve le lendemain un léger hypohéma ; cessation immédiate de tout collyre et pansement simple.

La pupille est très-nette dès le 9 septembre, et la malade sort en très-bon état le 15.

Les corps flottants ne paraissent guère diminuer sous l'influence de l'iridectomie ; l'opacité cristallinienne fait aussi des progrès rapides et la cataracte se complète en l'espace de six mois. Quant aux douleurs, elles ont entièrement disparu et ne se sont pas remontrées depuis plus d'une année que nous suivons la malade.

OBSERVATION 173. — *Opacités du corps vitré.— Décollement de la rétine.— Iridectomie double.*

M. F...., est atteint d'irido-choroïdite avec synéchie postérieure complète o. d. et présente un refoulement de l'iris en arrière. Chambre antérieure très-profonde; ramollissement du globe. Cécité survenue assez brusquement et devenue complète en quelques jours (décollement sur un œil myope); on ne peut voir le fond de l'œil. L'o. g. présente une cataracte polaire antérieure, et l'iris ne se dilate que moyennement malgré les instillations répétées de collyre d'atropine. La dilatation est cependant régulière (c'est son mauvais œil ou du moins c'était son mauvais œil avant que l'o. d. ne fût devenu malade). Le décollement s'est produit chez lui en travaillant la terre (position penchée, effort), et on peut voir facilement dans le cristallin quelques opacités légères et irrégulières. Le corps vitré est un peu jumenteux, avec des corps flottants, et on observe une scléro-choroïdite postérieure. L'œil est assez fortement amblyope.

L'o. d. a été le siége de douleurs ciliaires très-fortes qui ont été soignées par des vésicatoires volants, des purgatifs, etc., à la campagne par le médecin qui, finalement, a envoyé son malade à Paris. L'o. g. n'a jamais donné lieu à aucune douleur.

Le malade est venu pour subir une opération sur l'o. d. qui puisse lui rendre quelque vision, car l'o. g. est pour lui très-mauvais.

L'examen fonctionnel démontre que l'o. d. est perdu d'une manière irrémédiable; il n'y a qu'une perception quantitative de lumière, tout au plus pourrait-il servir à se tourner du côté du jour.

Iridectomie le 17 mai, d'abord sur l'o. g. afin de voir si, comme le démontrent les observations de M. Poncet, du Val-de-Grâce, les opacités du corps vitré, et l'état jumenteux en seront heureusement modifiés. (Large excision périphérique de l'iris, en haut). La plaie a beaucoup saigné; une goutte de collyre d'atropine douze heures après l'opération.

Iridectomie immédiatement après sur l'o. d. en haut également, même pansement et traitement.

Le malade peut quitter la Clinique le 21 mai en très-bon état.

La perception lumineuse de l'o. d. est plus étendue; l'œil

lui-même est moins mou qu'avant et on peut s'assurer à présent du décollement de la rétine. Il repart chez lui très-content du résultat le 29 mai, et nous avons appris depuis que l'amélioration s'était soutenue.

OBSERVATION 174. — *Iritis ancienne avec occlusion pupillaire o. d. — Iris en entonnoir à sommet central.— Iridectomie.*

M. F...., 35 ans, est atteint d'iritis ancienne avec synéchies postérieures multiples et dépôt très-ancien sur la capsule, au niveau de la pupille. Pas d'antécédents spécifiques. L'iris s'est à peine dilaté sous l'influence des instillations répétées d'atropine ; la chambre antérieure est très-profonde ; l'iris se trouve bombé fortement en arrière, offrant ainsi une surface concave, dont le sommet répond à la pupille (forme relativement très-rare dans les synéchies à peu près complètes). Incision très-périphérique, beaucoup de sang. Il reste un pont filiforme d'iris, qui n'a pas été entièrement détaché pendant l'iridectomie.

Le sang s'est épanché dans la chambre antérieure et j'ai pu l'en faire sortir par les pressions digitales avec beaucoup de peine, tant il se coagulait facilement au niveau de la section. J'ai alors introduit la pointe mousse d'un stylet, et à l'aide du doigt j'ai pu facilement évacuer la chambre antérieure ; le sang a même été projeté sur le nez de l'opéré.

Cicatrisation parfaite dès le 23 ; atropine dès le 25 sans dilatation, cessée le 27 à cause du catarrhe conjonctival qu'elle développe. Très-bon état consécutif.

Le malade qui était constamment sujet à des douleurs ciliaires n'en éprouve plus depuis l'opération, et se trouve très-heureux du résultat.

OBSERVATION 175.— *Staphylome du cercle ciliaire occasionné par un morceau de verre resté dans la plaie.— Iridectomie.*

Madame B...., 23 ans, se présente à la consultation pour un staphylome du cercle ciliaire, limité en haut o. g.; elle s'est fait, il y a peu de temps, une section de la sclérotique par un morceau de verre, à un millimètre au-dessus du limbe cornéen ; hernie de l'iris déchiré de son insertion, et soulevant la conjonctive ; tumeur noirâtre ; ouverture de la capsule ; cataracte traumatique.

Inflammation vive après l'accident, cédant promptement

au traitement par l'atropine et les compresses. Cependant les douleurs ciliaires, occasionnées par la tumeur, ne tardent pas à se montrer ; elles deviennent très-intenses et je me décide à lever l'étranglement de l'iris qui en est évidemment le point de départ. J'incise la conjonctive, non sans une certaine difficulté, à cause de l'adhérence qu'elle avait contractée avec l'iris hernié ; à peine incisée avec le couteau de Grœfe, l'humeur aqueuse s'est écoulée, et ma pince, en voulant dégager l'iris, a rencontré un fragment de verre enclavé dans le staphylome. Je l'ai retiré avec la pince et j'ai terminé l'iridectomie.

Les suites ont été des plus simples et la malade a quitté la Clinique au bout de huit jours. Son cristallin était en voie de résorption et les complications paraissaient conjurées d'une manière définitive.

OBSERVATION 176. — *Sclérose presque totale des deux cornées.— Occlusion pupillaire.— Iridectomie.— Bon résultat.*

L'enfant M...., 7 ans, atteinte de cachexie scrofuleuse, a présenté dans son enfance des ophthalmies à répétitions qui se sont terminées par une occlusion pupillaire double. Les deux cornées sont sclérosées et celle de l'œil droit est entièrement aplatie sans chambre antérieure.

Après l'avoir chloroformée, le 26 avril 1876, je lui pratique, dans les points restés un peu moins opaques des deux cornées, c'est-à-dire en bas et en dedans pour chacun des yeux, une pupille artificielle qui fut suivie du meilleur résultat. L'enfant, qui était entièrement aveugle, se conduit maintenant toute seule et peut même voir à lire de son œil gauche.

Cette pauvre enfant a été prise, quelques mois après l'opération, d'un ulcère scrofuleux du palais, qui s'est terminé par perforation du palais et qui a cependant guéri avec les fondants, les altérants et les toniques à l'intérieur.

OBSERVATION 177. — *Kérato-iritis à hypopyon. — Insuffisance de la paracentèse.— Iridectomie.— Bon résultat.*

M. L...., 38 ans, n° 10,844, présente sur l'o. d. un abcès dans les lames de la cornée, avec iritis et synéchies postérieures ; léger hypopoyn ; déjà il a eu un hypopyon qui a nécessité une paracentèse dans une clinique de la ville ; le globe est dur et douloureux. Iridectomie le 28 juillet. Esérine après l'opération ; il y a eu un écoulement de sang assez abondant, avec épanchement dans la chambre antérieure. Compresses chaudes le 29 et continuation de l'ésérine ; pas de douleurs. Sort le 4 août en très-bon état.

OBSERVATION 178. — *Kérato-iritis avec synéchies postérieures.— Vaste hypopyon.— Insuffisance de la paracentèse.— Iridectomie.— Guérison.*

M. Lav...., 56 ans, n° 12,268, présente sur l'o. d. un hypopyon verdâtre, remontant au-dessus de la moitié de la chambre antérieure. Des douleurs très-vives ont paru pendant le cours de l'iritis séreuse, qui a été exaspérée par des collyres au sulfate de zinc et laudanum, et s'est rapidement compliquée de synéchies postérieures et d'hypopyon. Le malade ne se plaint plus depuis quelques jours ; la parencentèse est faite à son arrivée, le 14 décembre, et donne lieu à l'évacuation d'une grande quantité de pus épais ; après l'expulsion du pus, on peut voir nettement que le point de départ de cet abcès a été dans la membrane de Descemet, vers le centre de laquelle se voit une traînée qui descend verticalement jusqu'au bas de la cornée ; celle-ci ne présente sur sa surface extérieure aucune lésion.

Atropine et compresses chaudes ; les douleurs reparaissent bientôt, en même temps que la formation du pus. Iridectomie le 21. Cessation complète des douleurs ; réparation et éclaircissement de la cornée.

Guérison complète en quelques jours. L'opéré sort de la Clinique le 27 en très-bon état.

OBSERVATION 179. — *Staphylome total de la cornée.— Iridectomie. — Bon résultat.*

L'enfant D.... (Jeanne), 2 mois et demi, n° 12,179, présente un staphylome total de la cornée o. d. avec leucome occupant les 4/5 de la cornée, survenu à la suite d'ophthalmie purulente. L'œil grossit depuis quelques semaines, et ne laissera bientôt d'autre alternative que l'ablation du staphylome ou même l'énucléation. Une iridectomie me paraît cependant possible à la périphérie, et me semble offrir une chance de succès, aussi doit-on la tenter avant de se résoudre à faire l'ablation du staphylome ou même l'énucléation du globe.

Le chloroforme est donné à l'enfant, et la pince à doubles

griffes, dont je me sers dans ces cas particuliers, a permis de comprendre entre les mors de la pince, une partie assez notable de l'iris, que j'ai pu détacher de ses adhérences au leucome et sans aucune complication. Ésérine et compression. Le staphylome s'est affaissé et le résultat est excellent; l'œil conserve sa forme, et quant à la vision, il est probable qu'elle est perdue sans retour.

OBSERVATION 180.— *Staphylome partiel de l'iris et de la cornée.— Iridectomie.— Bon résultat.*

Mademoiselle A..., 26 ans, n° 11,299, présente un staphylome partiel de l'iris et de la cornée occupant le quart externe du limbe cornéen et survenu à la suite d'un traumatisme (éclat de bois), il y a déjà quatre ans et ayant acquis la dimension d'un haricot. L'iridectomie, pratiquée en notre absence par notre chef de Clinique, il y a huit jours, n'a pu amener l'affaissement du staphylome. Le 1er octobre, je pratique, à travers la tumeur, avec le couteau de Grœfe, une incision qui la traverse dans toute son étendue et va rejoindre l'incision faite pour pratiquer l'iridectomie; les pinces saisissent un lambeau d'iris, mais ne réussissent pas à le détacher de ses adhérences cornéennes; après une seconde tentative, plus heureuse cette fois, puisqu'elle a permis d'exciser une partie de l'iris enclavé, il s'écoule un flot de liquide filant, ayant toutes les apparences du corps vitré (il s'en est écoulé une demi-cuillerée à café); la malade a accusé aussitôt la sensation de vision colorée et a ressenti une vive douleur. Le staphylome s'est entièrement affaissé; pansement ouaté serré; ésérine.

Le 2, peu de douleur; très-bon aspect de la plaie; tumeur affaissée; milieux limpides; le 3, même état; le 4, la saillie semble vouloir reparaître, mais la compression méthodique et l'ésérine la réduisent complétement. L'iris a sa couleur normale, et les milieux sont très-limpides. Notre malade sort le 7 en bon état avec la recommandation de ne pas cesser de longtemps la compression; et au moment de quitter Paris pour retourner chez elle le 30 octobre, la rétraction cicatricielle avait amené un affaissement complet du staphylome et l'opérée était très-satisfaite du résultat obtenu.

La vision même était moins mauvaise qu'avant l'intervention.

L'iridectomie ne peut pas, malheureusement, être opposée aux staphylomes sphériques, et l'ablation du segment antérieur doit être préférée à l'énucléation chez les enfants pour éviter l'affaissement de la cavité orbitaire.

OBSERVATION 181. — *Staphylome sphérique total de la cornée.— Excision du segment antérieur.*

L'enfant P...., 19 mois, n° 11,694, est atteint de staphylome sphérique de toute la cornée, à la suite d'ophthalmie purulente o. g. Chloroforme; ablation du staphylome par le procédé de Grœfe, le 10 octobre 1876 ; cinq ligatures conjonctivales ont été placées avant l'excision et rapprochées après. De cette façon, la cavité orbitaire n'aura pas de tendance à se rapetisser et la moitié correspondante de la face se développera comme la moitié opposée, tandis qu'en faisant l'énucléation, malgré le port d'une pièce d'émail, ce qui n'est pas aisé à cet âge, la cavité orbitaire se serait rétrécie.

Après avoir divisé le staphylome dans le sens transversal, les deux moitiés supérieure et inférieure ont été détachées avec des ciseaux courbes, jusqu'au niveau du cercle ciliaire; le corps vitré occupait la cavité scléroticale et les ligatures conjonctivales ont ramené la conjonctive au-devant de la plaie béante.

Le 11, le pansement est à peu près sec; suites des plus simples; part le 12 en bon état.

On peut enfin faire l'iridectomie dans un but purement optique; par exemple, dans le cas d'opacités soit de la cornée, soit du centre du cristallin empêchant la vision; il est indiqué alors d'établir, en regard des parties restées perméables aux rayons lumineux, une pupille qui permette à l'opéré de recouvrer la vision, ainsi que nous l'avons fait plusieurs fois avec succès.

L'*abrasion* de la conjonctive, ou syndectomie, n'a été faite que deux fois pour des granulations anciennes avec pannus de la cornée, et, dans un de ces cas, la réussite a été complète; dans l'autre, après un éclaircissement très-notable de la cornée, le pannus s'est remontré, bien que l'abrasion eût été faite selon les préceptes indiqués par Furnari.

Les affections des *paupières* ont été traitées, dans la première partie, avec des développements qui nous dispensent d'entrer ici dans de nouveaux détails.

Nous avons, selon la pratique inaugurée par M. de Wecker, introduit dans la chambre antérieure un fil d'or dans le but de produire un *drainage* des liquides et amener une diminution de la tension intra-oculaire; notre expérience sur ce sujet ne porte que sur très-peu de malades et ne nous encourage guère à continuer des essais qui nous paraissent avoir une plus grande portée théorique que pratique; c'est une excellente idée thérapeutique que celle du drainage, mais ici comme ailleurs il y a loin de la conception à la réalisation, et peut-être n'est-ce pas trop s'avancer que de dire que le drainage, après avoir eu son moment de vogue et avoir donné de bons résultats entre les mains de l'inventeur, retombera, si ce n'est déjà fait, dans un complet oubli, dont la thèse de madame Ribard ne nous paraît pas de nature à le faire sortir.

OBSERVATION 182.—*Staphylome de la cornée consécutif à des ulcérations o. g.— Drainage oculaire à l'aide de l'anse de fil d'or.*

M. C..., 28 ans, atteint d'ophthalmie granuleuse, présente depuis quelque temps des douleurs qui ne cèdent à aucun traitement local ou général. La tension est extrême et la cornée bombe de manière à former un cône opaque, à la base duquel se trouve une large ulcération. Après une paracentèse, pratiquée le 5 novembre, la tension, qui était très-considérable, baisse d'une manière appréciable; les ulcérations s'améliorent et la réparation paraît vouloir se faire; cependant le cône commence à se reproduire, et, au bout de quinze jours, les phénomènes reparaissent comme avant; la tension est forte ; la moitié de la cornée est le siége d'une opacité, et forme une saillie staphylomateuse centrale ; la conjonctive toujours très-enflammée est le siége de granulations subaiguës.

Un fil d'or est passé, le 26 novembre, dans la chambre antérieure ; ponction et contre-ponction à un centimètre l'une de l'autre et à un millimètre du bord cornéen ; effacement de la chambre aussitôt après, et disparition du staphylome.

Le fil a été bien supporté les 27, 28, 29 et le 30 ; le 1er décembre, le frottement devient douloureux ; la conjonctive de la paupière inférieure s'enflamme, et je coupe l'anse du fil au voisinage de la cornée. Le 2, le frottement est moindre, mais le 4 il y a des douleurs qui me forcent d'enlever entièrement le fil. La tension est normale et le staphylome, affaissé pendant le temps d'application du fil d'or, ne tarde pas à reparaître au bout de quelques jours de son enlèvement, et les choses restent dans le même état qu'avant l'intervention.

Parmi les 28 cas de *strabisme convergent* que nous avons opérés, nous ne mentionnerons que ceux qui, à la suite de cette opération, la plupart du temps inoffensive, ont été exposés à des complications qui auraient pu devenir graves, et qui, grâce aux soins consécutifs, n'ont été suivis d'aucun accident sérieux.

La protrusion du globe, qui s'est montrée dans quelques circonstances à la suite de la section de quelques veines choroïdiennes, n'offre aucun danger, à la condition que l'on emploie les compresses glacées dès qu'elle se produit, et qu'on exerce une compression méthodique sur le globe. C'est une précaution que nous prenons toujours, dans les cas où une hémorrhagie se montre pendant l'opération.

On verra que, lors même que cette précaution n'ait pas été prise et que cette protrusion se soit montrée quelques heures après sous l'influence de violents efforts de vomissement, cette compression a suffi pour ramener les choses à leur état normal et réduire à néant les accidents qui avaient menacé de donner à cette opération, habituellement des plus simples, un pronostic d'apparence grave.

Observation 183. — *Strabisme convergent monolatéral o. g.— Protrusion du globe oculaire.— Chémosis considérable. — Guérison.*

Mademoiselle M...., est atteinte de strabisme convergent o. g.; déviation 8 millim.; l'o. g. est amblyope; opération cosmétique ; section d'une veine choroïdienne et peut-être d'une artériole, car il y a eu immédiatement thrombose et soulèvement de toute la conjonctive, avec écoulement abondant à chaque introduction du crochet au-dessous de la conjonctive à son point d'ouverture. Emploi de compresses froides, puis de glace pendant deux heures. Le lendemain 27 avril, la protrusion du globe est considérable, mais il y a peu de douleur ; continuation de compresses qui, malheureusement, ne sont plus bien employées; si bien que le 28, la conjonctive, entièrement soulevée, recouvre la cornée; les paupières sont en même temps très-distendues et couleur lie de vin ; il y a des douleurs, des battements, de la fièvre, de l'anorexie ; je fais rester la malade à la Clinique et on reprend aussitôt la glace; purgatif salin ; sulfate de quinine ; scarrification légère du chémosis. Le 30, plus de douleur dans l'œil ni dans la tête; amélioration toujours progressive ; nouvelle piqûre avec la pointe des ciseaux et continuation de la glace jusqu'au 2 mai ; très-bon état ; très-bon résultat définitif.

Observation 185. — *Strabisme convergent monolatéral de l'o. g.— Reculement du droit interne, puis avancement du droit externe.— Bon résultat.*

Mademoiselle T...., 24 ans, est atteinte d'un strabisme convergent extrême de l'o. g., survenu à la suite de taie centrale ; déviation 12 millim.; l'œil ne peut guère dépasser dans l'extrême abduction la ligne médiane ; chloroforme. Après une première opération, le strabisme est encore apparent lors du regard attentif; il faudra avancer le droit externe après le reculement du droit interne qui a corrigé le strabisme de 5 millim. environ. La cornée ne pouvant, dans l'extrême abduction, aller au delà de la ligne médiane, je fais, le 23 juin, un avancement du droit externe préalablement excisé et soutenu par le double crochet de Wecker ; je me sers pour cette opération d'un fil à trois aiguilles ; suture du fil supérieur avec l'inférieur et inversement; je n'ai pas employé le chloroforme et la douleur a surtout été vive au moment de la deuxième suture. La correction était suffisante sans exciser de nouveau le droit interne; compresses d'eau glacée ; pas de complications.

Enlevé le fil le 26, la correction complète des premiers jours ne s'est pas bien maintenue, cependant la personne est méconnaissable, et l'excursion du globe en dehors peut se faire complétement; il n'y a plus de strabisme dans le regard légèrement dirigé à gauche; cependant en face il reste encore une convergence de 2 millim. environ qui n'est nullement disgracieuse.

Observation 185. — *Strabisme convergent monolatéral o. g. — Chémosis séreux.— Menace de phlegmon.— Guérison.*

Madame W..., 27 ans, est atteinte depuis l'enfance de strabisme convergent o. g. (déviation 12 millim.); o. g. amblyope; très-grande correction en détachant les expansions aponévrotiques du tendon. Cependant l'o. g. a de la peine à se porter dans l'extrême abduction, aussi force-t-on le regard à gauche. Emploi du chloroforme sans rien de particulier, si ce n'est toutefois des efforts de vomissement et des vomissements d'eau (car la jeune femme, sur notre recommandation n'a rien pris de solide depuis la veille); les efforts de vomissement n'ont pas cessé et, sous leur influence, la conjonctive a été distendue par du sang qui s'est épanché malgré la compression et l'eau froide. Il y a des douleurs dans la soirée du 17 et dans la journée du 18. Le 19, à notre visite, nous trouvons une protrusion excessive de tout le globe qui est immobile et entouré d'un chémosis séreux avec apparence bleuâtre de la peau de la paupière inférieure. Tous les tissus sont tendus, durs et très-douloureux, avec sensation très-pénible de battements ; il y a eu du frisson, des vomissements encore hier et une anorexie complète. — Emploi du sulfate de soude 45 gr. et compresses glacées en permanence pendant deux heures, supprimées quatre heures et remplacées par des compresses fraîches, après quoi on reprend les compresses glacées. Le 20, le chémosis est à peu près le même (incision en plusieurs points avec les ciseaux pointus); la glace a calmé les douleurs; la malade a dormi ; la purgation a très-bien agi et elle se trouve beaucoup mieux, mais le globe de l'œil est absolument immobile ; les tissus sous-cutanés au niveau des paupières, sont bien moins tendus et rénittents ; continuation des compresses glacées.

Amélioration graduelle sous l'influence des compresses et aussi des mouchetures du chémosis faites les 21, 22 et le 23. Résolution progressive et guérison définitive ; bon résultat.

Dans certains cas de *strabisme alternant*, nous avons dû, pour arriver à corriger complétement une déviation qu'une première intervention n'avait pas suffisamment amendée, recommencer la strabotomie à plusieurs reprises ; dans les cas de cette nature, c'est sur les deux yeux que doit porter la correction dont le dosage n'est pas sans présenter quelques difficultés.

OBSERVATION 186.— *Strabisme convergent alternant plus prononcé o. g.— Trois corrections.— Bon résultat.*

L'enfant H...., 6 ans, n° 10910, est atteinte de strabisme alternant très-prononcé pour l'o. g., qui est dévié de 10 millimètres. Les droits externes ne sont pas paralysés, mais sont extrêmement affaiblis. Reculement du tendon du droit interne gauche le 16 juillet. Correction considérable portant sur les expansions aponévrotiques du muscle; cependant l'œil se dévie encore en dedans d'une manière sensible; et c'est surtout sur l'o. d. que porte maintenant la déviation. Nouvelle strabotomie légère le 18 sur l'o. d., malgré laquelle cet œil se porte encore en dedans d'une manière suffisante pour nécessiter une seconde section du droit interne droit. J'attends pour la pratiquer le résultat définitif des deux premières ; et je fais le 3 décembre une dernière opération, après laquelle la correction est parfaite.

OBSERVATION 187. — *Strabisme divergent alternatif.— Section des deux muscles droits externes, et avancement du droit interne de l'œil gauche.*

Mademoiselle B...., 14 ans et demi, n° 11684, présente un strabisme alternatif très-prononcé sans myopie. Faiblesse extrême des muscles droits internes, surtout de l'œil gauche.

Le reculement des deux droits externes, pratiqué le 12 octobre 1877, malgré une correction très-appréciable, ne rétablit cependant pas la vision binoculaire ; la déviation est surtout prononcée sur l'œil gauche. L'avancement du tendon du droit interne gauche, pratiqué le 3 décembre, amène cette fois une correction à peu près complète, qui permet la fixation.

Nous terminerons par la relation d'un cas de strabisme convergent, pendant l'opération duquel nous avons eu à redouter des accidents chloroformiques qui se sont heureusement terminés sans que nous ayons eu à déplorer la mort de celui qui en était l'objet.

OBSERVATION 188. — *Strabisme convergent monolatéral o. g.— Accidents asphyxiques dus au chloroforme. — Bon résultat.*

L'enfant B...., 3 ans, est atteint de strabisme convergent monolatéral o. g.; déviation 5 millim. Cet enfant est très-gros, très-fort, d'un tempérament lymphatique ; au moment de donner le chloroforme, l'enfant lutte violemment pour se soustraire aux inhalations ; au bout de quelques minutes, et bien que le pouls fût encore très-bon, je remarque des signes non équivoques d'asphyxie, la face est violacée, la respiration s'arrête et le pouls n'est plus lui-même perceptible. Le chloroforme est aussitôt supprimé et l'enfant reste à l'état de mort apparente pendant dix mortelles minutes ; on pratique avec soin la respiration artificielle ; j'introduis les doigts dans la gorge et je constate une hypertrophie considérable des amygdales ; malgré les titillations de la luette, aucun effort de vomissement ne se manifeste, la face reste toujours violacée ; enfin, au bout de sept à huit minutes d'efforts répétés, de frictions, de flagellations, d'excitation de l'arrière-gorge par les doigts, un soupir se fait entendre ; malheureusement, il s'écoule près de deux minutes avant qu'il soit suivi d'autres semblables ; enfin quelques respirations faibles se font entendre, des glaires arrivent à la bouche avec une mousse bronchique épaisse et spumeuse ; pendant ce temps le pouls, resté roujours insensible, finit par se faire percevoir faiblement, puis l'enfant fait quelques efforts de vomissement et rend un peu de chocolat qu'on lui avait donné malgré mes recommandations expresses ; on le laisse quelques minutes tranquille, et de nouveau la respiration et le pouls s'arrêtent comme au commencement; aussitôt on recommence la respiration artificielle et on ne laisse plus tranquille un seul instant l'enfant, qui reprend sa respiration et pousse quelques grognements.

L'opération est alors pratiquée, sans donner de nouveau chloroforme bien entendu, pendant qu'un aide surveille le pouls; l'opération une fois terminée, l'enfant est encore une fois pris d'asphyxie; mais cette fois la respiration reparaît au bout de quelques secondes; cependant le pouls étant encore faible, on excite l'enfant par des flagellations, des pincements, des chatouillements à la plante des pieds; un nouveau vomissement se produit alors, et à partir de ce nouveau vomissement, les phénomènes respiratoires et circulatoires ne laissent rien à désirer; je laisse emporter l'enfant, avec la recommandation de le tenir éveillé malgré ses grognements.

Les suites ont été simples et on a ramené le lendemain à l'hospice, l'enfant qui se trouvait fort bien et n'avait aucune notion du drame dont la veille il avait failli être la victime.

TABLE DES MATIÈRES

DEUXIÈME PARTIE.

OPÉRATIONS.

PARIS. — IMP. V. GOUPY ET JOURDAN, RUE DE RENNES, 71.

Leçons sur les maladies du système nerveux, faites à la Salpêtrière par le professeur Charcot, recueillies et publiées par le docteur Bourneville, rédacteur en chef du *Progrès médical*, 2e édition, revue et augmentée. 2 volumes in-8, avec 50 figures intercalées dans le texte et 20 planches, dont 15 en chromolithographie. . . . . 26 fr.
Cartonné. . . . . 28 fr.

Leçons sur les maladies du foie, des voies biliaires et des reins, faites à la Faculté de médecine de Paris par le professeur Charcot, recueillies et publiées par les docteurs Bourneville et Sevestre. 1 vol. in-8 avec 37 figures dans le texte et 7 planches en chromolithographie. . . . . 10 fr.

Traité de Thérapeutique appliquée, basé sur les indications, suivi d'un précis de Thérapeutique et de posologie infantiles et de notions de pharmacologie usuelle sur les médicaments signalés dans le cours de l'ouvrage, par J.-B. Fonssagrives, professeur de thérapeutique et de matière médicale à la Faculté de médecine de Montpellier, etc. 2 vol. in-8. . . . . 24 fr.
Cartonné. . . . . 26 fr.

Anatomie descriptive et dissection, contenant un précis d'embryologie, la structure microscopique des organes et celle des tissus, par le docteur J.-A. Fort, professeur libre d'anatomie et de chirurgie, etc. 3e édition revue et augmentée. 3 vol in-12, avec 1227 figures intercalées dans le texte. . . . . 30 fr.

Traité d'anatomie pathologique, par le docteur Lancereaux, professeur agrégé à la Faculté de médecine de Paris, médecin des hôpitaux, etc. Tome Ier, Anatomie pathologique générale. 1 vol. in-8 avec 267 figures intercalées dans le texte. 20 fr.
Cartonné. . . . . 21 fr.

Leçons cliniques sur les maladies du foie, suivies des leçons sur les troubles fonctionnels du foie, par Charles Murchison, professeur de clinique médicale, etc. Traduites sur la seconde édition et annotées par le docteur Jules Cyr, lauréat de l'Académie de médecine, médecin consultant à Vichy. 1 vol. in-8, avec 46 figures dans le texte. . . . . 12 fr.

Maladies du rectum, diagnostic et traitement, par William Allingham, membre du Collége royal des chirurgiens d'Angleterre, etc. Ouvrage traduit et annoté par le docteur Poinsot, avec une introduction de M. le professeur Courty. 1 vol in-8°. . . . . 5 fr.

Traité élémentaire de chimie médicale, par A. Rabuteau, docteur en médecine, etc. 1re partie, Chimie minérale. 1 vol. in-8, avec 168 figures intercalées dans le texte. . . . . 11 fr.

Leçons cliniques sur les teignes, faites à l'hôpital Saint-Louis, par le docteur Lallier, médecin des hôpitaux, etc., recueillies et publiées par le docteur Landouzy. 1 vol. in-8, avec 4 planches . . . . 5 fr.

Maladies du système nerveux, leçons faites à la Faculté de médecine de Montpellier, par le docteur J. Grasset, professeur agrégé, etc. 2 vol. in-8, avec 26 figures intercalées dans le texte. . . . . 22 fr.

Clinique Médicale, par le docteur Guéneau de Mussy, médecin de l'Hôtel-Dieu, membre de l'Académie de médecine, etc. 2 vol. in-8. . . . . 24 fr.

Leçons sur les rétinites, professées par F. Panas, chargé du cours complémentaire d'ophthalmologie, etc., rédigées et publiées par A. Chevallereau. Revues par le professeur. 1 vol. in-8, avec 12 figures dans le texte et 2 planches en chromolithographie. . . . . 6 fr.

Étude médico-légale sur les épileptiques, par le docteur Legrand du Saulle, médecin de l'hospice de Bicêtre, etc. 1 vol in-8. . . . . 4 fr. 50

Traité élémentaire d'ophthalmoscopie, d'optométrie et de réfraction oculaire, rédigé conformément au système métrique et avec l'équivalence en pouces de Paris, par le docteur Armaignac, professeur d'ophthalmologie à l'école pratique de la Faculté de médecine de Paris, etc. 1 vol in-18, avec 116 figures intercalées dans le texte. . . . . 6 fr.

Otologie. — Médecine légale. Signe nouveau indiquant la respiration du nouveau-né, tiré de l'inspection de l'oreille, par le docteur Gellé, ancien interne des hôpitaux. In-8° avec 6 planches en chromolithographie . . . . 3 fr. 50

Otologie. — Médecine légale. — **De l'exploration de la Sensibilité acoustique** au moyen du tube interauriculaire, par le Dr Gellé, ancien interne des hôpitaux, lauréat de l'Académie de Médecine de Paris. In-8°, avec gravure 1 50

PARIS. — IMP. V. GOUPY ET JOURDAN, RUE DE RENNES, 71.

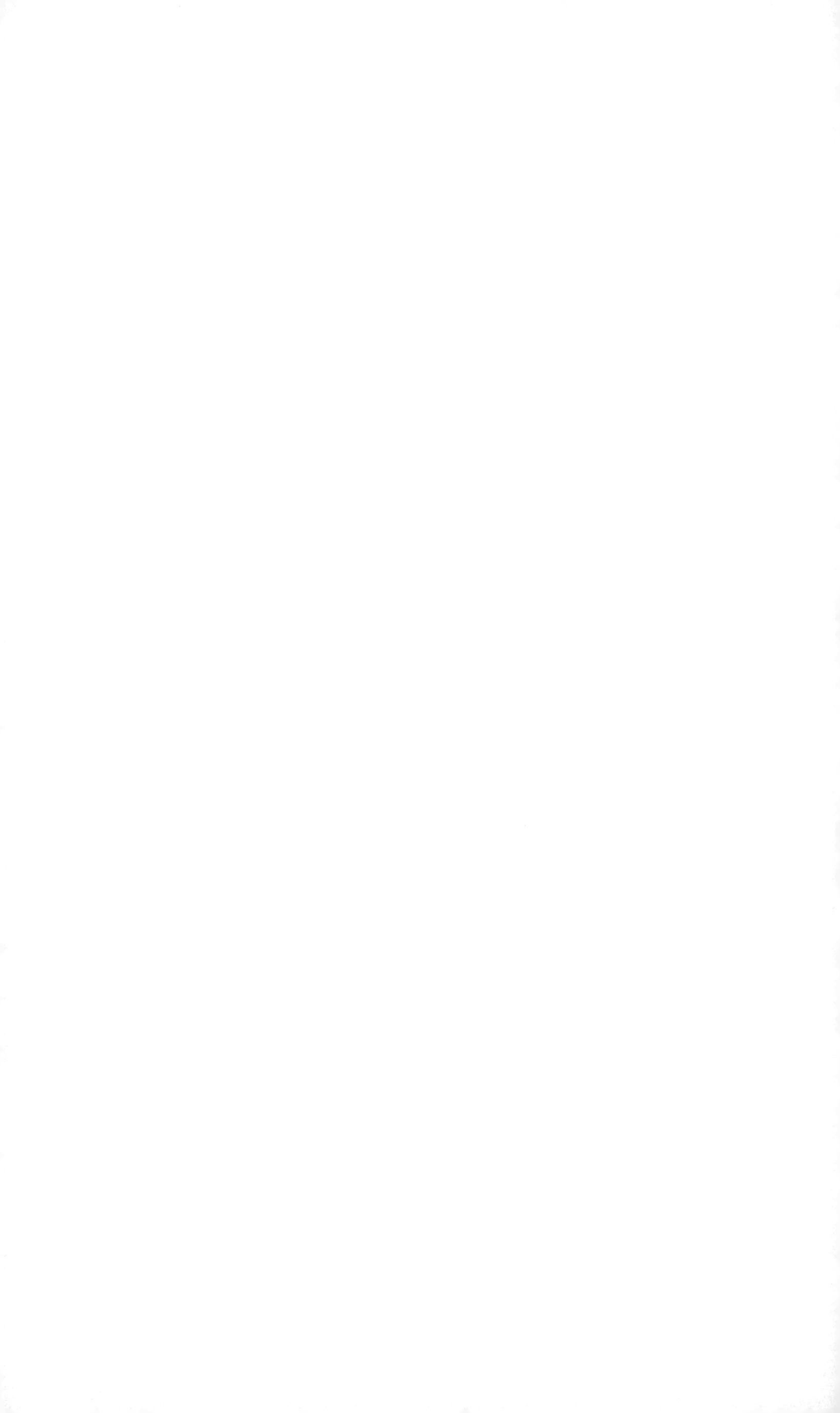

www.ingramcontent.com/pod-product-compliance
Ingram Content Group UK Ltd.
Pitfield, Milton Keynes, MK11 3LW, UK
UKHW022326190726
13856UKWH00001B/240